*Der Anaesthesist*
Weiterbildung für Anästhesisten 1997

H.J. Bardenheuer   O. Hilfiker   R. Larsen   J. Radke (Hrsg.)

Springer
*Berlin*
*Heidelberg*
*New York*
*Barcelona*
*Budapest*
*Hongkong*
*London*
*Mailand*
*Paris*
*Santa Clara*
*Singapur*
*Tokio*

Der *Anaesthesist*

# Weiterbildung für Anästhesisten 2001

## Ihre Basis für die Facharztprüfung

H.J. Bardenheuer   O. Hilfiker   R. Larsen   J. Radke (Hrsg.)

Mit 40 Abbildungen und 42 Tabellen

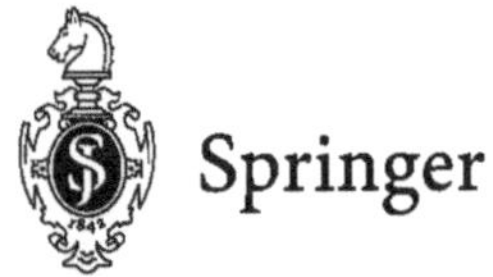

Springer

Professor Dr. med. Hubert J. Bardenheuer
Klinik für Anästhesiologie
Universität Heidelberg
Im Neuenheimer Feld 110
D-69120 Heidelberg

Priv.-Doz. Dr. med. Otto Hilfiker
Klinik für Anästhesie
und operative Intensivmedizin
Kantonsspital Aarau
CH-5001 Aarau

Professor Dr. med. Reinhard Larsen
Klinik für Anaesthesiologie und Intensivmedizin
Universitätskliniken des Saarlandes
D-66421 Homburg

Professor Dr. med. Joachim Radke
Kliniken für Anästhesiologie und operative Intensivmedizin
Ernst-Grube-Straße 40
D-06097 Halle

Aus der Zeitschrift *Der Anaesthesist*, Hefte 7/96 – 6/97

ISBN 978-3-540-43146-6          ISBN 978-3-642-59507-3 (eBook)
DOI 10.1007/978-3-642-59507-3

Die Deutsche Bibliothek – CIP-Einheitsaufnahme
Weiterbildung für Anästhesisten 1997: ihre Basis für die Facharztprüfung; mit 42 Tabellen /
H.J. Bardenheuer ... (Hrsg.). – Berlin; Heidelberg; New York; Barcelona; Budapest; Hong Kong;
London; Mailand; Paris; Santa Clara; Singapur; Tokio: Springer, 1997
   Aus: Der Anaesthesist; 1996/97



Umschlaggestaltung: design & produktion GmbH, Heidelberg
SPIN: 10634186     19/3133 - 5 4 3 2 1 0  — Gedruckt auf säurefreiem Papier

# Vorwort

Der vorliegende Band enthält 12 aktuelle Beiträge der Rubrik „Weiterbildung"
aus der Zeitschrift *Der Anaesthesist*. Diese Rubrik, speziell eingerichtet für den
Assistenten in der Weiterbildung zum Facharzt für Anästhesie, hat sich dank
ihrer einzigartigen didaktischen Konzeption und der vor allem auf die klinische Praxis bezogenen Themen einen stetig wachsenden Leserkreis geschaffen.
Gerade aus diesem Kreis wurde der Wunsch an die Herausgeber herangetra-
gen, die Weiterbildungsbeiträge in einem Buch zusammenzufassen und auf
diese Weise einen raschen Zugriff bei der Vorbereitung auf die Facharztprüfung zu ermöglichen.
Der Text der in diesem Band veröffentlichten Beiträge entspricht dem Original.
Außerdem erkennbar ist, daß die ursprünglichen zwei Randspalten zu einer
verschmolzen wurden um größere Einheitlichkeit herzustellen und die Lesbar-
keit zu verbessern. Außerdem wurde an alle Beiträge ein Fragenkatalog
angehängt, mit dessen Hilfe der Leser rasch seinen Wissensstand überprüfen
kann.
Das kompakte Buch mit seiner leicht verständlichen und einprägsamen Dar-
stellungsweise soll nach dem Willen der Herausgeber aber nicht nur als Vorbe-
reitungshilfe für die Facharztprüfung dienen, sondern auch die jeweils geltenden Standards des Fachgebiets darstellen und so die Qualität der Weiterbildung verbessern.

R. Larsen
H.J. Bardenheuer
O. Hilfiker
J. Radke

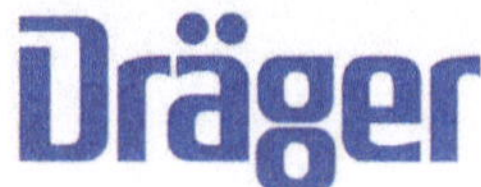

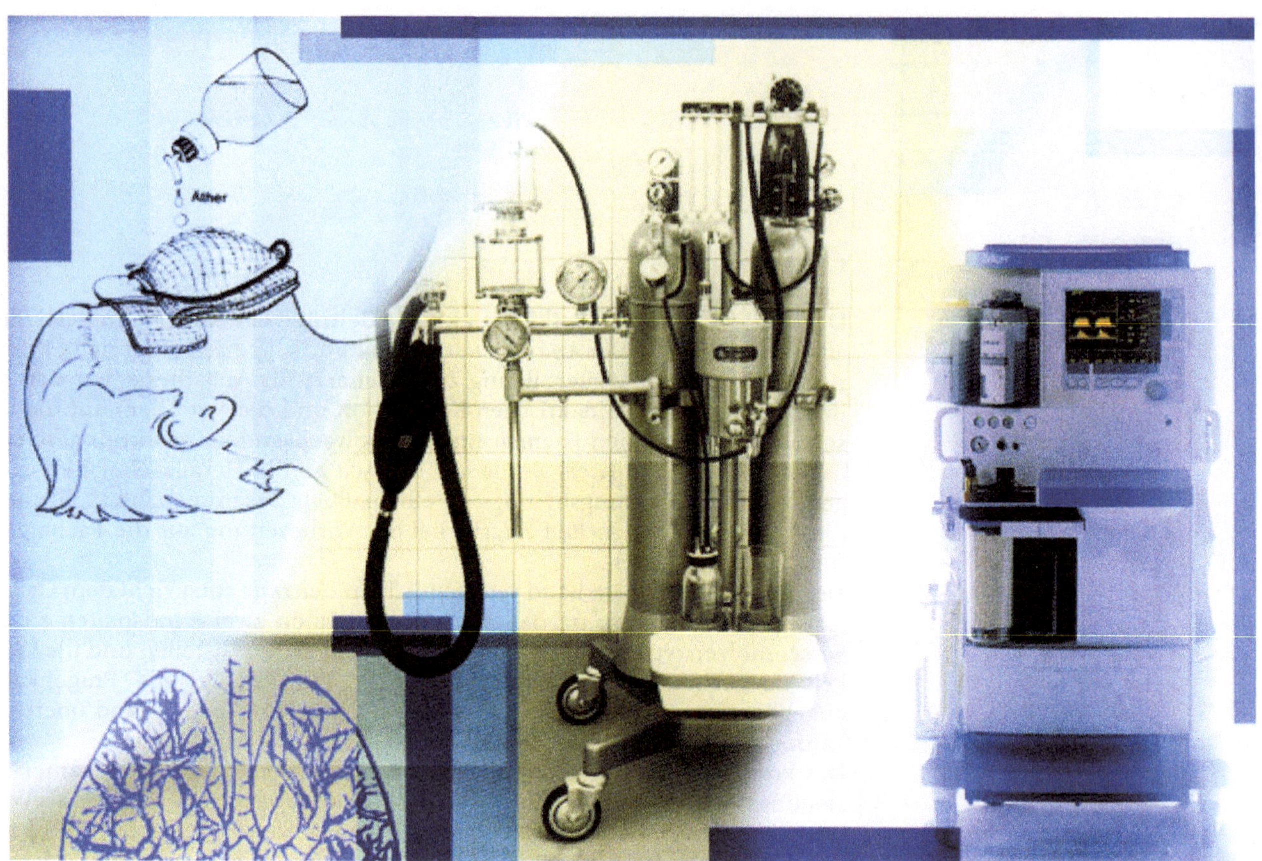


Mehr als 150 Jahre ist es nun her, seit Morton 1846 in Boston die moderne Anästhesie einläutete. Erstmals gelang

# Ohne Schmerzen

es damals, bei einer Operation den Schmerz wirksam auszuschalten. Vor genau 96 Jahren begann bei Dräger die Geschichte der Anästhesie mit dem ersten Narkoseapparat, dem 1924 das erste Kreissystem der Welt und später noch viele weitere Meilensteine folgten. Ganz aktuell der Julian, ein Anästhesiearbeitsplatz, der in seiner Klasse neue Standards setzt, oder der PhysioFlex, das einzige System für geschlossene Anästhesie. Dräger Medizintechnik GmbH, Lübeck

http://www.draeger.com.

# Inhalt

# Erstgenannte Autoren

Bach, A., Priv.-Doz. Dr. med.
Klinik für Anästhesiologie, Universität Heidelberg
Im Neuenheimer Feld 110, D-69120 Heidelberg

Bankier, A. A., Dr. med.
Universitätsklinik für Radiodiagnostik
Währinger Gürtel 18–20, A-1090 Wien

Bauer, M., Dr. med.
Klinik für Anästhesiologie und Intensivmedizin
Universitätskliniken des Saarlandes, D-66421 Homburg/Saar

Fuchs-Buder, T., Dr. med.
Klinik für Anästhesiologie und Intensivmedizin
Universitätskliniken des Saarlandes, D-66421 Homburg/Saar

Jage, J., Prof. Dr. med.
Klinik für Anästhesiologie, Universität Mainz
Langenbeckstraße 1, D-55131 Mainz

Kleemann, P. P., Prof. Dr. med.
Klinik für Anästhesiologie, Universität Mainz
Langenbeckstraße 1, D-55131 Mainz

Marzi, I., Priv.-Doz. Dr. med.
Abt. für Unfall-, Hand- und Wiederherstellungschirurgie
Chirurgische Universitätsklinik, D-66421 Homburg/Saar

Mühlbauer, Priv.-Doz. Dr. med.
Pharmakologisches Institut der Universität Tübingen
Wilhelmstraße 56, D-72074 Tübingen

Müller-Werdan, Ursula, Dr. med.
Lehrstuhl für Kardiologische Intensivmedizin an der
Klinik und Poliklinik für Innere Medizin III
Klinikum Kröllwitz der Martin-Luther-Universität Halle-Wittenberg
D-06097 Halle

Seeling, W., Prof. Dr. med.
Universitätsklinik für Anästhesiologie, Klinikum der Universität Ulm
Steinhövelstraße 9, D-89070 Ulm

7/96

**Redaktion:**
H.J. Bardenheuer, Heidelberg
O. Hilfiker, Aarau
R. Larsen, Homburg/Saar
J. Radke, Halle

Anaesthesist (1996) 45:657–696  © Springer-Verlag 1996

# Die therapeutische Wirksamkeit von Dopamin beim akuten Nierenversagen

B. Mühlbauer
*Pharmakologisches Institut der Universität Tübingen*

*Die Beiträge der Rubrik „Weiterbildung" sollen dem Stand des zur Facharztprüfung für den Anästhesisten notwendigen Wissens entsprechen und zugleich dem Facharzt als Repetitorium dienen. Die Rubrik beschränkt sich auf klinisch gesicherte Aussagen zum Thema.*

Die therapeutische Wirksamkeit eines Arzneimittels gilt als erwiesen, wenn seine erwünschten pharmakodynamischen Effekte in einem sinnvollen und kalkulierbaren Verhältnis zu den möglichen unerwünschten Wirkungen stehen. Erst der Nachweis einer günstigen Beeinflussung des Krankheitsverlaufes macht das Medikament zum Werkzeug einer rationalen Arzneimitteltherapie.

Seit zwei Jahrzehnten stellt die intravenöse Infusion von Dopamin in der Intensivmedizin ein verbreitetes Vorgehen dar, um die drohende oder bestehende ▶ Nireninsuffizienz, z.B. bei bei akutem Kreislaufversagen, abzuwenden. Eine weitere Indikation ist die ▶ Myokardinsuffizienz, bei der Dopamin als typischer Inodilatator eingesetzt wird. Am therapeutischen Nutzen dieses Arzneimittels scheint, gerade wenn es in der niedrigen, sogenannten „Nierendosis" eingesetzt wird, kaum ein Zweifel zu bestehen und nahezu jeder Intensivmediziner kann auf entsprechende eigene Erfahrungen verweisen. Seit einiger Zeit wird jedoch Zweifel am therapeutischen Wert von Dopamin geäußert. Kernpunkt der Kritik ist, daß im Gegensatz zur eingehend untersuchten Pharmakodynamik von Dopamin nicht ausreichend gesicherte Belege für seine ▶ therapeutische Wirksamkeit in Form von kontrollierten Studien an Patienten vorliegen. Verstärkt wird diese Kritik durch experimentelle Daten, die auf einen ungünstigen Einfluß von Dopamin auf den renalen und gastrointestinalen Sauerstoffmetabolismus hinweisen.

Da Dopamin eine körpereigene Substanz ist, soll in dieser Übersicht über die Pharmakologie von exogenem Dopamin kurz auch der Metabolismus von endogenem Dopamin sowie der Kenntnisstand über seine physiologische Rolle angesprochen werden. Obwohl Dopamin im ZNS ein wichtiger Neurotansmitter ist, fallen seine ▶ zentralen Wirkungen beim klinischen Einsatz als kreislaufwirksames Medikament nicht ins Gewicht, da die Katecholamine die Blut-Hirn-Schranke nicht passieren. Entsprechend der Zielsetzung des Artikels wird sich die Beschreibung der physiologischen Rolle und der Pharmakodynamik von Dopamin auf seine peripheren, insbesondere die renalen Effekte beschränken. Anschließend soll die Literatur daraufhin untersucht werden, welche Belege für die therapeutische Wirksamkeit von Dopamin beim akuten Nierenversagens existieren. Hierbei soll beachtet werden, welcher Stellenwert den in letzter Zeit

▶ **Nireninsuffizienz**

▶ **Myokardinsuffizienz**

▶ **Therapeutische Wirksamkeit**

▶ **Zentrale Wirkung**

*Die therapeutische Wirksamkeit eines Medikaments ergibt sich aus der Abwägung erwünschter und unerwünschter Effekten*

PD Dr. B. Mühlbauer, Pharmakologisches Institut der Universität Tübingen, Wilhelmstraße 56, D-72074 Tübingen

vermehrt diskutierten möglichen unerwünschten Wirkungen beizumessen ist.

## Von der Entdeckung des endogenen Transmitters Dopamin zum Pharmakon

**▶ Katecholamine**

Die Entdeckung der pressorischen Wirkung von Nebennierenextrakten um die Jahrhundertwende begründete die intensive Erforschung der ▶ Katecholamine. Im Jahre 1910 berichteten unabhängig voneinander Mannich und Jacobsohn [26] sowie Barger und Ewins [6] erstmals über die Synthese von Dihydroxyphenylamin, kurz Dopamin. Zunächst wurde dieser Katecholaminvorläufer für eine weitere pressorische Substanz mit geringerer Wirksamkeit als seine bereits bekannten Metabolite Adrenalin und Noradrenalin gehalten. Erst drei Jahrzehnte später wurde gefunden, daß Dopamin im Unterschied zu den anderen Katecholaminen den Blutdruck auch zu senken vermag [19].

*Katecholamine sind seit 100 Jahren bekannt*

**▶ Dosisabhängige Gefäßreaktion**

Goldberg stellte 1959 an Hunden erstmals fest, daß Dopamin in Abhängigkeit von der ▶ Dosis zunächst eine Vasodilatation, danach aber eine Vasokonstriktion auslöst. Kurz darauf konnte ebenfalls zunächst am Hund und danach beim Menschen gezeigt werden, daß Dopamin seine vasodilatierende Wirkung vor allem im renalen und mesenterialen Gefäßbett entfaltet. Diese hämodynamischen Effekte sowie die später festgestellte ▶ natriuretische Wirkung von Dopamin waren durch Adrenozeptor-Antagonisten nicht hemmbar, was auf ein eigenes Rezeptorsystem schließen ließ. Dieses pharmakodynamische Profil hatte eine intensive Erforschung der Wirkungen von Dopamin zur Folge, die eine Dekade später zu seiner Einführung in den klinischen Alltag führte (siehe Übersicht bei [14]).

**▶ Natriuretische Wirkung**

## Die endogene Synthese und neuronale Speicherung von Dopamin

**▶ Dopaminsynthese**

Ausgangsstoff der biologischen ▶ Dopaminsynthese ist L-Tyrosin, das zum größten Teil als Aminosäure mit der Nahrung aufgenommen wird, aber auch im Körper durch Hydroxylierung von L-Phenylalanin gebildet werden kann (Abb. 1). Geschwindigkeitsbestimmend für die Dopaminsynthese ist die durch die Tyrosin-Hydroxylase (EC 1.14.16.2) katalysierte Bildung von L-Dihydroxyphenylalanin (L-DOPA). Unter physiologischen Bedingungen liegt hierbei Substratsättigung vor, weshalb die Enzymaktivität ausschlaggebend ist [7]. Der letzte Syntheseschritt ist die Decarboxylierung von ▶ L-DOPA zu Dihydroxyphenylamin (Dopamin). Das vermittelnde Enzym weist eine geringe Spezifität auf: es ist auch an der Bildung von Tyramin, Serotonin sowie Histamin beteiligt [20], weshalb es als aromatische L-Aminosäuren-Decarboxylase (L-AADC, EC 4.1.1.28) bezeichnet wird. Aus Dopamin entstehen dann durch eine β-Hydroxylase und eine N-Methyl-Transferase ▶ Noradrenalin und Adrenalin (Abb. 1).

*L-Tyrosin ist die Vorstufe der Katecholaminsynthese und wird mit der Nahrung aufgenommen*

**▶ L-DOPA**

**▶ (Nor-) Adrenalin**

*Die L-AADC ist ein unspezifisches Enzym*

**▶ Renale Synthese**

Dopamin wird in adrenergen und dopaminergen Neuronen sowie im Nebennierenmark gebildet. Aus dem Axonplasma wird es über Carrier im Austausch gegen Protonen in Vesikel aufgenommen und dort gespeichert. Die höchsten Gewebekonzentrationen an freiem Dopamin finden sich in den Kernarealen des extrapyramidalen Systems [37]. Bereits seit 15 Jahren ist bekannt, daß Dopamin auch ▶ in der Niere selbst gebildet wird. Hierfür spricht, daß die Menge des filtrierten Dopamins nicht ausreicht, seine wesentlich höhere Ausscheidungsrate in den Urin zu erklären, und daß auch die isoliert perfundierte Niere Dopamin in den Urin ausscheidet [3, 5]. Da eine Denervierung der Niere, die das Zugrundegehen der adrenergen

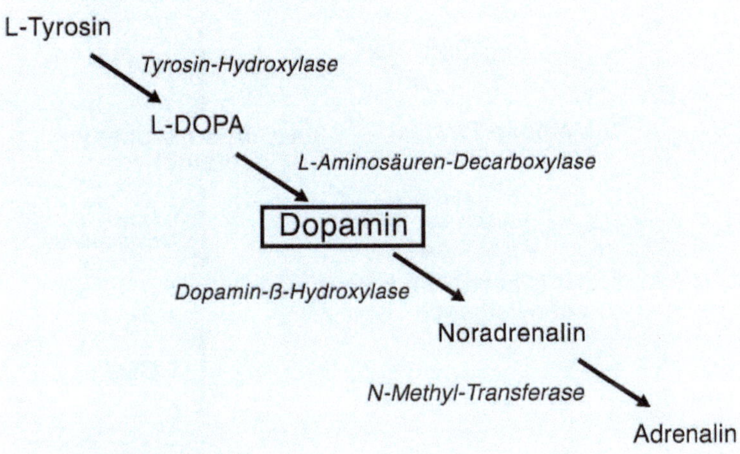



**Abb. 1.** Endogene Dopaminsynthese: aus L-Tyrosin wird durch die Tyrosin-Hydroxylase L-Dihydroxyphenylalanin (L-DOPA) gebildet, aus dem durch Decarboxylierung Dopamin entsteht. Durch eine α-Hydroxylase und eine N-Methyl-Transferase entstehen Noradrenalin und Adrenalin

*Dopaminsynthese findet auch in nicht-neuronalen Zellen der Niere statt*

▶ **Proximaler Tubus**

Neuronen zur Folge hat, die renale Dopaminausscheidung nicht verändert, sind nicht die präsynaptischen Nervenendigungen Ort der renalen Dopaminproduktion, wie es bei einem Neurotransmitter zu erwarten wäre, sondern die Zellen des ▶ proximalen Tubulus [32]. Sie stellen Dopamin aus L-DOPA her und weisen eine sehr hohe Aktivität des Enzymes L-AADC auf [16].

## Der Metabolismus und die Elimination von Dopamin

▶ **Inaktivierung**

Nach Freisetzung in den synaptischen Spalt erfolgt die ▶ Inaktivierung wie bei allen Katecholaminen sowohl durch Wiederaufnahme in die präsynaptische Nervenendigung als auch durch enzymatischen Abbau (Abb. 2). Er erfolgt teilweise durch die Catechol-O-Methyltransferase (COMT) zu 3-Methoxytyramin, zum größten Teil jedoch durch die Monoaminoxidase (MAO) zu 3,4-Hydroxyphenylacetaldehyd; dieses wird überwiegend zu 3,4-Dihydroxyphenylessigsäure (DOPAC) oxidiert und zum geringeren Teil zu 3,4-Dihydroxyphenylethanol (DOPET) reduziert. DOPAC wiederum wird teilweise durch die COMT zu Homovanillinmandelsäure (HVA) abgebaut. Es existieren noch andere metabolische Abbauwege, die quantitativ wenig ins Gewicht fallen: DOPAC und HVA sind die Hauptmetabolite von Dopamin.

*Inaktivierung durch:*
*• Wiederaufnahme*
*• Enzymatischer Abbau*

*MAO ist das wichtigste Enzym des Dopamin-Abbaus*

▶ **Pharmakokinetik**

Die Plasmakonzentrationen von Dopamin liegen bei etwa $10^{-9}$ M [35, 46]. Die ▶ Pharmakokinetik von exogenem Dopamin wurde vor kurzem eingehend untersucht [23]; seine intravenöse Zufuhr erhöht den Dopamin-Plasmaspiegel deutlich: im steady-state waren die Plasmakonzentrationen bei einer Infusionsrate von 3 µg/kg/min um den Faktor 250 und bei 6 µg/kg/min 500-fach höher als der Basalwert. Während die Clearance mit etwa 50 ml/min/kg unabhängig von der Infusionsrate war, zeigten sich bei den Dosierungen von 3 und 6 µg/kg/min unterschiedliche Plasma-Halbwertszeiten, nämlich 1.7 bzw. 2.9 Minuten. Für diese schnelle Elimination aus dem Plasma sind in erster Linie Verteilungsphänomene verantwortlich. Auch die terminale ▶ Eliminations-Halbwertszeit zeigte sich in dieser Untersuchung dosisabhängig: 22 Minuten bei 3 µg/kg/min und 38 Minuten bei 6 µg/kg/min. Angesichts der unveränderten Clearance ist deshalb anzunehmen, daß auch für die terminale Elimination (Rück)-Verteilungsphänomene entscheidend sind.

*Die basale Dopamin-Plasmakonzentration beträgt ca. $10^{-9}$ M*

▶ **Clearance**

▶ **Elimination**

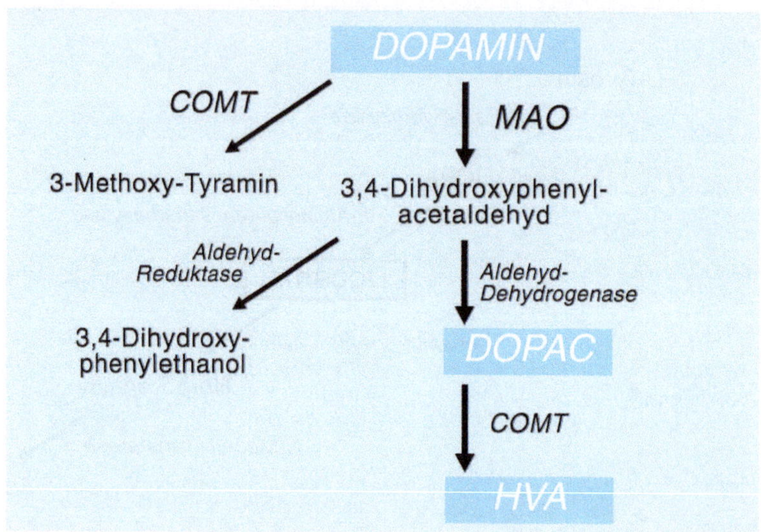



**Abb. 2.** Metabolismus von Dopamin: Durch die Catechol-O-Methyltransferase (COMT) wird Dopamin zu 3-Methoxytyramin und durch die Monoaminoxidase (MAO) zu 3,4-Hydroxyphenylacetaldehyd abgebaut. Dieses wird enzymatisch zu 3,4-Dihydroxyphenylessigsäure (DOPAC) oxidiert und zu 3,4-Dihydroxy-phenylethanol (DOPET) reduziert. DOPAC kann von der COMT zu Homovanillinmandelsäure (HVA) umgewandelt werden

▶ **Dopamin-Infusion**

Obwohl diese Studie nur an einer geringen Patientenzahl durchgeführt wurde, war einerseits eine geringe interindividuelle Varianz der Dopamin-Kinetik auffallend sowie die Tatsache, daß sich unter ▶ Infusion von Dopamin ein steady-state erst nach 3.3 terminalen Halbwertszeiten, bei der Dosierung von 3 µg/kg/min nach 70 Minuten und bei 6 µg/kg/min nach 125 Minuten einstellte [23]. Als Konsequenz dieser Beobachtung sollte im klinischen Alltag bei scheinbarer Unterdosierung von Dopamin ausreichend lange vor einer Erhöhung der Infusionsrate zugewartet werden.

*Bei konstanter Infusion wird der steady-state erst nach über einer Stunde erreicht*

## Die geringe Rezeptorspezifität von Dopamin

▶ **Rezeptorwirkung**

Dopamin erregt nur in niedriger Dosierung spezifisch die ▶Dopaminrezeptoren, bei höheren Konzentration auch α- und β-Adrenozeptoren. Abbildung 3 verdeutlicht dies: lediglich in einem Dosisbereich von 0,5 bis 2 µg kg$^{-1}$ min$^{-1}$ ist eine ausschließliche Aktivierung von Dopamin-Rezeptoren zu erwarten. Bereits bei einer geringfügig höheren Dosierung läßt sich eine Erregung von β-Adrenozeptoren und ab 10 µg kg$^{-1}$ min$^{-1}$ auch ein agonistischer Effekt an α-Adrenozeptoren feststellen. Diese geringe Spezifität für Dopamin-Rezeptoren muß bei der Beurteilung von Dopaminwirkungen grundsätzlich beachtet werden.

*Sowohl dopaminerge als auch adrenerge Rezeptoren können von Dopamin aktiviert werden*

## Einteilung der Dopaminrezeptoren und Signalübertragung

▶ **Dopaminrezeptoren**

Wie bei den Adrenozeptoren sind auch verschiedene Subtypen von ▶ Dopaminrezeptoren bekannt. Bis vor wenigen Jahren wurden hauptsächlich zwei Typen unterschieden, die im ZNS als D$_1$- und D$_2$ [21] sowie in der Peripherie aufgrund funktioneller und struktureller Analogie als DA$_1$ und DA$_2$ [14] bezeichnet wurden. Dopaminrezeptoren wirken über exzitatorische oder inhibierende G-Proteine.

▶ **Adenylatcyklase Aktivierung**

D$_1$/DA$_1$-Rezeptoren sind postsynaptisch lokalisiert, sie bewirken durch eine Aktivierung der ▶ Adenylatcyclase eine verstärkte Bildung von cAMP [21]. DA$_1$-Rezeptoren konnten in vielen Gefäßgebieten, vor allem aber an den glatten Gefäßmuskelzellen der Niere, des Mesenteriums und der Koronararterien lokalisiert werden [41, 49].

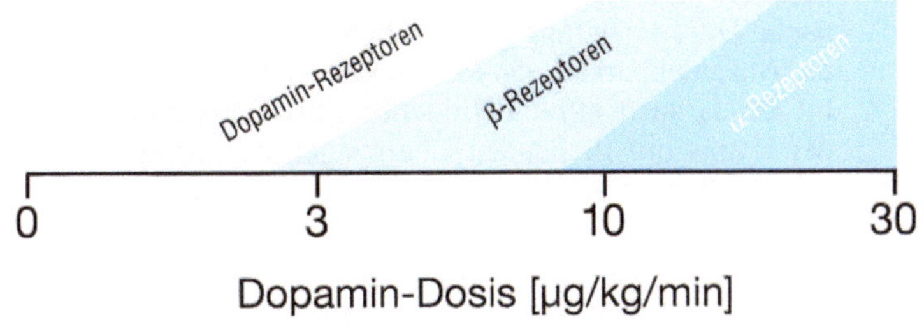


**Abb. 3.** Rezeptor-Spezifität von Dopamin: Lediglich bis zu einer Dosierung von knapp 3 µg/kg/min kann von einer rein dopaminergen Wirkung ausgegangen werden. Nur wenig oberhalb dieser Dosis ist eine direkte Aktivierung von β-Adrenozeptoren und bereits ab 10 µg/kg/min auch eine α-adrenerge Stimulation zu beobachten

▶ **Adenylatcyklase Hemmung**

$D_2/DA_2$-Rezeptoren sind sowohl prä- als auch postsynaptisch lokalisiert und sollen hemmend auf die ▶ Adenylatcyclase wirken [21,25]. In jüngster Zeit wurde berichtet, daß präsynaptische $DA_2$-Rezeptoren die neuronale Noradrenalinfreisetzung vermindern [42]; die Effekte der postsynaptischen $DA_2$-Rezeptoren sind noch nicht befriedigend geklärt [25].

Zur pharmakologischen Differenzierung der Dopaminrezeptoren stehen spezifische und selektive Agonisten und Antagonisten zur Verfügung. Die Standardsubstanz zur selektiven Hemmung der $D_1/DA_1$-Rezeptoren ist SCH23390, während die Substanzen Fenoldopam und SKF83566 als selektive Agonisten gelten [50]. Zur selektiven Antagonisierung von $DA_2$-Rezeptoren wird das S-Enantiomer von Sulpirid eingesetzt, das in razemischer Form als Psychopharmakon (Dogmatil®) zugelassen ist. DA2-Agonisten sind Bromocriptin, ebenfalls als Medikament im Handel (z.B. Pravidel®) sowie die Substanz N-0437 [50].

▶ **Dopamin-Rezeptor-Subtypen**

Bereits vor 15 Jahren wurde aufgrund von Bindungsstudien vermutet, daß neben $D_1$ und $D_2$ weitere Subtypen von Dopaminrezeptoren existieren [44]. Die seit Ende der 80er Jahre rasch zunehmende Verbreitung molekularbiologischer Arbeitstechniken führte vor allem im Gewebe des ZNS zur Identifizierung einer ganzen Reihe neuer ▶ Subtypen. Derzeit wird die $D_1$-Familie (Subtypen $D_1$ und $D_5$) von der $D_2$-Familie ($D_{2L}$, $D_{2S}$, $D_3$, $D_4$) unterschieden, wobei die „familientypischen" gegensätzlichen Effekte auf die Adenylatcyclase erhalten zu sein scheinen [45].

*Zwei Familien von Dopamin-Rezeptor-Subtypen sind bisher bekannt*

Allerdings sind die Befunde zur intrazellulären Signalübertragung sowie zur Lokalisation der Rezeptorsubtypen nicht einheitlich [45,50]. Unklar ist auch, inwieweit sich die am ZNS gewonnenen Erkenntnisse auf die peripheren Dopamin-Rezeptoren übertragen lassen. Zur gegenwärtigen Datenvielfalt muß außerdem angemerkt werden, daß die Kenntnis des tatsächlichen Expressionsmusters in vivo sowie die pharmakologische Charakterisierung der peripheren Dopamin-Rezeptoren erheblich hinter den molekularbiologischen Befunden zurücksteht. Erst von physiologischen Experimenten mit neuen selektiven Agonisten und Antagonisten ist Aufschluß über die in vivo-Relevanz der molekularbiologischen Informationen zu erwarten.

*Die physiologische Bedeutung der Dopamin-Rezeptor-Subtypen ist noch nicht vollends geklärt*

## Die Pharmakodynamik von exogenem Dopamin

Wenn Dopamin in pharmakologischer Dosierung verabreicht wird, muß aufgrund seiner geringen Spezifität an dopaminergen und adrenergen Rezeptoren mit einem komplexen Wirkspektrum gerechnet werden. Zur besseren Unterscheidung werden im folgenden die für den ▶ klinischen Einsatz relevanten vaskulären, renalen und kardialen Wirkungen von exogenem Dopamin getrennt für drei Dosis-

▶ **Klinischer Einsatz**

bereiche beschrieben. Es versteht sich von selbst, daß diese systematische Differenzierung nur aus didaktischen Gründen sinnvoll ist. Da die Ansprechbarkeit von Rezeptoren sowohl interindividueller Variabilität als auch intraindividuellen Fluktuationen unterliegt, muß in der Praxis mit fließenden Übergängen der Dopaminwirkungen auf verschiedene Rezeptorsysteme gerechnet werden.

*Dopamin weist dosisabhängig ein komplexes Wirkspektrum auf*

*Wirkungen von Dopamin bei niedriger, dopaminerger Dosierung*

▶ **Dopaminerge Wirkung**

In einer Dosierung von 0,5 bis ca. 3 µg/kg/min lassen sich die meisten ▶ Wirkungen von Dopamin mit SCH 23390 hemmen, was bedeutet, daß in diesem Dosisbereich vor allem $DA_1$-Rezeptoren erregt werden. Durch Stimulation der Adenylatcyclase kommt es in glatten Muskelzellen über die gesteigerte cAMP-Bildung zur Verminderung der intrazellulären Calcium-Konzentration. Wie beschrieben, finden sich $DA_1$-Rezeptoren vor allem im renalen, mesenterialen und koronaren Gefäßbett, weshalb Dopamin in diesen Gebieten eine ▶ Vasodilatation bewirkt. Änderungen des systemisches Blutdruckes sind bei der niedrigen Dosierung von Dopamin nicht zu erwarten.

▶ **Vasodilatation**

*Dopamin in niedriger Dosierung beeinflußt die renale und mesenteriale Hämodynamik*

Die renalen Wirkungen von exogenem Dopamin und von Dopamin-Agonisten sind experimentell und klinisch eingehend untersucht worden; durch die Verringerung des renalen Gefäßwiderstandes kommt es zu einer Steigerung des ▶ renalen Blutflusses (RBF), der glomerulären Filtrationsrate [29]. Eine gleichzeitige Steigerung der Natriumausscheidung wurde auch ohne begleitende GFR-Änderung beobachtet, weshalb vermutet wurde, daß sie außer durch die hämodynamischen Mechanismen auch durch einen tubulären Effekt ausgelöst wird. In vitro hemmt Dopamin in isolierten Bürstensaummembranen proximaler Tubuluszellen die Aktivität der Na-K-ATPase [2] sowie des Na-H-Antiporters [11]. Aus diesem Grund wird die Hemmung der tubulären Natrium-Reabsorption als ein Mechanismus der dopaminbedingten ▶ Natriurese diskutiert. Dies muß berücksichtigt werden, wenn in der Klinik die Urinausscheidung als Maß der exogenen Dopaminwirkung aufgefaßt und zur Dosierungsanpassung verwendet wird. So konnten Hilbermann et al. [17] in einer Studie an Patienten nach kardiochirurgischen Eingriffen eine Dissoziation zwischen dopaminbedingter Diurese und RBF-Steigerung zeigen.

▶ **Renaler Blutfluss**

▶ **Natriurese**

*Dopamin steigert möglicherweise auch durch tubuläre Mechanismen die Natriumausscheidung (vgl. S. 663)*

*Wirkungen von Dopamin bei mittlerer, β-adrenerger Dosierung*

▶ **β-adrenerge Wirkung**

Nur wenig oberhalb der dopaminergen Plasmakonzentration, also bereits bei Infusionsraten um 3 µg/kg/min, entfaltet Dopamin sowohl über eine direkte ▶ $β_1$-Adrenozeptor-Aktivierung als auch indirekt über die Freisetzung von Noradrenalin aus Nervenendigungen eine positiv inotrope Wirkung, zu erkennen an einer Zunahme des Schlagvolumens ohne wesentliche Steigerung der Herzfrequenz. Der systolische Blutdruck kann leicht ansteigen, während der diastolische meist unverändert bleibt. Bei weiterer Steigerung der Dopaminzufuhr ist auch eine Zunahme der Herzfrequenz zu beobachten; sie kann einerseits als direkte $β_1$-Stimulation am Herzen interpretiert und andererseits als reflektorische Tachykardie aufgrund der $β_2$-vermittelten Vasodilatation der peripheren Widerstandsgefäße aufgefaßt werden [18].

*Die ß-adrenerge Wirkung äußert sich in positiver Inotropie*

▶ **Antidiurese**

Auch an der Niere entfaltet Dopamin in höherer Dosierung β-adrenerge Wirkungen. Die renale Hämodynamik, insbesondere der renale Blutfluß, wird nur unwesentlich beeinflußt. Durch einen direkten Angriff am Tubulus wird jedoch die Rückresorption von Natrium aus dem Lumen verstärkt, was zu einer ▶ Antidiurese führt [39]. Zusätzlich zu diesem akuten tubulären Effekt wird über die β-adrenerge

*Dopamin zeigt eine konzentrationsabhängige Wirkung auf die renale Na-Elimination*

Stimulation die Reninfreisetzung stimuliert. Diese Aktivierung des Angiotensin-Aldosteron-Systemes kann sich bei kritischen Patienten mit kardiogen bedingtem Nierenversagen ungünstig auswirken.

*Wirkung von Dopamin bei hoher, α-adrenerger Dosierung*

▶ **α-adrenerge Wirkung**

Im Übergangsbereich zu Dopamin-Konzentrationen, die auch ▶ α-Adrenozeptoren aktivieren, also um 10 μg/kg/min, halten sich in den peripheren Gefäßen $α_1$-agonistisch bedingte Vasokonstriktion und $β_2$-vermittelte Vasodilatation noch die Waage. Bei weiterer Steigerung der Infusionsrate überwiegt systemisch die vasokonstriktive α-adrenerge Wirkung und führt zu einem Anstieg des peripheren Widerstandes [18], was sich an der Niere als Abfall des renalen Blutflusses [39] bemerkbar macht. Sowohl durch diese hämodynamische Komponente als auch durch Steigerung der tubulären Rückresorption von Natrium wirkt sich die hohe, α-adrenerge Dosierung von Dopamin antidiuretisch aus [14].

*Die α-adrenerge Wirkung von hohen Dopamindosen äußert sich in Vasokonstriktion und Antidiurese*

*Die Tachyphylaxie der Dopaminwirkung*

▶ **Tachyphylaxie**

Die über die Zeit nachlassende Wirkung von adrenergen Agonisten im Sinne einer ▶ Tachyphylaxie ist ein bekanntes pharmakologisches Phänomen, dem unter anderem die Verringerung der Rezeptordichte („down-regulation") zugrunde liegt. Auch bei den renalen Wirkungen von Dopamin ist ein solcher Effekt nachweisbar. Orme et al. [34] konnten an hypertensiven Patienten zeigen, daß eine durch Dauerinfusion von 0,5 bis 1,25 μg/kg/min Dopamin gesteigerte GFR innerhalb von 48 Stunden wieder normalisiert war. Dies traf auch für renalen Blutfluß sowie die Wasser- und Natriumausscheidung zu. ▶ Die Infusion von Dopamin über einen Zeitraum von mehr als 1 bis 2 Tagen erscheint angesichts dieser Daten nicht als sinnvoll.

*Die Dopaminwirkung unterliegt dem Phänomen der Tachyphylaxie*

▶ **Klinischer Einsatz**

## Die physiologische Rolle von endogenem Dopamin in der Niere

▶ **Endogenes Dopamin**

Im Gegensatz zur gut untersuchten Pharmakodynamik von exogenem Dopamin wird bis heute die Rolle des in der Niere gebildeten ▶ endogenen Dopamins bei der Regulation der Nierenfunktion kontrovers diskutiert.

Die Beobachtung, daß unter Salzbeladung die renale Dopaminausscheidung erhöht ist, führte schon früh zur Hypothese, daß Dopamin als parakrines natriuretisches Hormon fungiert. Als möglicher Wirkungsmechanismus kommt die bereits beschriebene Hemmung der tubulären Natrium-Rückresorption in Frage (siehe Übersicht [24]. Die physiologische Relevanz dieser Daten ist jedoch nicht gesichert. So konnten andere Studien den Einfluß der Natriumzufuhr auf die renale Dopaminproduktion unter physiologischen Bedingungen nicht bestätigen. Dagegen erwies sich die Nahrungszufuhr und vor allem der Proteingehalt des Futters bei Ratten als Faktor, der die renale Dopaminproduktion unabhängig von der Salzbilanz dominant beeinflußt [31]. Schon lange ist bekannt, daß Proteinzufuhr die GFR steigert, nicht jedoch, über welchen Mechanismus. Endogenes Dopamin könnte ein Mediator dieser proteinbedingten Hyperfiltration sein, was durch die Beobachtung unterstützt wird, daß die Hemmung der $DA_2$-Rezeptoren durch S-Sulpirid die aminosäurenbedingte GFR-Steigerung bei narkotisierten Ratten aufhob [30]. Inwieweit dieser Mechanismus auch bei der proteinbedingten Hyperfiltration des Menschen eine Rolle spielt, muß noch eingehender untersucht werden.

*Die Funktion des endogenen, renalen Dopamins ist ungeklärt*

*Proteine steigern die GFR über einen unbekannten Mechanismus*

## Klinische Verwendung von Dopamin

▶ **Parenterale Verabreichung**

▶ **Kardiogene oder hypotensive Schockzustände**

Als Indikation für die ▶ parenterale Verabreichung von Dopamin gilt das drohende oder bestehende akute Nierenversagen infolge von kardiogenen oder hypovolämiebedingten hypotensiven ▶ Schockzuständen [18]. Während die Darstellung der Pharmakodynamik von Dopamin aufgrund der zahlreichen experimentellen Daten kein Problem darstellt, ist die Beurteilung seiner therapeutischen Wirksamkeit ungleich schwieriger. Anhand einiger grundsätzlicher pathophysiologischer Aspekte des akuten Nierenversagens soll zunächst die pharmakologische Rationale für den Einsatz von Dopamin bei drohendem akuten Nierenversagen beschrieben werden.

## Grundlagen zum akuten Nierenversagen

▶ **Prärenale Genese des ANV**

In der Mehrzahl der Fälle liegt dem akuten Nierenversagen (ANV) eine ▶ prärenale Ätiologie zugrunde. Tabelle 1 faßt die typischen Ursachen der zirkulatorisch bedingten renalen Minderperfusion zusammen. Die prognostisch besonders ungünstigen Formen des postoperativen, des posttraumatischen sowie des septischen Nierenversagens sind mit einer Letalität von bis zu 50% behaftet [1].

*Das akute Nierenversagen ist meist prärenal bedingt*

Das prärenale akute Nierenversagen verläuft phasenweise. Sein Beginn ist durch einen Abfall des renalen Blutfusses (RBF) und der GFR aufgrund der renalen Minderperfusion gekennzeichnet. Normalerweise sind über einen weiten Bereich des systemischen Blutdrucks sowohl der RBF als auch die GFR sehr stabil ▶ autoreguliert.

▶ **Autoregulation**

Fällt jedoch der renale Perfusionsdruck unter etwa 75 mmHg, wird die für die Filtration notwendige hydrostatische Druckdifferenz zwischen glomerulärer Kapillare und Bowman'schem Raum zu gering. Aufgrund des Filtrationsversagens kommt die renale Ausscheidungsfunktion ganz oder teilweise zum Erliegen; die An- oder Oligurie ist das ▶ klinische Leitsymptom des beginnenden akuten Nierenversagens. Wenn es in dieser Frühphase gelingt, durch Beseitigung der hämodynamischen Störung (z.B. durch Restitution des Extrazellulärvolumens oder durch Wiederherstellung der normalen kardialen Auswurfleistung) die renale Ausscheidungsfunktion wiederherzustellen, wird das Fortschreiten der Niereninsuffizienz aufgehalten. Auf die An- bzw. Oligurie folgt nun häufig eine polyurische Phase, die den Beginn der Heilungsphase andeutet. Bei einem derartigen Verlauf wird vom ▶ funktionellen prärenalen Nierenversagen gesprochen.

*In der Frühphase ist das akute Nierenversagen funktionell und meist reversibel*

▶ **Klinische Leitsymptome des ANV**

▶ **Funktionelles prärenales Nierenversagen**

Häufig jedoch zieht das Filtrationsversagen bereits in der Frühphase eine zelluläre Schädigung des gesamten Nierenparenchymes bis hin zur Tubulusnekrose nach sich. Bei diesen Patienten kann zwar nach Behebung der renalen Minderperfusion der RBF normalisiert sein, die GFR sowie die Tubulusfunktion bleiben jedoch vermindert. Zu diesem Zeitpunkt besteht ein ▶ manifestes akutes Nierenversagen, das in eine chronische Niereninsuffizienz übergehen kann. Die verantwortlichen Pathomechanismen mit einer Vielzahl beteiligter metabolischer und autacoider Signale sind sehr komplex und bis heute nicht endgültig aufgeklärt [40]. ▶ Nephrotoxische Formen des akuten Nierenversagens, z.B. durch Röntgen-Kontrastmittel verursacht, können auch ohne Oligurie verlaufen. Diese Formen des akuten Nierenversagens weisen aber insgesamt eine bessere Prognose auf als die prärenal-ischämischen Formen.

*Beim manifesten akuten Nierenversagen kommt zur hämodynamischen Fehlfunktion ein tubulärer Schaden hinzu*

▶ **Manifestes ANV**

▶ **Nephrotoxische Formen des ANV**

## Therapeutische Strategien beim akuten Nierenversagen

▶ **Phasenweiser Verlauf des ANV**

Angesichts des ▶ phasenweisen Verlaufes des prärenal bedingten akuten Nierenversagens ist klar, daß eine möglichst frühe Behebung der zugrundeliegenden prärenalen Ursachen die wichtigste therapeutische Maßnahme darstellt. Bei ▶ hämorrhagischer oder sonstiger hypovolämischer Genese bedeutet dies einen adäquaten Volumenersatz und bei kardiogenem Schock die Wiederherstellung der normalen Pumpfunktion der Herzens. Das therapeutische Ziel in dieser Phase ist eigentlich prophylaktisch: das funktionelle akute Nierenversagen soll nicht in die manifeste Form übergehen. Tritt jedoch dieser Fall ein, bleibt die Nierenfunktionseinschränkung auch nach Normalisierung der renalen Perfusion bestehen. Neben das Ziel, den organischen Schaden von der Niere abzuwenden, tritt in der therapeutischen Strategie das Interesse, die Ausscheidungsfunktion zu steigern, da der Patient in dieser Situation ohne Dialyse auch durch den Anstieg harnpflichtiger Substanzen im Plasma bedroht ist.

## Die pharmakologische Rationale für den Einsatz von Dopamin

▶ Schleifendiuretika gelten als Standardmedikamente beim oligurischen Nierenversagen. Ihre therapeutische Wirksamkeit in dieser Situation ist jedoch nicht unumstritten. Fast immer ist zwar eine diuretikabedingte Steigerung des Urinvolumens zu beobachten; über die Verbesserung des klinischen Verlaufes liegen jedoch nicht genügend gesicherte Beweise vor [22]. Bei zu geringer Filtrationsleistung kann auch ein starkes Diuretikum keine Wirkung entfalten. Deshalb werden beim akuten Nierenversagen Medikamente in die pharmakologische Strategie einbezogen, die eine renale Vasodilatation mit Steigerung des RBF und der GFR bewirken, aber nur eine geringe Senkung des sytemischen Blutdruckes verursachen. ▶ Niedrigdosiertes Dopamin entfaltet diese Effekte: durch Aktivierung von Dopamin-, zum Teil auch β-Adrenozeptoren, führt es zu einer Steigerung des RBF und der GFR ohne Änderung des systemischen Blutdruckes sowie zu einer vermehrten Herzauswurfleistung. Mit der möglichen Einschränkung, daß der GFR-Abfall und die Antidiurese während des akuten Nierenversagens auch als renaler Schutzmechanismus vor zusätzlicher Arbeitsbelastung des Tubulussystemes interpretiert werden kann, erscheint der mögliche zusätzliche Angriff von Dopamin an tubulären Rückresorptionsmechanismen mit diuretischer und natriuretischer Wirkung ebenfalls als günstig.

Angesichts dieses pharmakodynamischen Profiles läßt sich die Rationale für den therapeutischen Einsatz von Dopamin beim akuten Nierenversagen klar definieren. Eine Vielzahl von Untersuchungen scheint die Richtigkeit dieser Strategie zu bestätigen [10,12,28,43].

## Unerwünschte Wirkungen von Dopamin – die aktuelle Diskussion

Dopamin wird aufgrund seines gut untersuchten pharmakodynamischen Profiles und aufgrund vielfacher klinischer Erfahrung bei richtiger Dosierung als sicheres Medikament mit geringen und gut beherrschbaren unerwünschten Wirkungen angesehen.

Typische ▶ unerwünschte Effekte von Dopamin sind periphere Vasokonstriktion und Herzrhythmusstörungen. Diese beruhen in der Regel auf zu hoher Dosierung von Dopamin, die zum Überwiegen seiner Wirkung an Adrenozeptoren führt. Eine Verminderung des Atemantriebes sowie eine Vergrößerung des intrapulmonalen Shunts können jedoch schon bei geringer, dopaminerger Dosierung beobachtet werden. Außerdem muß im Einzelfall aufgrund interindividueller Varianz grundsätzlich mit erhöhten Empfindlichkeiten gerechnet werden. So beschrieben Greene und Smith vor Jahren bei einem

▶ **Hämorrhagische oder hypovolämische Genese**

▶ **Schleifendiuretika**

▶ **Niedrigdosiertes Dopamin**

▶ **Unerwünschte Effekte**

*Behebung der prärenalen Ursachen ist die wichtigste therapeutische Maßnahme*

*Schleifendiuretika sind Therapiestandard*

*Die Pharmakodynamik von Dopamin erscheint günstig für die Therapie des akuten Nierenversagens.*

*Periphere Vasokonstriktion und Herzrhythmusstörungen gehören zu den unerwünschten Effekten von Dopamin*

Patienten die Auslösung einer digitalen Gangren durch niedrig dosiertes Dopamin [15].

In einem neueren Kommentar von Thompson und Cockrill wurde das ▶ Nebenwirkungsrisiko von Dopamin als unterschätzt beschrieben [48]. Die Autoren verwiesen auf frühere Studien an Hunden, in denen Dopamin-Infusionen in die Mesenterialarterie nicht nur in vasokonstringierenden, sondern erstaunlicherweise auch in vasodilatierenden Dosierungen zu einer verminderten Sauerstoffaufnahme in das Gewebe führte. Als mögliche Begründung für diesen Effekt wurden parakapilläre ▶ Shuntphänomene diskutiert [13]. Eine klinische Relevanz könnte sich für Patienten mit eingeschränkter Mesenterialperfusion, wie sie bei septischen Krankheitsbildern zu beobachten ist, ableiten lassen. So wurde in einer neueren Untersuchung an Patienten mit hyperdynamischer Sepsis der dopaminbedingte Abfall des Magen-pH als Zeichen einer gesteigerten Sauerstoffschuld im Splanchnikusgebiet interpretiert [27]. Aufgrund des kleinen Kollektives kann jedoch noch nicht eindeutig beantwortet werden, ob sich aus diesen Daten eine tatsächliche Gefährdung ableiten läßt.

### Besitzt Dopamin eine therapeutische Wirksamkeit beim akuten Nierenversagen ?

Wie eingangs beschrieben, ergibt sich die therapeutische Wirksamkeit eines Arzneimittels aus der Abwägung seiner günstigen klinischen Wirkung und seiner unerwünschten Effekte. Thompson und Cockrill haben in ihrer Arbeit geschlossen, daß die therapeutische Wirksamkeit von Dopamin ungenügend bewiesen sei [48].

Tatsächlich ergibt eine sorgfältige Analyse der Literatur, daß aus den zahlreichen Untersuchungen zur Pharmakodynamik von Dopamin der Nachweis seiner günstigen therapeutischen Wirkung beim akuten Nierenversagen nicht abzuleiten ist. Untersucht wurde in diesen Studien zumeist die Änderung der Natrium- und Wasserausscheidung, des renalen Blutflusses oder der GFR, also die hinlänglich bekannte pharmakodynamische Wirkung von Dopamin. Der klinische Verlauf als entscheidende Parameter konnte in den meisten Studien nicht geprüft werden, da sie entweder nicht kontrolliert oder an zu kleinen Kollektiven durchgeführt wurden. Diese Kritik muß umso mehr gelten, wenn das Nebenwirkungsrisiko von Dopamin tatsächlich größer ist als bisher vermutet.

Vor kurzem wurde der ▶ therapeutische Effekt von Dopamin bei fast 500 Patienten mit prärenal-ischämischem und mit toxischem Nierenversagen evaluiert. Diese Daten wurden im Rahmen einer Studie über die therapeutische Wirksamkeit von synthetischem atrialen Faktor (ANF) gewonnen. In der mit Dopamin behandelten Patientengruppe zeigte sich, unabhängig von der Begleitmedikation, nach 2 Wochen signifikant häufiger eine Dialysepflichtigkeit und nach 3 Wochen eine erhöhte Mortalität [8]. Die Aussagekraft dieser Studie ist jedoch möglicherweise durch Selektionseffekte eingeschränkt, da Dopamin nicht randomisiert, sondern entsprechend dem klinischen Zustand der Patienten eingesetzt wurde; es handelt sich somit um eine retrospektive Untersuchung.

Einige prospektive und kontrollierte Untersuchungen existieren zur prophylaktischen Wirkung von Dopamin in klinischen Situationen, die mit dem erhöhten Risiko eines akuten Nierenversagens behaftet sind. Sie konnten in der Mehrzahl die therapeutische Wirksamkeit von Dopamin nicht bestätigen. So hatte die niedrigdosierte ▶ perioperative Dopamin-Infusion bei Patienten mit Gallentrakt-Operationen und präoperativ bestehendem Ikterus [36] keinen günstigen Einfluß auf die Nierenfunktion. In einer prospektiven Studie an Patienten

▶ **Nebenwirkungen**

▶ **„Shunting"**

▶ **Therapeutischer Effekt**

▶ **Perioperative Dopamin-Infusion**

*Das Nebenwirkungsprofil von Dopamin wird eventuell unterschätzt*

*Die meisten Studien über Dopamin untersuchen seine Pharmakodynamik, nicht jedoch seinen Einfluß auf den Krankheitsverlauf*

*Der Vorteil einer prophylaktischen perioperativen Verabreichung von Dopamin konnte nicht bestätigt werden*



aus: Der Anaesthesist 7/96, S.666

mit großen elektiven Eingriffen an der abdominalen Aorta [4] konnte ein prophylaktischer Effekt bezüglich des akuten Nierenversagens ebenfalls nicht festgestellt werden. Zu denken gibt, daß in dieser Studie unter Dopaminbehandlung drei Patienten und unter Plazebo ein Patient einen Myokardinfarkt erlitten. Ähnliche Ergebnisse wurden von Swygert [47] in einer doppelblinden prospektiven Studie über die Wirksamkeit einer intraoperativen Dopamingabe (3 µg/kg/min) im Rahmen einer orthotopen Lebertransplantation berichtet. In der mit Dopamin behandelten Gruppe zeigte sich die gleiche postoperative GFR-Einschränkung wie in der Plazebogruppe.

Im Widerspruch hierzu konnte in einer ähnlichen Untersuchung an lebertransplantierten Patienten eine geringere Inzidenz postoperativer Nierenfunktionsverschlechterung durch perioperative Dopamin-Infusion (2 µg/kg/min) nachgewiesen werden [38]. Auch bei Patienten mit bevorstehender kardiopulmonaler Bypass-Operation und bereits präoperativ eingeschränkter Nierenfunktion ist ein erhöhtes Risiko für das akute Nierenversagen anzunehmen. In einem solchen Kollektiv hatte die perioperative Dopamin-Infusion neben einem geringfügigen natriuretischen Effekt keinen Einfluß auf die renale Hämodynamik. Ein akutes Nierenversagen trat jedoch in keiner Behandlungsgruppe auf, so daß keine Aussage über die mögliche prophylaktische Wirkung von Dopamin getroffen werden konnte [9]. Zuletzt sei eine Studie von Myles et al. erwähnt, in der der therapeutische Wert einer prophylaktischen Dopamin-Infusion an 52 Patienten mit elektiver koronarer Bypass-Operation randomisiert und doppelt-blind überprüft wurde. Trotz Verbesserung der renalen Hämodynamik in der mit Dopamin behandelten Gruppe war die Inzidenz von transienter Nierenfunktionsverschlechterung gegenüber Plazebo nicht signifikant reduziert [33].

Bei der abschließenden Beurteilung muß beachtet werden, daß auch in den zitierten Studien ein relativ kleines Kollektiv untersucht wurde. Ungeachtet dieser möglichen Einschränkung konnte die Mehrzahl dieser kontrollierten Untersuchungen keinen Nachweis erbringen, daß eine prophylaktische Dopaminverabreichung die Inzidenz des postoperativen akuten Nierenversagens vermindert. Nicht endgültig zu beantworten erscheint dagegen zum gegenwärtigen Zeitpunkt die Frage nach der ▶ therapeutischen Wirksamkeit von Dopamin bei bereits bestehendem akuten Nierenversagen. Angesichts der zitierten Studien sowie des möglicherweise unterschätzten Nebenwirkungsprofiles von Dopamin erscheint es nicht nur gerechtfertigt, sondern unumgänglich, die therapeutische Wirksamkeit dieses Medikamentes beim akuten Nierenversagen in einer genügend großen prospektiven Studie zu untersuchen.

▶ **Therapeutische Wirksamkeit**



## Fazit und Anwendungsempfehlungen für Dopamin

- Die prophylaktische perioperative Gabe zur Vermeidung des perioperativen akuten Nierenversagens bleibt umstritten.
- Die therapeutische Wirksamkeit bei bestehendem akuten Nierenversagen kann gegenwärtig zwar nicht widerlegt, keineswegs jedoch als gesichert angesehen werden.
- Eine durch Dopamin ausgelöste Diurese bietet keinen sicheren Anhalt für eine Steigerung des RBF und der GFR.
- Unter Dauerinfusion stellen sich steady-state-Konzentrationen langsamer ein, als es die kurze Plasma-Halbwertzeit erwarten läßt.
- Dopamin muß vorsichtig dosiert werden, um adrenerg vermittelte Nebenwirkungen zu vermeiden.
- Die Indikation für eine Anwendung über mehr als 2 Tage muß aufgrund der Tachyphylaxie zurückhaltend gestellt werden.

# Fragen zur Erfolgskontrolle

**1. Wo erfolgt die Synthese von Dopamin?**

Die Synthese erfolgt im Nebennierenmark sowie in adrenergen und noradrenergen Neuronen.

**2. Wie lange sollte eine Dopamintherapie maximal dauern?**

Aufgrund der eintretenden Tachyphylaxie – der Rezeptor „down-regulation" – ist eine Therapiedauer von mehr als 1-2 Tagen nicht sinnvoll.

**3. Welche Dopamindosierungen unterscheidet man?**

a) niedrige Dosierung: 0,5-3 µg/kg/min
b) mittlere Dosierung: 3 µg/kg/min
c) hohe Dosierung: 10µg/kg/min

**4. An welchen Rezeptoren erfolgt jeweils die Wirkung?**

a) Wirkung an Dopaminrezeptoren:
- Vasodilatation
- Steigerung von renalem Blutfluß (RBF) und glomerulärer Filtrationsrate (GFR)
- Wirkung an Tubuluszellen führt zu Natriurese (unabhängig von RBF und GFR)

b) Wirkung an $\beta$-Rezeptoren:
- positive Inotropie
- Steigerung des syst. Blutdruck
- Natrium-Rückresorption und damit Antidiurese durch direkte Wirkung am Nierentubulus
- Aktivierung des Renin-Angiotensin-Aldosteron-Systems

c) Wirkung an $\alpha$-Rezeptoren:
- Vasokonstriktion
- Senkung des renalen Blutflusses
- Steigerung der tubulären Na-Rückresorption führen zur Antidiurese

**5. Welche sicheren Wirkungen hat die prophylaktische perioperative Dopamingabe auf die Inzidenz des akuten Nierenversagens?**

Die Wirkung von prophylaktischen Dopamingaben auf die Inzidenz des Nierenversagens ist nicht gesichert.



aus: Der Anaesthesist 7/96, S. 668

1. Anderson RJ, Schrier RW (1988) Acute tubular necrosis. In: (Hrsg) Schrier RW, Gottschalk CW. Diseases of the kidney. Little, Brown, Boston, S 1413-1446
2. Aperia A, Bertorello A, Seri I (1987) Dopamine causes inhibition of Na, K-ATPase activity in rat proximal convoluted tubule segments. Am J Physiol 252:F39-F45
3. Baines AD, Drangova R (1984) Dopamine production by the isolated perfused rat kidney. Can J Physiol Pharmacol 62:272-276
4. Baldwin L, Henderson A, Hickman P (1994) Effect of postoperative low-dose dopamine on renal function after elective major vascular surgery. Ann Intern Med 120:744-747
5. Ball SG, Gunn IG, Douglas IH (1982) Renal handling of dopa, dopamine, norepinephrine, and epinephrine in the dog. Am J Physiol 242:F56-F62
6. Barger G, Ewins AJ (1910) Some phenolic derivatives of phenylalanine. J Chem Soc 97:2263-2261
7. Bartholini G, Zivkovic B, Scatton B (1989) Dopaminergic neurons: basic aspects. In: Trendelenburg U, Weiner N (Hrsg) Handbook of Experimental Pharmacology: Catecholamines II. Springer, Berlin Heidelberg New York, S 277-318
8. Chertow GM, Lazarus JM, Sayegh MH, Allgren RL (1995) Is the administration of dopamine associated with adverse outcomes in severe renal failure? J Am Soc Nephrol 6:460 (Abstract)
9. Costa P, Ottino GM, Matani A, Pansini S, Canavese C, Passerini G, Grezzana G (1990) Low-dose dopamine during cardiopulmonary bypass in patients with renal dysfunction. J Cardiothor Anesth 4:469-473
10. Dasta JF, Kirby MG (1986) Pharmacology and therapeutic use of low-dose dopamine. Pharmacotherapy 6:304-310
11. Felder CC, Campbell T, Albrecht F, Jose PA (1990) Dopamine inhibits $Na^{(+)}$-$H^+$ exchanger activity in renal BBMV by stimulation of adenylate cyclase. Am J Physiol 259:F297-F303
12. Flancbaum L, Choban PS, Dasta JF (1994) Quantitative effects of low-dose dopamine on urine output in oliguric surgical intensive care unit patients. Crit Care Med 22:61-68
13. Giraud GD, MacCannell KL (1984) Decreased nutrient blood flow during dopamine- and epinephrine-induced intestinal vasodilation. J Pharmacol Exp Ther 230:214-220
14. Goldberg LI, Kohli JD (1983) Peripheral dopamine receptors: A classification based on potency series and specific antagonism. Trends Pharmacol Sci 4 (2):64-66
15. Greene SI, Smith JW. (1976) Dopamine gangrene. N Engl J Med 294: 114
16. Hayashi M, Yamaji Y, Kitajima W, Saruta T (1990) Aromatic L-amino acid decarboxylase activity along the rat nephron. Am J Physiol 258:F28-F33
17. Hilberman M, Maseda J, Stinson EB, Derby GC, Spencer RJ, Miller DC, Oyer PE, Myers BD (1984) The diuretic properties of dopamine in patients after open-heart operation. Anesthesiology 61: 489-494
18. Hoffman BB, Lefkowitz RJ (1990) Catecholamines and sympathomimetic drugs. In: Gilman AG, Rall TW, Nies AS,Taylor P (Hrsg) The pharmacological basis of therapeutics. Pergamon Press, New York, S 187-220
19. Holtz P, Credner K (1942) Die enzymatische Entstehung von Oxytyramin im Organismus und die physiologische Bedeutung der Dopadecarboxylase. Naunyn-Schmiedeberg's Arch Pharmacol 200: 356-388
20. Itskovitz HD, Chen YH, Stier CTJ (1988) Reciprocal renal effects of dopamine and 5-hydroxytryptamine formed within the rat kidney. Clin Sci 75: 503-507
21. Kebabian JW, Calne DB (1979) Multiple receptors for dopamine. Nature 277:93-96
22. Kleinknecht D (1992) Management of acute renal failure. In: Cameron S, Davison AM, Grünfeld JP, Kerr D,Ritz E (Hrsg) Oxford Textbook of Clinical Nephrology. Oxford Medical Publications, Oxford, S 1015-1026
23. Le Corre P, Malledant Y, Tanguy M, Le Verge R (1993) Steady-state pharmacokinetics of dopamine in adult patients. Crit Care Med 21:1652-1657
24. Lee MR. (1993) Dopamine and the kidney: 10 years on. Clin Sci 84:357-375
25. Lokhandwala MF, Amenta F (1991) Anatomical distribution and function of dopamine receptors in the kidney. FASEB J 5:3023-3030
26. Mannich C, Jacobsohn W (1910) Über Oxyphenylalkylamine und Diophenylalkylamine. Ber Dtsch Chem Ges 43:189-193

27. Marik PE, Mohedin M (1994) The contrasting effects of dopamine and norepinephrine on systemic and splanchnic oxygen utilization in hyperdynamic sepsis. JAMA 272:1354-1357
28. Memoli B, Libetta C, Conte G, Andreucci VE (1994) Loop diuretics and renal vasodilators in acute renal failure. Nephrol Dial Transplant 9 Suppl 4: 168-171
29. Meyer MB, McNay JL, Goldberg LI (1967) Effects of dopamine on renal function and hemodynamics in the dog. J Pharmacol Exp Ther 156: 186-192
30. Mühlbauer B, Hartenburg E, Osswald H (1994) Renal response to amino acid infusion in rats: effect of dopamine receptor antagonists and benserazide. Naunyn-Schmiedeberg's Arch Pharmacol 349: 244-249
31. Mühlbauer B, Osswald H (1992) Feeding but not salt loading is the dominant factor controlling urinary dopamine excretion in conscious rats. Naunyn-Schmiedeberg's Arch Pharmacol 346:469-471
32. Mühlbauer B, Osswald H (1994) Feeding-induced increase in urinary dopamine excretion is independent of renal innervation and sodium intake. Am J Physiol 266:F563-F567
33. Myles PS, Buckland MR, Schenk NJ, Cannon GB, Langley M, Davis BB, Weeks AM (1993) Effect of „renal-dose" dopamine on renal function following cardiac surgery. Anaesth Intensive Care 21: 56-61
34. Orme ML, Breckenridge A, Dollery CT (1973) The effects of long term administration of dopamine on renal function in hypertensive patients. Eur J Clin Pharmacol 6:150-155
35. Padbury JF, Agata Y, Baylen BG, Ludlow JK, Polk DH, Goldblatt E, Pescetti J (1987) Dopamine pharmacokinetics in critically ill newborn infants. J Pediatr 110:293-298
36. Parks RW, Diamond T, McCrory DC, Johnston GW, Rowlands BJ (1994) Prospective study of postoperative renal function in obstructive jaundice and the effect of perioperative dopamine. Br J Surg 81:437-439
37. Petrides PE (1990) Nervengewebe. In: Löffler G, Petrides P (Hrsg) Physiologische Chemie. Springer, Berlin Heidelberg New York, S 909-926
38. Polson RJ, Park GR, Lindop MJ, Farman JV, Calne RY, Williams R (1987) The prevention of renal impairment in patients undergoing orthotopic liver grafting by infusion of low dose dopamine. Anaesthesia 42:15-19
39. Puschett JB, Winaver J (1992) Effects of diuretics on renal function. In: Windhager EE (Hrsg) Handbook of Physiology (8): Renal Physiology. Oxford University Press, New York, S 2335-2406
40. Ratcliffe PJ (1992) Pathophysiology of acute renal failure. In: Cameron S, Davison AM, Grünfeld JP, Kerr D, Ritz E (Hrsg) Oxford Textbook of Clinical Nephrology. Oxford University Press, Oxford, S 982-1005
41. Reinsberg J, Kullmann R (1986) Characterization of vascular dopamine receptors in the gastric circulation of the rabbit. J Cardiovasc Pharmacol 8: 1067-1073
42. Rump LC, Schwertfeger E, Schuster MJ, Schaible U, Frankenschmidt A, Schollmeyer PJ (1993) Dopamine DA2-receptor activation inhibits noradrenaline release in human kidney slices. Kidney Int 43:197-204
43. Schwartz LB, Gewertz BL. (1988) The renal response to low dose dopamine. J Surg Res 45: 574-588
44. Seeman P (1980) Brain dopamine receptors. Pharmacol Rev 32: 229-313
45. Seeman P, Van Tol HH (1994) Dopamine receptor pharmacology. Trends Pharmacol Sci 15:264-270
46. Sumikawa K, Hayashi Y, Yamatodani A, Yoshiya I. (1991) Contribution of the lungs to the clearance of exogenous dopamine in humans. Anesth Analg 72:622-626
47. Swygert TH, Roberts LC, Valek TR, Brajtbord D, Brown MR, Gunning TC, Paulsen AW, Ramsay MA (1991) Effect of intraoperative low-dose dopamine on renal function in liver transplant recipients. Anesthesiology 75:571-576
48. Thompson BT, Cockrill BA. (1994) Renal-dose dopamine: a siren song? Lancet 344:7-8
49. Toda N (1983) Dopamine vasodilates human cerebral artery. Experientia 39: 1131-1132
50. Watson S, Girdlestone D. (1993) Receptor Nomenclature Supplement: Dopamine receptors. Trends Pharmacol Sci 14 (suppl):13

8/96

**Redaktion:**
H.J. Bardenheuer,
Heidelberg
O. Hilfiker, Aarau
R. Larsen, Homburg/Saar
J. Radke, Halle

Anaesthesist (1996) 45:769–786   © Springer-Verlag 1996

# Bildgebung in der Intensivmedizin

## Techniken, Indikationen, diagnostische Zeichen – Teil I



A. A. Bankier, D. Fleischmann, L. Aram[1], K. Heimberger,
E. Schindler, und C. J. Herold
*Universitätsklinik für Radiodiagnostik, [1]Universitätsklinik für
Anästhesie und Allgemeine Intensivmedizin, Wien*

### Zum Thema

Die rasant fortschreitenden Entwicklungen auf dem Gebiet der Radiodiagnostik eröffnen auch der Intensivmedizin neue Aspekte: ungleich rascher kann heute mittels moderner Technik zu konklusiven Diagnosen gelangt werden. Dies setzt jedoch die Kenntnis der Möglichkeiten und auch der Grenzen bildgebender Methoden in der Intensivmedizin voraus. Deshalb werden im vorliegenden Beitrag, ausgehend von relevanten klinischen Fragestellungen und Problemkomplexen, die Möglichkeiten bildgebender Verfahren vorgestellt und diskutiert. So werden nach einer technischen Einführung am Beispiel der Fokussuche, des Lungenödems, des Monitoring des beatmeten Patienten, sowie des zerebral erkrankten Patienten die wichtigsten diagnostischen Röntgenzeichen erläutert und ein diagnostisches Prozedere vorgezeichnet. Der vorliegende Beitrag soll somit eine kurze Zusammenfassung einiger für den Intensivmediziner wichtigen Aspekten der Bildgebung darstellen und so letztendlich zu einer besseren Kooperation zwischen diesen Disziplinen beitragen.

Die bildgebende Diagnostik hat in den letzten beiden Jahrzehnten eine durch technische Weiterentwicklungen bedingte rasante Entwicklung erfahren. Auf die Bildgebung in der Intensivmedizin hat dies insofern Auswirkung, als sich durch die zum Teil völlig neuartigen Methoden nunmehr diagnostische Möglichkeiten bieten, die in dieser Form für die Intensivmedizin nicht verfügbar waren. Dadurch sah sich aber auch die Rolle des Radiologen in der Intensivmedizin neu definiert. Neben dem rein diagnostischen Prozedere hat er nunmehr auch die Funktion, ein anhand des gegebenen klinischen Kontexts adäquates diagnostisches Vorgehen mit zu definieren. Deshalb sollen im vorliegenden Artikel neben den Basiszeichen der intensivmedizinisch-radiologischen Diagnostik anhand klinisch relevanter Fragestellungen auch die Einsatzmöglichkeiten moderner bildgebender Diagnostik besprochen werden, die den nunmehr verfügbaren neuen Methoden den ihnen entsprechenden Stellenwert zuweisen.

Dr. A. A. Bankier, Universitätsklinik für Radiodiagnostik, Währinger Gürtel 18-20, A-1090 Wien

### Radiologische Techniken

*Bedside-Diagnostik: Konventionelle Radiographie*

Trotz seines nunmehr hundertjährigen Bestehens und der Einführung zahlreicher neuer Techniken hat das ▸ konventionelle Röntgenbild im intensivmedizinischen Bereich nichts an Bedeutung verloren. Nach wie vor ist es die am leichtesten verfügbare und billigste bildgebende Methode, die sowohl zur Erstevaluierung als auch zur Verlaufskontrolle bestens geeignet ist. Insbesonders im Bereich der Thoraxdiagnostik erlaubt das Lungenröntgen neben dem Monitoring von intravaskulären Zugängen, Kathetern und Tuben auch die Beurteilung von Lungenparenchym, Pleura und Zwerchfell.

Die Bedside-Radiographie in der Intensivmedizin birgt spezifische Probleme. Aufgrund der liegenden Patientenposition ergeben sich oftmals Schwierigkeiten, die adäquaten Expositionsparameter zu bestimmen. Auch sollten die Expositionsparameter bei Verlaufskontrollen möglichst gleichbleibend sein, um einen zuverlässigen Vergleich zwischen Vorbildern und aktuellen Bildern zu ermöglichen. Wird das Film-Foliensystem durch einen nicht ideal flach auf der Kassette liegenden Patienten unregelmäßig geschwärzt, können durch diesen ▸ „Kippeffekt" pathologische Veränderungen (z.B. Pleuraergüsse) vorgetäuscht werden (Abb. 1). Um diesen Problemen zuvorzukommen, sollten Röntgenaufnahmen auf der Intensivstation von erfahrenen und eigens dazu ausgebildeten Röntgenassistenten durchgeführt werden.

*Digitale Radiographie*

Im Gegensatz zur konventionellen (analogen) Radiographie, die prinzipiell auf der Filmschwärzung durch Röntgenstrahlen beruht, kommen bei der ▸ digitalen Radiographie im Zuge der Bilderzeugung vielfältige elektronische Prozesse zum Einsatz. Die Strahlenquelle ist hier-

▸ **Konventionelle Radiographie: Film-Foliensystem**

▸ **Kippeffekt**

▸ **Digitale Radiographie: Film-Foliensystem durch Phosphorplatte ersetzt**

*Das konventionelle Röntgenbild ist nach wie vor das Hauptstandbein der intensivmedizinischen Bildgebung.*

*Spezifische Probleme der Bedside-Diagnostik.*

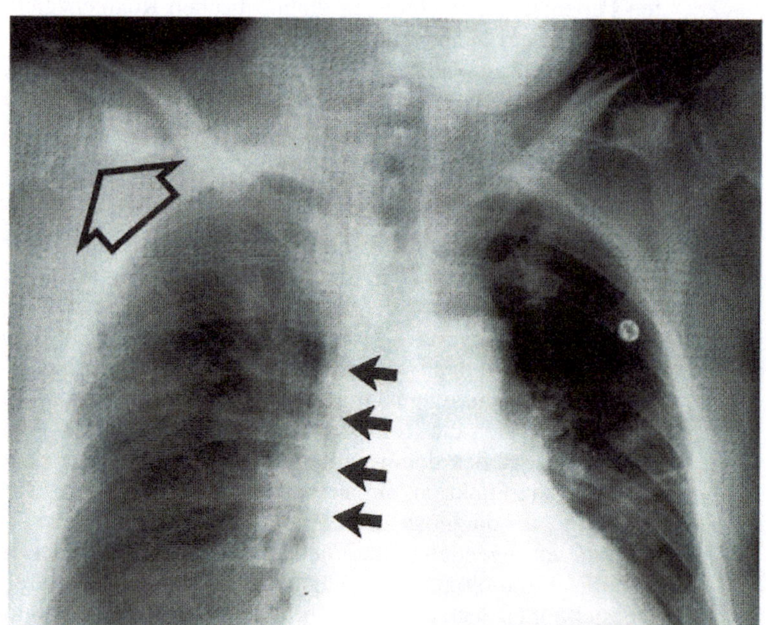

**Abb. 1.** Kippeffekt. Dieses konventionelle Thoraxröntgen verdeutlicht den durch das Kassettenraster verursachten Kippeffekt. Der homogen verdichtet erscheinende rechte Hemithorax *(schwarze Pfeile)* könnte einen Pleuraerguß vortäuschen. Erst die ebenfalls verdichtet erscheinenden Weichteile rechts *(offener Pfeil)* erweisen die Verdichtung als technisches Artefakt



aus: Der Anaesthesist 8/96, S.770

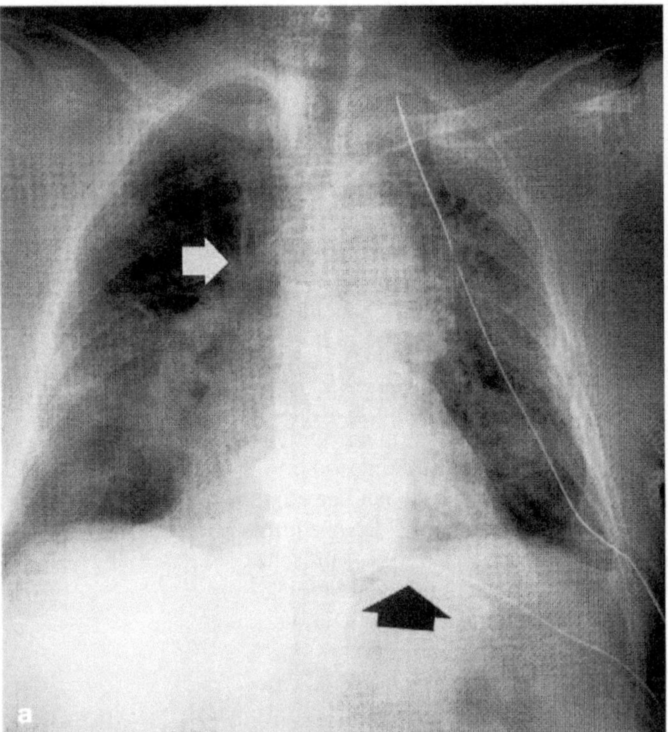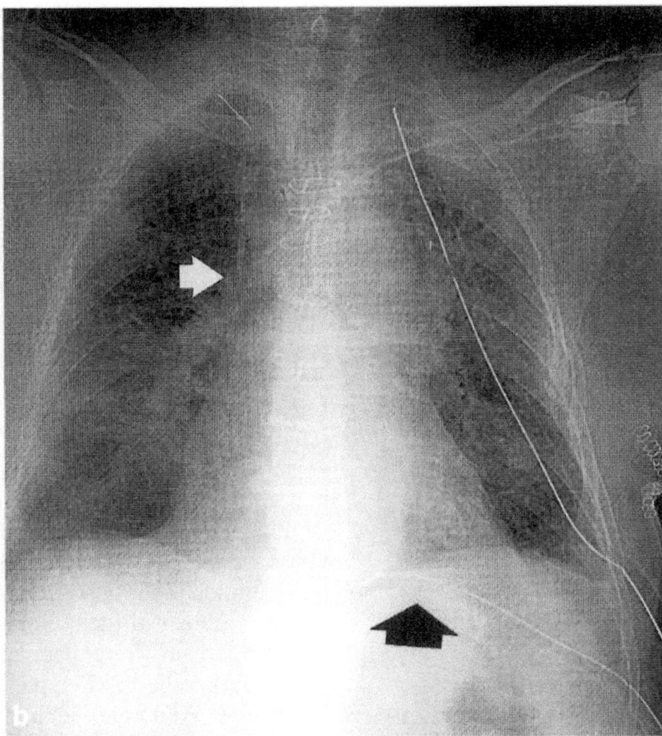

**Abb. 2a, b.** Digitale Radiographie. Digital hergestellte Thoraxaufnahme ohne (**a**) und mit (**b**) kantenanhebendem Rechenmodus. Während sich die Aufnahme ohne Kantenanhebung (**a**) besser zur Beurteilung des Lungenparenchyms eignet, lassen sich mit Kantenanhebung insbesonders der Verlauf von Kathetern und Drainagen *(Pfeile)* besser verfolgen

bei weiterhin die konventionelle Röntgenröhre, das bestrahlte Medium ist jedoch keine Film-Folien-Kombination, sondern eine Phosphorplatte, deren Partikel durch die Röntgenstrahlung mehr oder weniger stark angeregt werden. Diese Phosphorplatte wird dann in einem entsprechenden Gerät mittels Laserstrahl abgelesen und anschließend wieder gelöscht; sie ist dann sofort wieder verwendbar. Die abgelesenen Signale werden in einem aufwendigen Rechenverfahren in digitale Bildinformationen umgesetzt und bieten als solche alle bekannten Vorteile digitaler Bilder: Sie sind über entsprechende Leitungen transportabel, sie lassen sich speichern, und vor allem, sie lassen sich an entsprechenden Workstations elektronisch nachbearbeiten. Hierbei kann durch artifizielle Modifizierung virtueller Schwärzungskurven der Bildinhalt derart verändert werden, daß z.B. Konturen verdeutlicht oder Kontraste verstärkt werden (Abb. 2).

Dies ist im Rahmen der Intensivmedizin deshalb von besonderem Interesse, weil trotz möglicherweise suboptimaler Aufnahmebedingungen aus einem Bild durch elektronische Nachbearbeitung doch ein suffizientes diagnostisches Ergebnis gewonnen werden kann. Phosphorplatten sind im Vergleich mit konventionellen Filmkassetten wesentlich leichter und damit einfacher zu transportieren. Auch werden zur Anfertigung digitaler Röntgenbilder in der Regel geringere Strahlendosen benötigt als in der konventionellen Radiographie, was die digitale Radiographie aufgrund oft zahlreicher längerfristiger Kontrollaufnahmen für die Intensivmedizin attraktiv macht.

Den oben erwähnten Vorteilen der digitalen Radiographie stehen jedoch auch Nachteile gegenüber. So ist z.B. das Auflösungsvermögen digitaler Röntgenaufnahme noch immer geringer als das konventioneller Bilder. Auch ist die digitale Technik ein entsprechend aufwendiges Verfahren, was natürlich mit hohen Kosten verbunden

*Die digitale Radiographie ist eine noch wenig verbreitete jedoch vielversprechende Weiterentwicklung der konventionellen Radiographie.*

*Nachteile der digitalen Radiographie: geringeres Auflösungsvermögen, aufwendigeres Verfahren, hohe Kosten*

ist. Auch Bildspeicherung und Bildtransport sind teurer als in der konventionellen Radiographie. Dieses Kostenproblem macht die digitale Radiographie vorerst nur für größere Zentren interessant und erschwinglich.

*Sonographie, Farbcodierte Doppler Duplex Sonographie*

▸ **B-Bild Sonographie: zweidimensionales real-time Bild**

Durch die Entwicklung fahrbarer und nicht zuletzt auch relativ billiger Geräte hat die ▸ B-Bild Sonographie in der intensivmedizinischen Diagnostik neben radiographischen Techniken einen festen Platz. Oftmals erlaubt sie unmittelbar am Patientenbett eine rasche Klärung relevanter klinischer Fragestellungen. Im Bereich der Thoraxdiagnostik kommt die Sonographie vor allem in der Beurteilung pleuraler Ergüsse zum Einsatz. Dabei kann nicht nur die Breite der Ergußlamelle bestimmt werden, auch kann durch die Darstellung eventuell vorhandener Septen oder Lokulationen eine mögliche Punktion optimal geplant werden. Im Bereich des Abdomens ist, neben der Feststellung freier abdomineller Flüssigkeit, vor allem die Beurteilung von Oberbauch-Veränderungen von Bedeutung. Häufige klinische Indikationen sind hierbei die Abklärung von fraglichen Cholangiektasien, Cholezystitiden, Spleno- oder Hepatomegalien, sowie Veränderungen am Nierenparenchym oder am Nierenhohlraumsystem.

*Die Sonographie erlaubt dynamische Bildgebung unmittelbar am Krankenbett.*

▸ **Doppler-Duplex Sonographie: Farbkodierung von Flußphänomenen**

Die farbcodierte ▸ Doppler Duplex Sonographie (FCDDS) ist eine technische Weiterentwicklung sowohl der B-Bild Sonographie als auch des konventionellen Doppler-Verfahrens. Die FCDDS erlaubt es, innerhalb des B-Bildes das Doppler-Signal punktgenau zu lokalisieren und damit zielgerichtet Doppler-Signale abzuleiten. Zudem können sowohl Gefäße als auch Organparenchym farbkodiert werden, d.h. daß dort eventuell vorhandener Blutfluß gemäß einer vorwählbaren Skala farbig am Bildschirm zur Darstellung kommt. Damit können Flußmuster typisiert und deren spezifisches Dopplerspektrum charakterisiert werden.

*Die FCDDS ermöglicht funktionelle Bildgebung am Krankenbett.*

▸ **Anwendung der FCDDS**

Das breite ▸ Anwendungsgebiet der FCDDS erschließt sich intensivmedizinischen Fragestellungen insofern, als mit dieser Methode eine nichtinvasive funktionelle Diagnostik direkt am Krankenbett möglich ist. Häufige Fragestellungen, die mittels FCDDS abgeklärt werden können, sind fragliche Durchblutungsstörungen oder -stops in zentralen Gefäßen (Aorta, A. carotis, A. mesenterica superior), Durchblutungsstörungen in Gefäßbypässen oder Gefäßprothesen, aber auch die Objektivierung von Durchblutungsstörungen in geschädigten oder transplantierten parenchymatösen Organen (Nieren, Leber).

*Non-Bedside-Diagnostik: Computertomographie*

▸ **Computertomographie (CT): digitales Schnittbildverfahren**

Die ▸ Computertomographie (CT) ist ein radiologisches Schnittbildverfahren, bei dem zur Bilderzeugung die elektronische Verarbeitung von Schwächungskoeffizienten einer zirkulär um den Patienten rotierenden Röntgenröhre verwendet werden. Die CT hat im Laufe des letzten Jahrzehnts weite Verbreitung gefunden und ist zum heutigen Zeitpunkt eine praktisch allgemein verfügbare Technik. Auch für den Intensivmediziner liegt das Interesse der CT in der überlagerungsfreien Darstellung von Körperregionen, die mit anderen bildgebenden Methoden nur schwer zugänglich sind. Dazu gehören z.B. das Mediastinum, erguß- oder verdichtungsbedingt überlagerte Lungenabschnitte, sowie Teile des Abdomens, die sonographisch wegen Darmgasüberlagerung nicht einwandfrei darstellbar sind.

*Die CT erlaubt die überlagerungsfreie Darstellung komplexer anatomischer Kompartments.*

Diese Vorteile der CT erhalten besonders im Rahmen der Fokus- oder Abszessuche Bedeutung. Andere Anwendungsbereiche der CT im Rahmen der Intensivmedizin sind beispielweise das Monitoring postoperativer Komplikationen (Mediastinitis, Peritonitis), sowie die Abklärung unklarer konventionell-radiographischer oder sonographischer Befunde.

Trotz ihrer allgemein guten Verfügbarkeit muß die Indikation zur CT auch vom Intensivmediziner eher restriktiv gestellt werden, da der apparative Aufwand insgesamt groß ist und Transport und Untersuchung eines beatmeten und monitierten Patienten zusätzliche personelle Resourcen erfordern.

*Spiral-Computertomographie*



Die ▶ Spiral-Computertomographie (SCT) stellt eine technische Weiterentwicklung der konventionellen CT dar. Anders als bei der konventionellen CT, bei der Bilddaten Schicht für Schicht mit dazwischenliegenden Pausen gesammelt werden, erfolgt die Datenaquisition bei der SCT kontinuierlich. Dabei rotiert die Röntgenröhre ohne Unterbrechungen um den Patienten, während der Patient auf dem Untersuchungstisch fortbewegt wird. Dadurch wird in einem einzigen Untersuchungsgang ein lückenloses Datenvolumen erfaßt, das später elektronisch rekonstruiert und bearbeitet werden kann. Der Vorteil der SCT liegt vor allem in der Kürze und der Lückenlosigkeit der Datenerfassung. Hierdurch ist es möglich, Bewegungsartefakte (z.B. Atmung) zu reduzieren und, zeitlich definiert, hohe intravaskuläre Kontrastmittelkonzentrationen zu erreichen. In diesen Vorteilen liegt auch für die Intensivmedizin das Interesse der SCT. Die Reduzierung von Bewegungsartefakten bringt vor allem in der Thoraxdiagnostik erhebliche Verbesserungen, da die Bildqualität in beatmeten Patienten deutlich verbessert werden kann.

*Die Spiral-CT kann zu einer Reduzierung der Atem- und Bewegungsartefakte führen.*

Die optimale Gefäßkontrastierung erlaubt der SCT vor allem bei der häufigen und klinisch relevanten Frage nach dem Vorliegen einer Lungenembolie eine diagnostische Aussage. Durch die hohe intravaskuläre Kontrastmittelkonzentration stellen sich Emboli als Kontrastmittelaussparungen dar. Somit kann mittels SCT im Falle einer Lungenembolie nicht nur der Embolusnachweis, sondern auch der Nachweis von begleitenden Parenchymveränderungen erbracht werden (Abb. 3). Dieser Nachweis kann dem Patienten oftmals eine weitere, möglicherweise invasive (Angiographie) Abklärung ersparen.

Die Nachteile der SCT liegen vor allem in der vorerst noch geringen Verbreitung verfügbarer Geräte. Auch ist die Datenaquisition zwar kürzer als bei der konventionellen CT, die elektronische Bildrekonstruktion ist jedoch so aufwendig, daß die Gesamtdauer der Untersuchung länger ist als bei einer konventionellen CT. Eine eher restriktive Indikationsstellung sollte also auch hier beibehalten werden.

## Radiologisches Monitoring des beatmeten Patienten

*Endotrachealer Tubus*



▶ Der handelsübliche endotracheale Tubus trägt eine linienförmige röntgendichte Markierung, die das Auffinden der Tubusspitze auf dem Röntgenbild erleichtert. Diese Spitze sollte – bei neutraler Position des Patientenkopfes – idealerweise 5 bis 7 cm cranial der Carina liegen. Bei überstrecktem Hals gleitet die Tubusspitze um bis zu 3 cm nach cranial, bei gebeugtem Hals um die gleiche Distanz nach caudal. Dies erklärt, weshalb bei neutraler Kopfposition die Tubusspitze der Carina nicht näher als 5 cm liegen sollte: bei einer kürzeren Distanz könnte nämlich die alleinige Änderung der Kopfposition zur einseitigen endobronchialen Fehlintubation führen. Deshalb sollte bei der radiologischen Lagebeurteilung des Tubus die Kopfpo-

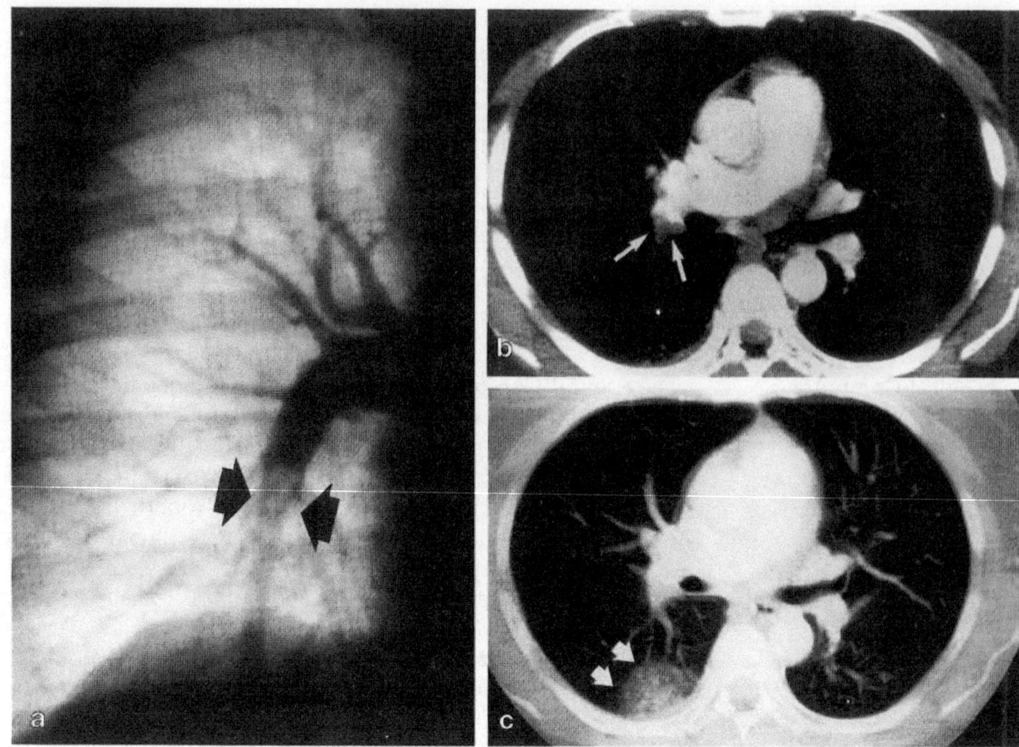

**Abb. 3 a-c.** Pulmonalembolie im Spiral-CT. Angiographisch (**a**) und computertomographisch (**b, c**) nachgewiesene Pulmonalembolie in einem Intensivpatienten nach Leberteilresektion. Die Angiographie (**a**) zeigt einen ausgedehnten Thrombus im Bereich der rechten Unterlappenarterie (*schwarze Pfeile*). Der gleiche Thrombus gelangt in der Spiral-CT (**b**) als Kontrastmittelausparung zur Darstellung (*Pfeile*). Das Parenchymfenster auf gleicher Höhe (**c**) zeigt zudem die embolie-bedingten Parenchymverdichtungen (*Pfeile*)

sition des Patienten zum Zeitpunkt der Bildanfertigung bekannt sein. Die Weite der Trachea in Höhe des insufflierten Cuffs sollte den Durchmesser des Tubus nicht wesentlich, keinesfalls aber um mehr als das Doppelte überschreiten (Abb. 4). Dies ist deshalb von Bedeutung, da überblähte Cuffs schon nach einigen Minuten zu Durchblutungsstörungen der Trachealschleimhaut und in weiterer Folge zu potentiell irreparablen Schleimhautschädigungen führen können. Im allgemeinen ist das suffiziente radiologische Monitoring des endotrachealen Tubus mittels Thoraxröntgen in einer Ebene möglich.

Das digitale Thoraxbild bietet gegenüber dem analogen Thoraxbild die Möglichkeit, mittels elektronischer Bildverarbeitung Tubusspitzen zu visualisieren, die durch Überlagerung mit anatomischen Strukturen oder mit anderen Zugängen schlecht sichtbar sind. Mögliche Komplikationen der endotrachealen Intubation bestehen in der Fehlintubation des rechten Hauptbronchus mit konsekutiver Atelektase der linken Lunge, in ungenügendem Vorschieben des Tubus mit konsekutiver Schädigung der Larynxstrukturen, in der tracheobronchialen Obstruktion durch Verlegung des Tubuslumens mit Schleim oder Blut, und, bei langzeitintubierten Patienten, in der Trachealruptur durch längerfristig überblähte Cuffs mit konsekutivem Luftaustritt ins Mediastinum, ins Pericard und in die Pleuralhöhle [5, 16].

*Interstitielles Emphysem*

Während das Vorliegen von Luft im Interstitium bei Neugeborenen mit Syndrom der hyalinen Membranen eine bekannte Komplikation des Barotraumas darstellt, hat das ▸ interstitielle Emphysem (IE) des Erwachsenen erst während der letzten 15-20 Jahre im Zuge der zunehmenden Verbreitung der Überdruckbeatmung weiterreichende

▸ **Interstitielles Emphysem: pathologische**

*Das interstitielle Emphysem ist eine relativ häufige Komplikation der Überdruckbeatmung.*

Aufmerksamkeit erlangt. Die radiologische Erkennung des IE erfordert neben Röntgenbildern von optimaler Qualität die genaue anatomische Kenntnis der thorakalen Bindegewebsräume.

Das früheste radiologisch erkennbare Zeichen eines IE ist das plötzliche Auftreten von transparenten Streifen, die in ungeordneter Weise von den Hili zur Lungenperipherie ziehen. Anders als Luftbronchogramme zeigen diese Streifen keine Aufzweigungen und vermindern ihr Kaliber auch in peripherer Lage nicht. Die anatomische Entsprechung dieser transparenten Streifen ist Luft im sogenannten „axialen Interstitium", d.h. im peribronchovaskulären Bindegewebe. Ist ein Gefäß, dessen peribronchovaskuläres Bindegewebe luftgefüllt ist, tangential getroffen, kommt es zur Ausbildung von charakteristischen ringförmigen perivaskulären Aufhellungen, den sogenannten „Halos". Zum vorwiegend streifigen Aspekt des IE tragen vornehmlich luftgefüllte interlobuläre Septen („peripheres Interstitium") bei. Die zufällige Anordnung der sekundären Lobuli bedingt den unorganisierten Aspekt dieser Veränderungen, die am einfachsten in subpleuraler Lokalisation zu erkennen sind. Sie erscheinen dann radiologisch wie das „Negativbild" der im Kapitel „Lungenödem" beschriebenen Kerley-Linien.

Bei Fortschreiten des IEs bilden sich zystische Luftansammlungen mit Durchmessern im Millimeterbereich aus, die jedoch nur dann gut sichtbar sind, wenn sie unmittelbar subpleural liegen. Durchsetzen diese zystischen Luftbläschen die Lunge generalisiert und diffus, bleibt eine diffuse Transparenzerhöhung des Thorax deren einziges radiologisches Zeichen. Da die subpleuralen zystenartigen Luftaufhellungen in subpleuraler Lage durch das Vorliegen von Luft im peripheren Interstitium bedingt sind, müssen sie, insbesonders im beatmeten Patienten, als Warnzeichen vor einem drohenden Pneumothorax gewertet werden. Während zentral gelegene emphysembedingte Pneumatozelen im beatmeten Patienten, unabhängig von ihrer Größe, nur selten klinische Komplikationen hervorrufen, sollten selbst diskrete Zeichen eines peripheren IEs immer ernstgenommen und insbesonders bei der Planung des Beatmungsregimes berücksichtigt werden.

Das Ausmaß und die Ausdehnung des IEs lassen keine direkten Rückschlüsse auf dessen Prognose zu. So können diskrete IEs schnell zu gravierenden Komplikationen führen, andererseits aber können ausgedehnte IEs über Wochen hin radiologisch unverändert bleiben.

*Pneumothorax*



▶ Aufgrund des im Pleuraraum herrschenden Unterdrucks und der darin ausgespannten Lunge führt das Eindringen von freier Luft durch die Eigenelastizität des Lungenparenchyms zum partiellen oder totalen Kollaps des betroffenen Lungenflügels. Luft kann den Pleuraraum über ein vorbestehendes interstitielles Emphysem bzw. Mediastinalemphysem erreichen oder durch Verletzung der Pleura von außen eindringen. Diese pleurale Verletzung kann traumatischer (z. B. Anspießung durch frakturierte Rippe) oder iatrogener (z. B. Anstechen bei zentraler Venenpunktion) Genese sein (Abb. 5).

Das klassische radiologische Zeichen eines Pneumothorax ist der sogenannte „Pneuspalt", d.h. die feine, von der Lungenoberfläche hervorgerufene Linie, welche nach distal hin ein luftgefülltes Areal begrenzt, in dem keinerlei Lungenstrukturen mehr aufzufinden sind. Beim stehenden Patienten sammelt sich aufgrund der Schwerkraft freie pleurale Luft meist im Bereich der Lungenspitzen. Im Regelfall erscheint dann der Pneumothorax umso augenscheinlicher, je größer

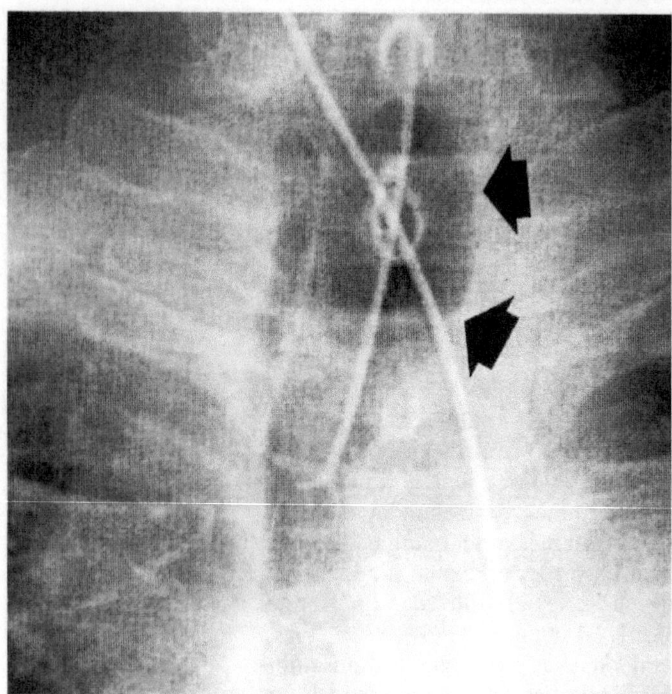

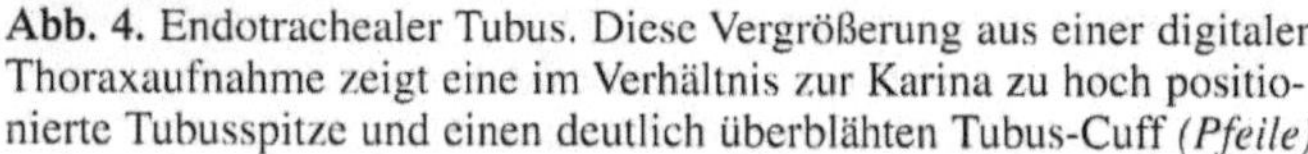

**Abb. 4.** Endotrachealer Tubus. Diese Vergrößerung aus einer digitalen Thoraxaufnahme zeigt eine im Verhältnis zur Karina zu hoch positionierte Tubusspitze und einen deutlich überblähten Tubus-Cuff *(Pfeile)*

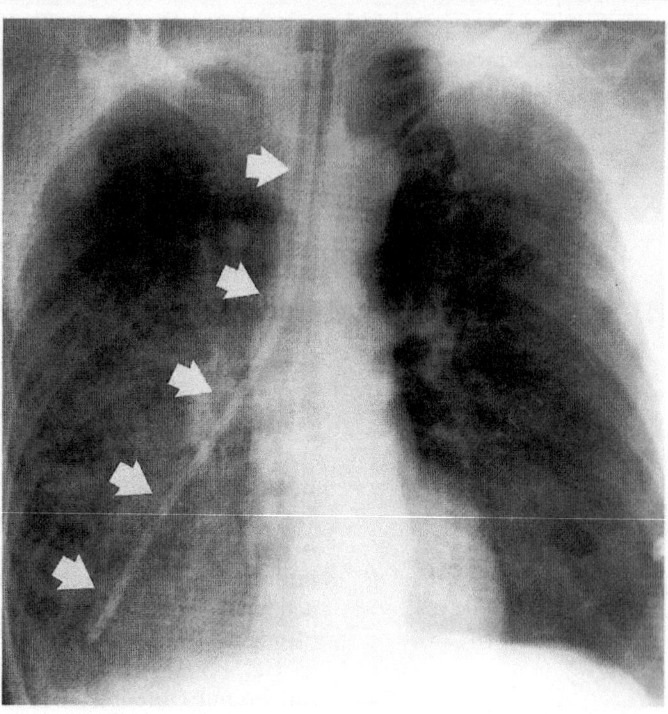

**Abb. 5.** Magensonden-Fehllage. Das Thoraxröntgen eines Lungentransplantierten Patienten zeigt die fehlpositionierte Magensonde *(weiße Pfeile)*, die dem Verlauf der Trachea und des rechten Hauptbronchus folgt und mit ihrer Spitze weit distal im Tracheobronchialbaum zu liegen kommt. Solche Fehllagen können mit Bronchial-Perforationen und konsekutiven Pneumothoraces einhergehen

dessen Ausdehnung ist. Voraussetzung hierfür bleibt allerdings, daß die Lungenoberfläche von den Röntgenstrahlen tangential getroffen wird und so eine klar erkennbare Grenzfläche bildet (Abb. 6).

Die radiologische Darstellung eines Pneumothorax beim Intensivpatienten bereitet aus bereits erwähnten Gründen spezifische Schwierigkeiten [2, 15]: Aufgrund der liegenden Patientenposition sammelt sich die freie pleurale Luft nicht im Bereich der Lungenspitzen, sondern meist ventral bzw. subpulmonal. Da meist nur eine Aufnahme im antero-posterioren Strahlengang vorliegt, gelingt es oft nicht, einen „Pneuspalt" einwandfrei darzustellen. Zudem ist die Lunge des beatmeten Patienten bei intakter viszeraler Pleura trotz lädierter parietaler Pleura relativ gut entfaltet, sodaß der Pneuspalt insgesamt klein bleibt.

Daher erfordert der Nachweis eines Pneumothorax im Intensivpatienten neben der Suche nach indirekten Röntgenzeichen möglicherweise die Anfertigung zusätzlicher Röntgenaufnahmen. Ziel dieser zusätzlichen Aufnahmen ist die tangentiale Darstellung der Oberfläche der kollabierten Lunge. Hierfür kann sowohl eine Quertisch-Seitaufnahme als auch eine Tangentialaufnahme angefertigt werden. In den Händen eines geübten Untersuchers erlauben diese Aufnahmen dann genügend Informationen, um das Vorliegen einen Pneumothorax zu bestätigen oder auszuschließen. Der routinemäßige Einsatz der Computertomographie allein zur Diagnose des Pneumothorax sollte Ausnahmefällen vorbehalten bleiben.

Wie oben erwähnt, sammelt sich freie pleurale Luft im liegenden Intensivpatienten meist ventral oder subpulmonal. Dadurch kommt es zu ungewöhnlich deutlicher optischer Demarkierung von thorakalen Grenzflächen, wie sie im stehenden Patienten mit Pneumothorax nur selten gesehen werden. Diese Grenzflächendemarkierungen gel-

*Anzustreben ist die tangentiale Darstellung der Oberfläche der kollabierten Lungen.*

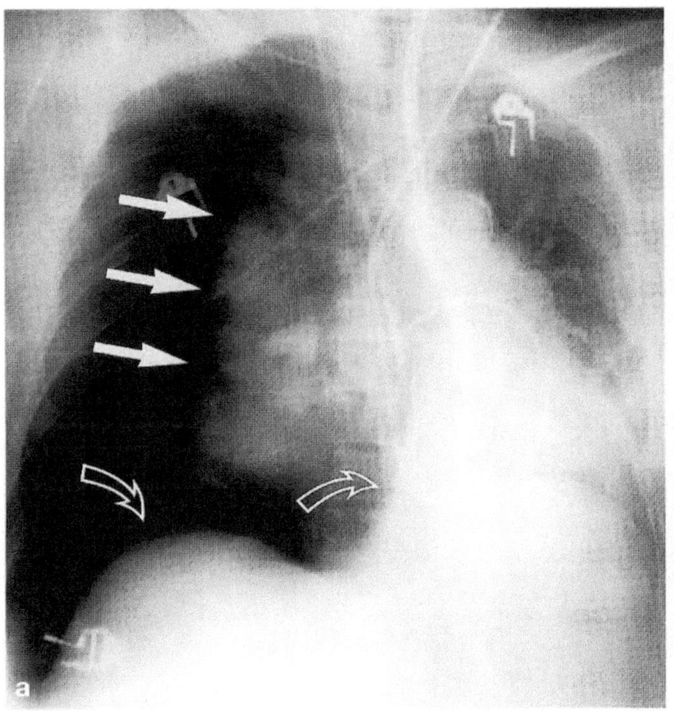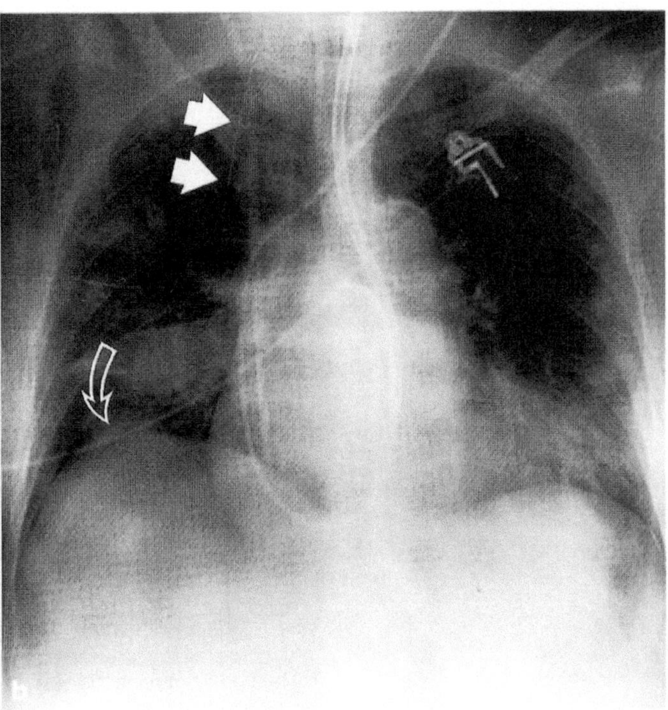

**Abb. 6.** Pneumothorax. Die beiden Thoraxaufnahmen zeigen einen hochgradigen Spannungs-Pneumothorax vor (**a**) und nach (**b**) Pleuradrainage; **b** zeigt sowohl den ausgedehnten Pneuspalt *(gerade Pfeile)* als auch die Zwerchfelldepression und die Mediastinalverschiebung zur Gegenseite *(gebogene Pfeile)*; **b** zeigt beide Veränderungen nach Insertion eines Pleuradrains *(gerade Pfeile)* rückgebildet. Das Zwerchfell *(gebogener Pfeil)* ist wieder in annähernd normaler Lage, ein Pneuspalt ist nicht mehr nachweisbar

ten als indirekte Röntgenzeichen des Pneumothorax. Die genaue Lokalisation der Grenzflächendemarkierungen bzw. die betroffenen anatomischen Strukturen sind von Seite und Lage der pleuralen Luftansammlung abhängig. Die Tabellen 1 und 2 fassen die wichtigsten indirekten Zeichen des Pneumothorax zusammen.

*Pneumomediastinum*

> ▶ **Pneumomediastinum: pathologische Luftansammlung im Mediastinum**

Luft im Mediastinum ist bei Intensivpatienten meist die Folge eines Barotraumas, doch können auch andere Veränderungen wie z.B. eine Ruptur im Bereich der Luftwege oder des Ösophagus zur Ausbildung eines ▶ Pneumomediastinums führen. Auch ein interstitielles Emphysem kann entlang der bronchovaskulären Bündel bis ins Mediastinum disseziieren (Abb. 7).

Radiologisch ist das Pneumomediastinum daran erkennbar, daß es durch Luftaufhellungen anatomische Grenzflächen von Mediastinalstrukturen sichtbar macht, die für gewöhnlich nicht sichtbar sind. Besonders von diesem Phänomen betroffen sind der mediale Rand der Vena cava superior, der linken Arteria subclavia, der linken Arteria carotis communis und der rechten Vena inominata. Auch die Visualisierung der Vena azygos oder der Vena intercostalis superior kann als sicheres Röntgenzeichen des Pneumomediastinums gelten. Außerdem kann mediastinale Luft auch um die Pulmonalarterien und um die Aorta aszendens radiologisch sichtbar werden. Weil die beiden Seiten des Mediastinums in Verbindung stehen, kann mediastinale Luft beide zentralen Anteile des Zwerchfells unter der Herzsilhouette demarkieren und unterscheidet sich in dieser Fähigkeit prinzipiell vom subpulmonalen Pneumothorax. Die anatomische Kontinuität zwischen Mediastinum und Retroperitoneum ermöglicht es zudies, daß freie mediastinale Luft ins Retroperitoneum übertritt.

> *Das Pneumomediastinum macht anatomische Grenzflächen sichtbar, die für gewöhnlich nicht sichtbar sind.*

Tabelle 1
Die wichtigsten radiologischen Zeichen des anteromedialen Pneumothorax

**Suprahilärer anteromedialer Pneumothorax**
Scharfe Demarkierung von:
  Vena cava superior
  Vena azygos
  Linke Arteria subclavia
  Vordere Pleuraumschlagfalte
  Obere Pulmonalvene

**Infrahilärer anteromedialer Pneumothorax**
Scharfe Demarkierung von:
  Herzrand
  Vena cava inferior
  Tiefer anteriorer cardiophrenischer Sulcus
  Mediales Zwerchfell unter der Herzsilhouette
  Scharfe Demarkierung des pericardialen Fettbürzels

Tabelle 2
Die wichtigten radiologischen Zeichen des subpulmonalen Pneumothorax

Hypertransparente obere Quadranten
Tiefe costophrenische Sulci
Scharfe diaphragmale Begrenzung
Sichtbarwerdung der anterioren und posterioren diaphragmalen Sulci
Sichtbarwerdung der Vena cava inferior

*PEEP*

▶ **PEEP: Positive end-expiratory pressure**

Mechanische Beatmung, im besonderen ▶ PEEP, kann zu maßgeblichen Änderungen sowohl des Thoraxröntgens als auch des Thorax-CTs führen. Da erhöhter Beatmungsdruck zu einer vermehrt luftgefüllten Lunge führt, können pathologische Prozesse ihr radiologisches Bild auf artifizielle Art ändern, obwohl sie selbst nicht von dieser Änderung betroffen sind. Dies gilt für alle pulmonalen Prozesse, die zu radiologischen Verdichtungen führen, insbesonders für das Lungenödem, jedoch auch für das ARDS sowie für Pneumonien. Als Faustregel kann hier gelten: wird der Atemdruck in einem Patienten mit gleichbleibend ausgedehnter Verdichtung erhöht, so scheint diese Verdichtung nach Erhöhung des Atemdrucks radiologisch weniger ausgedehnt und/oder weniger dicht.

Die Lunge wirkt besser transparent, die Gefäßzeichnung erscheint schlanker und schärfer. Der zugrundeliegende physiologische Mechanismus ist hierbei, daß Flüssigkeit aus den Alveolen durch den erhöhten Atmungsdruck ins Lungenbindegewebe hinausgepreßt wird. Auch kann, liegt keine intraalveoläre Flüssigkeit vor, zusätzlich durch den relativ größeren Luftgehalt der Lunge die Abnahme einer Verdichtung vorgetäuscht werden. Diese Veränderungen sind vollständig rückbildungsfähig: bei Rücknahme des Beatmungsdrucks stellt sich der ursprüngliche radiologische Zustand der Verdichtung wieder her. In CT-Studien konnte gezeigt werden, daß ein erhöhter Atmungsdruck bei Intensivpatienten mit atelektatischen Lungenarealen zu einer teilweisen Wiederbelüftung dieser Areale führen kann. Demgegenüber bleibt das schon suffizient belüftete Lungengewebe unverändert. Bei Intensivpatienten mit atelektatischen Veränderungen wird die klinische und radiologische Verbesserung also durch teilweise Wiedergewinnung ehemals atelektatischer Lungenbezirke bewirkt und nicht durch Überventilation von noch gesundem Lungengewebe.

*Änderungen des Beatmungsdrucks können zu scheinbaren Vortäuschungen oder zum scheinbaren Verschwinden von pathologischen Veränderungen führen.*

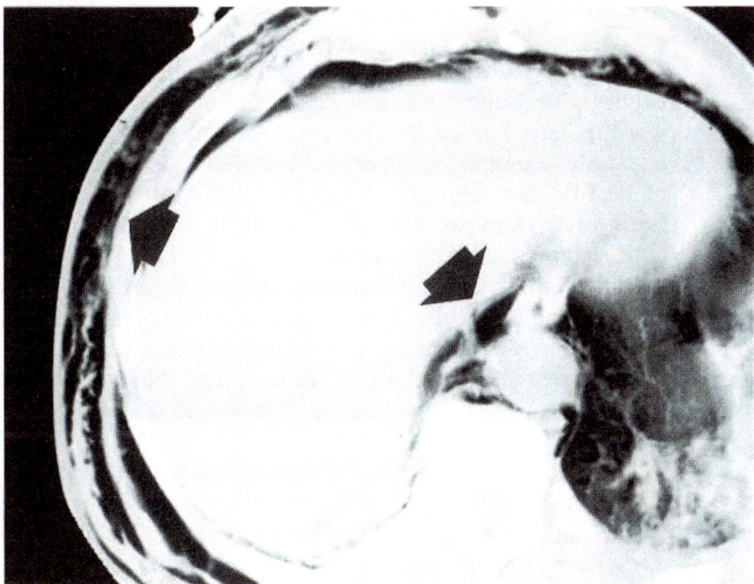

**Abb. 7.** Pneumomediastinum. Diese CT-Schicht in Höhe des thorako-abdominellen Übergangs zeigt sowohl ein ausgeprägtes Weichteilemphysem als auch eine deutliche Luftansammlung zwischen Zwerchfell, Aorta und Ösophagus *(schwarze Pfeile)*. Der Patient hatte ein ausgeprägtes Barotrauma erlitten

Aus oben genannten Gründen ist es im Fall von beatmeten Intensivpatienten von großer Bedeutung, über eventuell stattgehabte Änderungen im Beatmungsregime zu erfahren. Anderenfalls kann dies zu Interpretationsirrtümern führen.

## Freie pleurale Flüssigkeit

▶ **Freie pleurale Flüssigkeit**

▶ Freie pleurale Flüssigkeit in Form von pleuralen Ergüssen ist bei intensivpflichtigen Patienten häufig, bleibt jedoch, insbesonders bei mengenmäßig wenig ausgeprägten Ergüssen, schwierig zu diagnostizieren, da zur ersten Diagnose meist nur das Thoraxbettröntgen zur Verfügung steht. Wiewohl in der Computertomographie auch im liegenden Patienten selbst kleine Ergüsse zweifelsfrei nachgewiesen werden können, bedarf es dieser aufwendigen Untersuchung zur alleinigen Diagnose eines Pleuraergusses meist nicht, da selbst ausgedehntere Ergüsse erst bei klinisch instabilen Patienten zu funktionell relevanten Einschränkungen der Atemmechanik führen. Als wichtige bildgebende Zusatzuntersuchung zur Beurteilung von Pleuraergüssen hat sich in den letzten Jahren die Sonographie erwiesen: durch sie kann ohne Patientenbelastung und direkt am Krankenbett durch Nachweis der charakteristischen echofreien Lamelle im Pleuraraum das Vorliegen eines Ergusses bestätigt werden.

Da sich größere pleurale Flüssigkeitsmengen der Schwerkraft folgend verteilen, kommt es sowohl in halbsitzenden Patienten als auch in Kopftieflage zu charakteristischen basalen bzw. apikalen kappenförmigen oder meniskusartigen homogenen Verdichtungen, die sich, bei intakter Pleura und fehlendem Pneumothorax, entlang der lateralen Thoraxwandanteile verschmälern und an Dichte abnehmen [17]. Im flach liegenden Patienten kann eine diskrete homogene Verdichtung eines Hemithorax der einzige radiologische Hinweis für das Vorliegen eines Pleuraergusses sein; dieses Zeichen ist jedoch diskret und oftmals sind Vorbilder nötig, um es von einer durch einen Rastereffekt verursachten Pseudoverdichtung zu differenzieren. Auch die Flüssigkeitsmarkierung der pleuralen Interlobien kann wichtige radiologische Hinweise auf das Vorliegen eines Pleuraergusses geben. Die Flüssigkeitsmarkierung der Interlobien kann jedoch nicht als direkter Rückschluß auf die Menge und die Ausdehnung eines Ergusses verwendet werden, da sie in hohem Maß davon abhängt, wie die betreffenden Interlobien tangential im Strahlengang liegen und ob es zusätzliche pleurale Veränderungen (Synechien, inkomplette Fissuren) gibt, die das radiologische Aussehen des Ergusses beeinflussen können.

Zusammenfassend sollte neben dem Thoraxröntgen, welches im Zweifelsfall kurzfristig mit anderer Patientenlagerung (z.B. Seitlage) zu wiederholen ist, die Sonographie eine zunehmende Rolle bei der Evaluierung pleuraler Ergüsse im intensivpflichtigen Patienten erhalten, da sie wenig belastend, schnell und zuverlässig über Vorhandensein, Verteilung und ungefähre Menge des Ergusses Auskunft geben kann [18].

*Bei unklarem Thoraxröntgen sollte ein Pleuraerguß mittels Sonographie abgeklärt werden.*

Die Therapie der Wahl im Falle größerer oder funktionell wirksamer Pleuraergüsse stellt die ▶ Pleuradrainage dar. Hierbei sollte die Lage des Pleuradrains radiologisch monitiert werden, da der alleinige Verlaß auf das Funktionieren des Drains irreführend sein kann. So kann zum Beispiel ein extrathorakal liegender Drain, der eine Interkostalarterie verletzt hat, durchaus hämorragische Flüssigkeit fördern und somit eine regelrechte Lage vortäuschen. Die Drainspitze projiziert sich radiologisch idealerweise auf den punctum maximum der zu drainierenden Flüssigkeitsansammlung. Allgemeingültige radiologische Kriterien für eine regelrechte Drainlage gibt es nicht, jedenfalls sollte das Drain auf dem a.p.-Bild eine leichte Kurve nach oben oder nach unten beschreiben, weil dies auf einen regelrechten intrapleuralen Drainverlauf hinweist [13, 16]. Schon im Zuge der ersten radiologischen Kontrolle kann eine Aufnahme in einer zweiten Ebene angestrebt werden, eine solche sollte aber spätesten bei Auftreten klinischer Komplikationen angefertigt werden, da zahlreiche Drain-Fehllagen in einer Ebene nur schwer zu erkennen sind.

*Leicht bogiger Verlauf eines Pleuradrains weist auf eine intrapleurale Lage hin.*

*Bei Verdacht auf Drainagefehllagen sollten Thoraxaufnahmen in zwei Ebenen durchgeführt werden.*

Zu den möglichen Komplikationen pleuraler Drainagen zählen extrathorakale Fehllagen mit konsekutivem Weichteilemphysem, intrafissurale Fehllagen und intrapulmonale Fehllagen mit konsekutivem intraparenchymalen Hämatom. Im Falle inkonklusiver konventioneller Thoraxaufnahmen kann die Computertomographie zur weiteren Abklärung einer suspizierten Drainfehllage dienen. Sie ermöglicht es, überlagerungsfrei das topographische Verhältnis des Drains zu umgebenden pulmonalen oder mediastinalen Strukturen darzustellen.

## Radiologische Fokussuche in der Thoraxbildgebung

### Thorakaler Fokus, Pneumonie

Die hohe Pneumonie-Inzidenz auf Intensivstationen wird durch zahlreiche Faktoren verursacht. Grunderkrankungen wie Diabetes, Malignome, chronische Atemwegserkrankungen oder hämatologische Erkrankungen können das Entstehen von Pneumonien begünstigen. Lange Hospitalisierungen führen zu Veränderungen der Pharynxflora in Richtung eines Spektrums, das reich an Gram-negativen Organismen ist. Längerdauernde Antibiotikatherapie oder die Verabreichung von Steroiden begünstigen eine rasche Kolonialisierung.

Physiologische Barrieren können durch den Einsatz von Endotrachealtuben und zentralvenösen Kathetern umgangen werden. So ist bei den meisten über mehrere Tage intubierten Patienten eine Keim-Kolonisierung der Trachea nachweisbar. Schließlich führen zahlreiche Medikamente zu einer pH-Änderung im Magen, welche wiederum vermehrtes gastrisches Keimwachstum hervorruft. Wird dieser

▶ **Radiologische Pneu-
moniediagnostik**

keimreiche Mageninhalt aspiriert, wirkt er als zusätzliche endogene Infektionsquelle.

Die ideale ▶ radiologische Klassifikation der Pneumonien entspräche einer Einteilung nach Erregern. Leider sind viele Pneumonie-assoziierte Veränderungen weder im Lungenröntgen noch im CT so spezifisch, daß sie einen sicheren Rückschluß auf einen bestimmten Erreger zulassen. Dieser Umstand ist im Rahmen der Intensivstation umso gravierender, als hier andere Veränderungen wie z.B. verschiedene Formen des Lungenödems Pneumonie-ähnliche radiographische Bilder hervorbringen können. Trotzdem hat die Bildgebung bei Intensivpatienten mit suspizierten Pneumonien große Bedeutung: Das Lungenröntgen ist als bildgebende Methode die erste Wahl, die sowohl das Vorliegen einer Pneumonie objektivieren als auch deren Lokalisation und Ausdehnung bestimmen kann. Prädisponierende Faktoren (Tubusfehllagen, maligne Raumforderungen, Aspiration) können ebenso sichtbar gemacht werden wie eventuelle Komplikationen (Pleuraergüsse, Empyeme, Abszesse). Schließlich bietet das Thoraxröntgen die Möglichkeit, nach der Erstdiagnose der Pneumonie den post-therapeutischen Verlauf zu monitieren. Das wesentliche radiographische Merkmal der Pneumonie ist die pulmonale Parenchymverdichtung. Das Spektrum dieser Verdichtungen kann von einer solitären diskreten Dichteerhöhung bis zur ausgeprägten Konsolidierung einer ganzen Lunge reichen.

Unabhängig von ihrer Ausdehnung werden die pulmonalen Verdichtungen nach ihrer Morphologie in noduläre, miliare, streifige, netzartige und fleckförmige Verdichtungen unterteilt. Das Vorliegen dieser unterschiedlichen Verdichtungsformen hängt nicht nur vom jeweiligen Erreger, sondern auch vom Immunstatus des Patienten ab. Aufgrund ihres radiographischen Bildes werden Pneumonien auch in Bronchopneumonien, Lobärpneumonien und interstitielle Pneumonien unterteilt. Obwohl diese Begriffe häufig angewendet werden, haben sie nur begrenzte praktische Bedeutung, da die gleichen Erreger unterschiedliche Verdichtungsbilder hervorrufen können und verschiedene Verdichtungsbilder bei ein und demselben Patienten überlappen können.

▶ **Radiodiagnostische
Hinweise auf Erreger**

Weil neben der eigentlichen Objektivierung einer suspizierten Pneumonie die Suche nach dem möglichen ▶ Erreger im Vordergrund jeder klinischen Diagnostik steht, soll im folgenden anhand stichwortartig zusammengefaßter Merkpunkte gezeigt werden, in welcher Weise die radiologische Diagnostik die klinische Diagnostik ergänzen kann bzw. welche klinischen Gesichtspunkte in die Interpretation von Intensiv-Thoraxbildern einfließen sollten.

Streng unilaterale, segmentale oder lobäre Verdichtungen, wie sie bei nicht-vorerkrankten Patienten angetroffen werden, sind bei Intensivpatienten sehr selten und dann zumeist von Bakterien verursacht. Die wichtigsten Differentialdiagnosen sind hierbei das lokalisierte Lungenödem und das einseitige ARDS. Diffuse bilaterale Verdichtungen sind meist durch Viren oder Protozoen verursacht.

Bei lokalisierten Veränderungen sollte in jedem Fall an das Vorliegen einer postobstruktiven Pneumonie gedacht werden und eine mögliche Obstruktion (Schleim, Fremdkörper, Fehlintubation, intrabronchiale Raumforderung) bronchoskopisch ausgeschlossen werden. Großflächige Konsolidierungen können durch Klebsiellen, S. aureus, Legionellen oder Gram-negative Keime hervorgerufen werden. Die Volumenerhöhung eines konsolidierten Lungenareals legt das Vorliegen von Pneumokokken oder Klebsiellen nahe.

Verdichtungen mit Kavitationen machen bakterielle oder Pilzpneumonien wahrscheinlicher als Virus- oder Mykoplasmen-Infektionen, wobei zu beachten ist, daß Pilzpneumonien am ehesten bei

*Das konventionelle Thoraxröntgen ist die erste und wichtigste bildgebende Methode bei suspizierter Pneumonie.*

*Unilaterale, segmentale oder lobuläre Verdichtungen sind meist bakterieller Genese (selten).*

*Diffuse bilaterale Verdichtungen sind durch Viren oder Protozoen verursacht (häufig).*

Immunsuprimierten auftreten. Bakterien, die am häufigsten Kavitationen hervorrufen, sind S. aureus, Klebsiellen, Proteus, Pseudomonas, Anaerobier und M. tuberculosis. Eine große solitäre homogene Verdichtung mit Kavitation, der sogenannte primäre Lungenabszess, ist meist von Anaerobiern verursacht. Diesen Abszessen liegt bei Intensivpatienten häufig die Aspiration von Fremdmaterial zugrunde, die eine lokale Abwehrstörung verursacht.

*Kavitationen meist bei bakteriellen- oder Pilzpneumonien.*

Pneumatozelen sind oft schwierig von Kavitationen zu unterscheiden. Wenn Pneumatozelen auf Basis von Pneumonien entstehen, ist meist S. aureus der dafür verantwortliche Erreger. Pneumatozelen oder Kavitationen sollten nicht mit rundlichen Transparenzerhöhungen anderer Genese verwechselt werden. Die häufigste Ursache hierfür sind Emphysemläsionen, in deren lokalem Umfeld sich pneumonische Verdichtungen ausbilden, die jedoch keinen kausalen Zusammenhang zur Pneumonie haben.

*Pneumatozelen meist bei Staph. aureus.*

Rundherdartige Verdichtungen sind meist durch Pilze oder Nocardien verursacht, sie können aber auch durch hämatogene Streuung von Bakterien entstehen. Entzündlich noduläre Verdichtungen weisen oftmals Luftbronchogramme auf und zeigen, zumindest in längerfristigen Verlaufskontrollen über mehrere Tage, Größenzunahme.

Fokale oder diffuse unscharf begrenzte bilaterale retikulo-noduläre Verdichtungen sind meist durch virale oder mykoplasmen-bedingte Pneumonien verursacht. Nur in Ausnahmefällen können auch Pilz- oder Streptokokken-Infektionen solche Verdichtungen hervorrufen.

*Retikulonoduläre Verdichtungen meist viral- oder mykoplasmenbedingt.*

Miliare Verdichtungen, deren Knötchen uniforme Größen von ca. 2 bis 4 mm aufweisen, sind hauptsächlich durch M. tuberkulosis, in Ausnahmefällen auch durch Pilze verursacht.

*Miliare Verdichtungen meist bei TB.*

Fleckige Oberlappenverdichtungen lassen das Vorliegen von tuberkulösen oder fungalen Veränderungen vermuten. Im Intensivpatienten sind hier Histoplasmen und Kryptokokken die häufigsten Erreger. Ausgedehntere Pleuraergüsse sind häufig mit Pneumonien vergesellschaftet, die durch Anaerobier, Gram-negative Bakterien, S. aureus und S. pyogenes verursacht sind.

▶ **Aspirationspneumonie**

Bei Intensivpatienten liegt einer Pneumonie oft eine vorausgegangene Aspiration von Fremdmaterial zugrunde. Diese ▶ Aspirationspneumonien finden sich meist im Mittellappen bzw. in der Lingula und erscheinen in ihrem Anfangsstadium als parakardial gelegene peribronchiale streifige Verdichtungen. Kommt es zu einer Mitreaktion des umgebenden Lungenparenchyms, können die daraus entstehenden fleckigen Verdichtungen von Zeichen des Volumenverlustes begleitet sein. Die Aspirationspneumonie kann sich von ihrem fokalen Ursprungsort auf benachbarte Lungenareale ausdehnen.

Bei beatmeten Patienten fällt die radiologische Diagnose einer Pneumonie oft besonders schwer. Pneumonien, Ödeme, das ARDS, Infarkte und Blutungen können ähnliche Röntgenmuster aufweisen, sodaß die zuverlässige Bestätigung des Vorliegens einer Pneumonie aufgrund des Röntgenbildes allein oft nicht möglich ist. Das Röntgenmerkmal der Aerobronchogramme hat hier mit ca. 70% den besten prädiktiven Wert; dieses Zeichen ist jedoch auch für das ARDS relativ typisch. Um eventuellen Fehlinterpretationen pulmonaler Verdichtungen vorzubeugen, sollten pneumoniesuspekte Areale immer mit Vorbildern verglichen werden. Zudem sollte jede Änderung des Beatmungsregimes dem Radiologen mitgeteilt werden.

*Beim beatmeten Patienten fällt die Diagnose der Pneumonie oft schwer, weil Pneumonie, Ödem und ARDS ähnliche Röntgenmuster aufweisen.*

*Empyem, Abszess*

▶ **Empyem, Abszess**

▶ Sterile parapneumonische Pleuraergüsse verhalten sich radiologisch ähnlich wie andere primäre und sekundäre nicht-infektiöse Er-

güsse; zwar können pleurale Narben zu Lokulationen führen, sonst
aber dehnen sich Pleuraergüsse der Schwerkraft entsprechend aus.
Demgegenüber zeigen fibropurulente Flüssigkeitsansammlungen
eine starke Lokulationstendenz, sodaß auch bei Lageänderung des
Patienten die Lage des Empyems gleichbleiben kann. Im Unterschied zu nicht-bettlägrigen Patienten, bei denen unkompliziert
Röntgenaufnahmen in mehreren Ebenen angefertigt werden können,
ist die Differenzierung zwischen Empyem und peripherem Lungenabszess im Intensivpatienten allein aufgrund der Röntgenaufnahme
in einer Ebene extrem schwierig. Hier kann die CT von diagnosti-
scher Bedeutung sein [9, 10]. Die Kriterien, welche zur Unterscheidung zwischen Empyem und Abszess herangezogen werden, sind:
Form, Wandcharakteristika, umgebendes Gewebe.



Empyeme weisen meist eine linsenartige Konfiguration auf und
bilden mit der Thoraxwand einen stumpfen Winkel. Demgegenüber
erscheinen Abszesse sphärisch und bilden mit der Thoraxwand einen
spitzen Winkel. Die Wand eines Empyems wird von verdickter Pleura gebildet. Die Dicke der Pleura ist ebenmäßig und weichteildicht.
Demgegenüber hat der Abszess unregelmäßige Begrenzungen, die
meist auch dicker sind als die Begrenzungen von Empyemen. Abs-
zesswände können Lufteinschlüsse beinhalten und weisen manchmal
verzerrte Luftbronchogramme auf. Einem Empyem benachbarte
Lungenabschnitte sind, insbesonders bei großen Empyemen, oftmals
komprimiert. Diese Kompression kann zur Verlagerung von benach-
barten Gefäßen und Bronchien führen. Da Abszesse benachbartes
Lungengewebe eher zerstören als verdrängen, werden Gefäße und
Bronchien hier nicht verdrängt. Auch wenn die Unterscheidung zwischen Empyem und Abszess aufwendige Techniken wie die CT erfordert, sollte diese Differenzierung in Intensivpatienten immer angestrebt werden, da sie den therapeutischen Zugang grundlegend beeinflußt: während Empyeme schnellstmöglich drainiert werden sollten, können im Fall des Abszesses Erreger-spezifische Antibiotika
den Bedarf nach einer invasiven Therapie hintanhalten.

*Abdomineller Fokus: Bed-Side Diagnostik*

▶ **Abdomineller Fokus**

Die am Krankenbett einsetzbaren Techniken zur Suche nach einem
▶ abdominellen Fokus beschränken sich prinzipiell auf den Ultra-
schall. Hier muß die Aufmerksamkeit des Untersuchers in erster Linie
pathologisch veränderten Organen und pathologischen Flüssigkeitsansammlungen dienen. Ein häufiger Fokus bei Intensivpatienten ist die
▶ entzündete Gallenblase. Sonographisch erscheint diese meist ver-
größert, reichlich flüssigkeitsgefüllt, und mit verdickter dreige-
schichteter Wand (echoreicher Außenstreifen, echoarmer Mittel-
streifen, echoreicher Innenstreifen). Als Grenzwert für eine Vergrößerung gilt ein maximaler Durchmesser von ca. 8 cm, als Wand-
verdickung gilt jeder Wanddurchmesser von über 4 mm. Häufig zeigt
sich im angrenzenden Leberparenchym ein echoarmer Randwall (Abb.
8).



▶ **Cholezystitis**

▶ **Abdominalabszess**

Bei der sonographischen Suche nach ▶ entzündlichen abdominellen Flüssigkeitsretentionen erscheint es wichtig, die Echostruktur der
Retention zu beachten. Während reiner Aszites und frische Hämatome echofrei sind bzw. nur diskreteste Binnenechos aufweisen, zeigen Abszessbildungen meist deutliche Binnenechos; sie können
scharf oder unscharf begrenzt sein und sind bei gezielter Sonopal-
pation gewöhnlich schmerzhaft. Lokalisiert sind diese Retentionen
meist in präformierten abdominellen Hohlräumen, wobei im Oberbauch bevorzugt das subdiaphragmale, subhepatische, hepatorenale,
perisplenische und peripankreatische Kompartment betroffen sind.

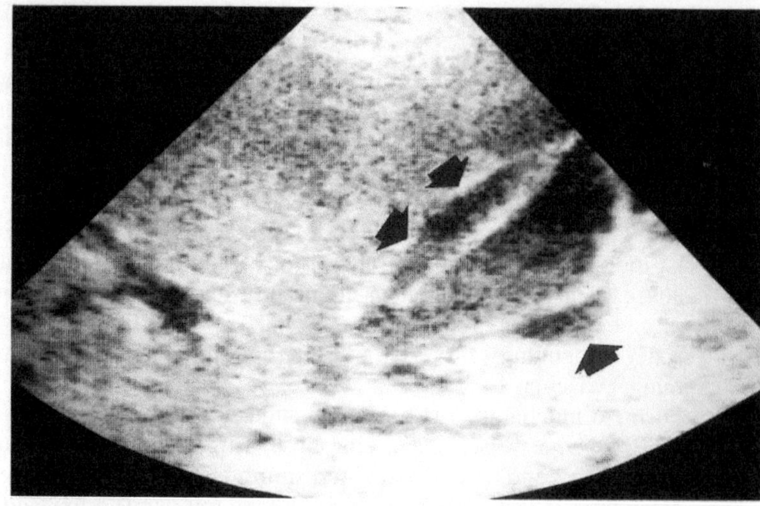

**Abb. 8.** Cholezystitis, Gallenblasenruptur. Sonographischer Längsschnitt über die Gallenblase zeigt die deutlich verdickte Gallenblasenwand, die von echoarmer Flüssigkeit (*schwarze Pfeile*) umgeben ist. Die eigentliche Stelle der Ruptur kann nicht dargestellt werden. (Mit freundlicher Genehmigung von Dr. Th. Helbich, Wien)

Im Unterbauch zeigen sich diese Retentionen meist perizökal, perivesikal und im Douglas'schen Raum. Neben diesen klassischen Abszesslokalisationen sollte bei postoperativen Patienten auch an Abszessformationen im Bereich der jeweiligen Operationsstelle gedacht werden.

Die sonographische Fokussuche im Abdomen kann durch verschiedene Faktoren erschwert werden. Luftgeblähte Darmschlingen können im Mittel- und Unterbauch einen sonographischen Zugang verhindern, da Luft die Schallwellen nicht leitet. Bei postoperativen Patienten kann die sonographische Manipulation unmittelbar im Bereich einer frischen Operationswunde problematisch sein. Schließlich sind das subhepatische und das perisplenische Kompartment prinzipiell sonographisch schwer zugänglich. In solchen Fällen muß, abhängig von der klinischen Indikation, ein anderes bildgebendes Verfahren angewandt werden.

*Die sonographische Fokussuche im Abdomen ist zwar leicht durchführbar, muß aber nicht immer konklusiv sein.*

### Non-Bedside Techniken

Dieses Verfahren ist im Regelfall die Computertomographie [9]. Sie ermöglicht ein überlagerungsfreies Darstellen pathologischer Prozesse selbst in komplexen anatomischen Regionen. Zudem kann die Dichte einer Retention Aufschluß über deren Zusammensetzung geben. Nach intravenöser Verabreichung von Kontrastmittel zeigen Abszesse typischerweise eine starke Anfärbung ihrer Membran, während ihr Zentrum dazu relativ hypodens bleibt; nicht-abgekapselte Retentionen zeigen naturgemäß keine Randanfärbung. Im CT ist auch die eventuelle Septierung von Retentionen gut zu beurteilen, was wiederum von Bedeutung für eine einzuleitende Therapie ist. So können im Falle von septierten Retentionen unmittelbar nach der Diagnosesicherung durch das CT punktgenau Drainagen eingebracht werden, um eine optimale Entlastung zu gewähren. Zusammenfassend stellt die CT in der abdominellen Fokusdiagnostik den Goldstandard dar; sie sollte jedoch aufgrund des großen mit ihr verbundenen Aufwands nur in jenen Fällen zum Einsatz kommen, in denen

*Die CT erlaubt mit hoher Sensitivität die Detektion abdomineller Foci.*

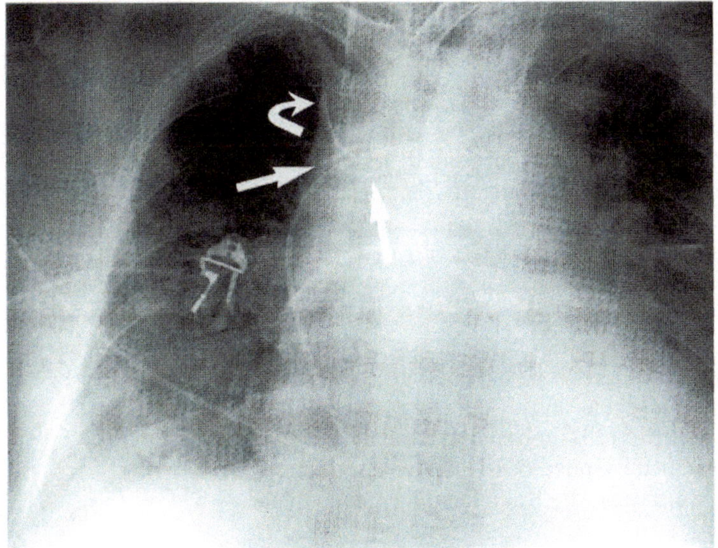 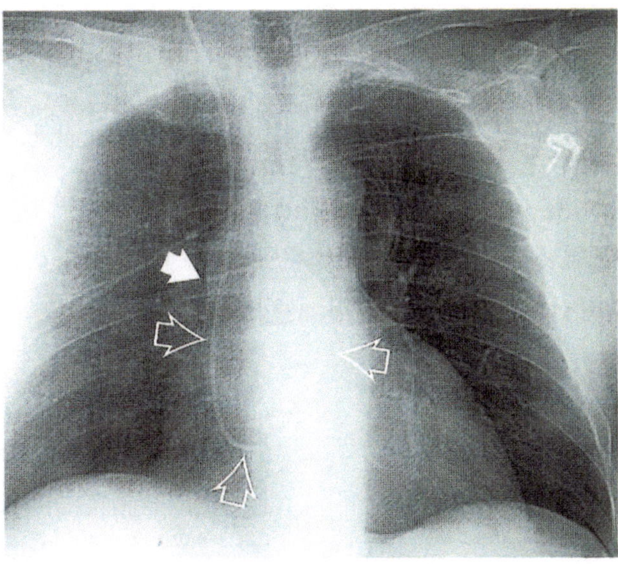

**Abb. 9.** Katheter-Fehllagen. Während der über die linke Vena subclavia eingeführte Katheter mit seiner Spitze in die Vena cava superior abweicht *(gebogener Pfeil)*, bildet der über die rechte Vena jugularis eingeführte Katheter in Höhe des venösen Konfluens eine Schlinge *(gerade Pfeile)*

**Abb. 10.** Beispiel eines regulär positionierten Pulmonalis-Katheters. Das Röntgenbild macht den Verlauf des Katheters in der Vena cava superior, im rechten Vorhof, sowie im Ausflußtrakt des rechten Ventrikels deutlich *(transparente Pfeile)*. Die Katheterspitze liegt im Hauptstamm der rechten Pulmonalarterie *(weißer Pfeil)*

die Sonographie keine konklusiven Ergebnisse gewährleistet.

## Radiologische Lagekontrolle intravaskulärer Zugänge

▶ **Intravasale Katheter**

*Zentralvenöse Katheter*

Die bevorzugt über die ▶ V. jugularis interna bzw. über die V. subclavia eingeführten Katheter sollten mit ihrer Spitze idealerweise in der V. cava superior zu liegen kommen und somit auf dem a.p.-Bild in Projektion auf den Bereich zwischen den sternalen Ansätzen der I. bis III. Rippe rechts gelangen. Bei der röntgenologischen Lagekontrolle dieser Katheter ist darauf zu achten, daß der Katheter immer in seinem gesamten intrathorakalen Verlauf dargestellt wird (also beispielsweise nicht mit abgeschnittener Spitze oder abgeschnittenem Ende). Sicherheitshalber sollte im Zuge der Erstkontrolle der Katheter mit Kontrastmittel dargestellt werden, um eine intravaskuläre Lage zweifelsfrei zu bestätigen. ▶ Mögliche radiologisch sichtbare Komplikationen zentralvenöser Katheter sind Fehllagen der Katheterspitze (z.B. in der V. cava inferior, in der V. jugularis, in Venen der oberen Extremität), der Pneumothorax durch Verletzung der Pleura infolge der Venenpunktion, die Perforation zentraler Venen und der Katheterbruch mit konsekutiver Katheterembolisation (Abb. 9).

▶ **Radiologisch sichtbare Komplikationen zentralvenöser Katheter**

Es bleibt anzumerken, daß radiologische Kontrollen auch nach erfolgloser zentralvenöser Punktion durchgeführt werden sollten, um Komplikationen wie Pneumothorax oder größere Weichteilhämatome auszuschließen. Liegen mehrere Katheter in einem Gefäß (z.B. V. cava oder V. subclavia) vor, ist zu beobachten, daß sich diese Katheter in ihrem Verlauf überkreuzen. Liegt dieses Überkreuzen nicht vor, sollte unbedingt an die intraarterielle Fehllage eines der Katheter gedacht werden [14, 16].

*Swan-Ganz Katheter*

Der ideale Sitz der Katheterspitze ist der rechte oder linke Hauptstamm der Pulmonalarterie. Im Regelfall genügt die a.p.-Aufnahme,

▸ **Swan-Ganz Katheter**

um eine suffiziente Katheterlage zu bestätigen, doch kann im Zweifelsfall das Anfertigen eines Seitbildes angestrebt werden (Abb. 10). Abgesehen von Schlingenbildungen im rechten Vorhof, welche auf dem a.p.-Bild gut zur Darstellung kommen, stellt die schwerwiegendste Komplikation des ▸ Swan-Ganz-Katheters, nämlich die Verlegung einer Pulmonalarterie durch einen nicht desoufflierten Ballon bzw. durch eine gebrochene Katheterspitze, eine Indikation zur Computertomographie dar, da hier das genaue Ausmaß eventueller pulmonaler Parenchymschädigung beurteilt werden kann.

*Intraaortale Ballonpumpe*

▸ **Komplikationen**

Während der Diastole imponiert die Pumpe als längliche, gasgefüllte Struktur, die dem topographischen Verlauf der Aorta folgt. Während der Systole ist der desoufflierte Ballon nicht sichtbar; lediglich ein röntgendichter Marker, der die Spitze des Katheters bezeichnet, läßt sich darstellen. Idealerweise liegt die Katheterspitze genau distal der linken A. subclavia und kommt demnach auf dem a.p.-Bild in Projektion auf den Aortenbogen zur Darstellung. Zu den möglichen radiologisch erkennbaren ▸ Komplikationen zählen die proximale Katheter-Fehllage mit konsekutiver Obstruktion der linken A. subclavia bzw. eventuell hirnversorgender Gefäße, die distale Katheter-Fehllage mit konsekutivem Funktionsdefizit der Pumpe, die Dissektion der Aortenwand, sowie die Ballon-Ruptur mit konsekutiver Gasembolie. Die regelrechte Lage der ▸ intraaortalen Ballonpumpe läßt sich nativradiologisch gut überprüfen. Aufgrund der tiefgreifenden Konsequenzen möglicher Komplikationen sollte jedoch nicht gezögert werden, zur weiteren Abklärung die Computertomographie einzusetzen. Von der Aortographie sollte abgesehen werden, da die meisten Träger intraaortaler Ballonpumpen heparinisiert sind.

▸ **Intraaortale Ballonpumpe**

Teil II des Beitrags erscheint in der September-Ausgabe (Band 45, Heft 9, 1996)

## Fragen zur Erfolgskontrolle

**1. Welche Auswirkungen hat die PEEP-Beatmung auf den Thorax-Röntgenbefund?**

Bei Patienten mit Lungenödem, Pneumonie oder ARDS, also Befunden, die zu Verdichtungen im Röntgenbild führen, werden durch den erhöhten Beatmungsdruck die Verdichtungen geringer (Mechanismus: Auspressen von Flüssigkeit aus den Alveolen ins Interstitium). Eine Befundverbesserung kann durch PEEP-Beatmung vorgetäuscht werden (bei Senkung des Beatmungsdruckes sind diese Transparenzänderungen reversibel). Die Überdruckbeatmung kann aber auch zur tatsächlichen Befundbesserung führen, z.B. bei Atelektasen, die durch den Überdruck wieder belüftet werden.
Cave: Interpretationsfehler bei Nicht-Wissen über Beatmungsregime zum Zeitpunkt der Röntgenaufnahme!

**2. Welche Hinweise zur Tubuslage kann ein Röntgenbefund liefern? Was ist bei der Aufnahme zu beachten?**

Die richtige Tubuslage kann durch das Thoraxbild kontrolliert werden (Tubusspitze 5-7 cm vor Carina, durch Extension oder Flexion der HWS kann es zu Verschiebungen von je 3 cm nach oben und unten kommen). Auch der Zustand des Cuffs kann kontrolliert werden (sein Durchmesser sollte kaum größer als der des Tubus und nie mehr als doppelt so groß wie der des Tubus sein).
Cave: Schleimhautnekrosen nach wenigen Minuten! Zu beachten: Kopflage beim Anfertigen der Aufnahme.

3. Welches bildgebende Verfahren ist zur Diagnose des jeweiligen Krankheitsbildes besonders gut geeignet?
   a) Pleuraerguß
   b) Katheterlagekontrolle
   c) Durchblutungsstörung (z.B. an Gefäßprothesen)
   d) Pneumothorax
   e) Differentialdiagnose Lungenabszeß versus -empyem

a) Sonographie

b) Röntgen-Thorax – optimal: digitales Röntgen wegen Kontrastverbesserungsmöglichkeit

c) Farbcodierte Doppler-Duplex-Sonographie

d) Röntgen-Thorax – möglichst tangentiale Darstellung der Oberfläche der kollabierten Lunge (indirekte Zeichen bei nicht tangentialer Aufnahme: Demarkierung thorakaler Grenzflächen)

e) CT wegen überlappungsfreier Darstellung komplexer anatomischer Kompartments, Differenzierung wichtig wegen unterschiedlicher Therapie: Empyem – Drainage, Abszeß – Antibiotika

4. Wo zeigt sich eine Aspirationspneumonie im Thoraxbefund und welche Differentialdiagnose mit ähnlichem Thoraxbefund gibt es?

Die Aspiration von Fremdmaterial führt zur Aspirationspneumonie, meist im Mittellappen gelegen: parakardiale, peribronchiale streifige Verdichtungen; bei Mitbeteiligung des umgebenden Lungengewebes flächige Verdichtungen. Differentialdiagnosen: Pneumonien, Ödeme, ARDS, Infarkte, Blutungen.

5. Welche ZVK-Fehllagen und Komplikationen können im Röntgen-Thorax sichtbar sein?

Fehllagen
■ Schlingenbildung
■ Pneumothorax
■ Perforation zentraler Venen
■ Katheterbruch
Auch nach zentralen Fehlpunktionen sollte zum Ausschluß von Komplikationen ein Röntgen-Thorax erfolgen!

9/96

**Redaktion:**
H.J. Bardenheuer,
Heidelberg
O. Hilfiker, Aarau
R. Larsen, Homburg/Saar
J. Radke, Halle

Anaesthesist (1996) 45:869–880 © Springer-Verlag 1996

# Bildgebung in der Intensivmedizin

## Techniken, Indikationen, diagnostische Zeichen, Teil II*



A. A. Bankier, D. Fleischmann, L. Aram[1], K. Heimberger,
E. Schindler, und C. J. Herold
*Universitätsklinik für Radiodiagnostik, [1]Universitätsklinik für
Anästhesie und Allgemeine Intensivmedizin, Wien*

## Das Lungenödem: eine Annäherung aus radiologischer Sicht

▶ **Lungenödem**

Diffuse alveoläre Verdichtungen, welche auf das Vorliegen eines ▶ Lungenödems hinweisen können, sind ein häufiger radiologischer Befund auf Intensivstationen. Abgesehen von der Atelektase ist das Lungenödem sowohl die häufigste Ursache für einen Abfall der Sauerstoffsättigung, als auch für das plötzliche Auftreten von unerwarteten intrapulmonalen Verdichtungen im Lungenröntgen. Die drei prinzipiellen Mechanismen, die zur Entstehung des Lungenödems führen, sind: 1) erhöhter hydrostatischer Druck auf die Kapillarmembran; 2) verminderter onkotischer Druckgradient an der Kapillarmembran; 3) erhöhte Permeabilität der Kapillarmembran, die durch Schädigung der endothelialen Zellverbindungen zu einem Austritt von Flüssigkeit und Proteinen in den Alveolarraum führt.

*Das Lungenödem ist die häufigste Ursache für das Auftreten intrapulmonaler Verdichtungen*

Beim Intensivpatienten können, häufiger als bei anderen Patienten, gleich mehrere dieser Mechanismen vorliegen und somit die Erkennung der Ursache des Lungenödems entsprechend erschweren. Die optimale Therapie setzt jedoch eine Differenzierung der jeweils vorliegenden Ödemform voraus. Deshalb sollen im Folgenden neben den wichtigsten radiologischen Kriterien zur Ödembeschreibung auch andere Methoden zur Bestimmung des extravaskulären Lungenwassers vorgestellt und so die Wertigkeit radiologischer Techniken in der Diagnose des Lungenödems präzisiert werden [8].

*Das Lungenödem bei Intensivpatienten ist ein polyätiologisches Geschehen*

### Kardiogenes und nicht-kardiogenes Lungenödem

Im kardialen Lungenödem ist die Ödemflüssigkeit ein Transudat mit geringem Proteinanteil. Das erste Compartment, in dem sich diese Ödemflüssigkeit sammelt, ist das peribronchiale und perivaskuläre Bindegewebe. Dieses Bindegewebe setzt sich in die interlobulären Septen bis in den Subpleuralraum fort. Flüssigkeit in diesen Räumen stellt sich radiologisch als peribronchiale Verdichtungen bzw. Bronchialwandverdickungen, als ▶ Kerley-Linien (Flüssigkeit in den interlobulären Septen) und als subpleurale Flüssigkeitsvermehrung (Akzentuierung von Fissuren) dar. Peribronchiales- und Bronchialwandödem äußern sich in einer Verdickung der Bronchialwände

*DD kardiogenes - nicht-kardiogenes Lungenödem*

▶ **Kerley-Linien: Flüssigkeit in den interlobulären Septen**

Dr. A. A. Bankier, Universitätsklinik für Radiodiagnostik, Währinger Gürtel 18-20, A-1090 Wien
* Teil I siehe Der Anaesthesist, Bd. 45, Heft 8/96

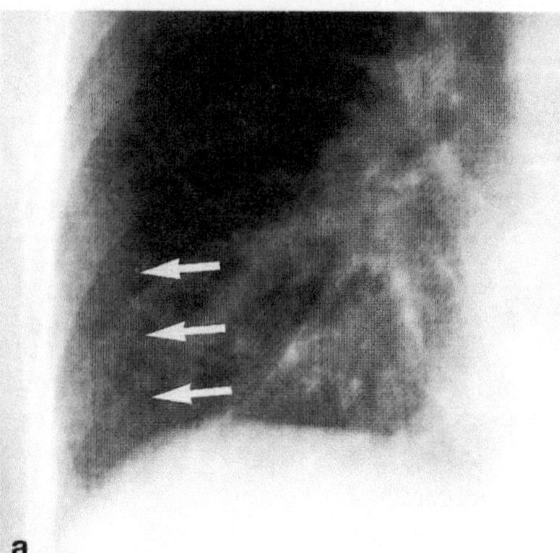
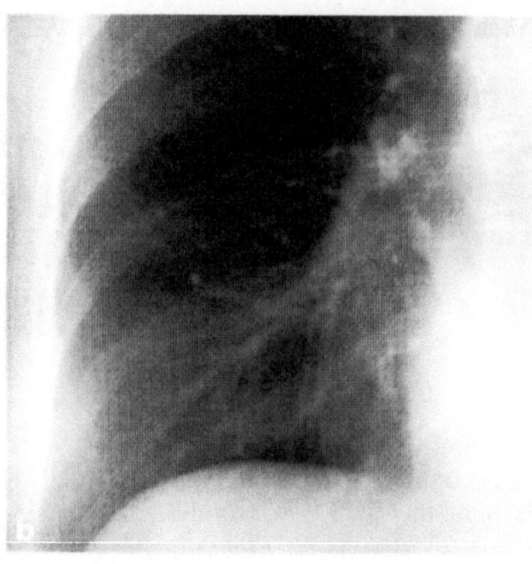

**Abb. 11a,b.** Kerley-B Linien. Das Thoraxröntgen (**a**) in diesem Patienten mit schweren Verbrennungen zeigt diskrete, strickleiterartige lineare und typischerweise subpleural gelegene Verdichtungen, die als Kerley-B Linien bezeichnet werden. Nach forcierter Diurese (**b**) sind diese Linien nicht mehr nachweisbar

jener Bronchien, die tangential im Strahlengang liegen; sie erscheinen dann ringförmig und nicht ideal scharf gegen das umgebende Lungengewebe abgegrenzt. Kerley-Linien (Abb. 11) sind subpleurale, strickleiterartig angeordnete Linien, die waagrecht über einige Zentimeter nach zentral verlaufen. Am leichtesten sind diese Kerley-Linien in der Nähe der Lungenbasen zu sehen. Die oben genannten Zeichen sind, zumal gleichzeitig ein vergrößerter Herzschatten vorliegt, für das kardiale Lungenödem charakteristisch.

▶ **Flüssigkeitsüberschuß im Interstitium**

Ein ▶ Flüssigkeitsüberschuß im Interstitium fließt bei Resorption nach zentral über die Lymphgefäße und gelangt schließlich ins venöse System. Offenbar ist ein osmotischer Druckgradient zwischen peripheren Lungenanteilen (niedriger onkotischer Druck) und zentralen Lungenanteilen (hoher osmotischer Druck) für die Verteilung der Ödemflüssigkeit mitverantwortlich. Wenn die interstitielle Flüssigkeit nicht zeitgerecht drainiert werden kann, wird das Lungeninterstitium „überladen", woraus sich als Konsequenz das Entstehen eines alveolären Ödems ergeben kann. Dieses findet auf dem Röntgenbild seinen Ausdruck in der Ausbildung von rosetten-förmigen alveolären Verdichtungen, die eine charakteristische Tendenz zur Konfluierung aufweisen und von mittlerer Dichte sind. Am frühesten sichtbar sind diese Veränderungen in den perihilären Lungenabschnitten, wo sie zu Unschärfen der Gefäßzeichnung führen können.

*Osmotische Druckgradienten sind für die radiologische Ödemverteilung verantwortlich*

Demgegenüber haben Patienten mit nicht-kardiogenem Ödem eine proteinreiche Ödemflüssigkeit, welche sich im extravaskulären Raum als Folge von mikrovaskulären Gefäßwandundichten oder von Störungen des onkotischen Gleichgewichts ansammelt. Wegen des hohen onkotischen Drucks des Extravasats kann die Flüssigkeit nicht über das lockere peribronchiale und perivaskuläre Bindegewebe resorbiert werden, sondern fließt direkt ins alveoläre Compartment. Diese Flutung des alveolären Compartments ist dann stärker ausgeprägt, wenn zusätzlich zur mikrovaskulären Permeabilitätsstörung eine alveolarepitheliale Schädigung vorliegt. Die Resorption der Ödemflüssigkeit beim nicht-kardiogenen Ödem erfolgt deutlich langsamer als beim kardialen Ödem, da sich das oben beschriebene onkotische Druckgefälle nicht in gleicher Weise ausprägt und somit die Flüssigkeit deutlich langsamer bzw. gar nicht nach zentral drainiert wird. Diesem Phänomen dürfte zugrunde liegen, daß sich Kerley Linien und peribronchiale Verdichtungen sowie pleurale Ergüsse deutlich seltener ausprägen als im Falle eines kardialen Ödems.

*Das radiologische Bild eines Lungenödems wird zu einem großen Teil von dessen Pathogenese bestimmt*

Mehrere Arbeitsgruppen betonen, daß neben der radiologischen Beurteilung des Lungenparenchyms und des Herzschattens dem oberen rechten mediastinalen Gefäßband – dem sogenannten „vascular

Tabelle 3
Radiolog. Kriterien zur Unterscheidung von kardiogenem u. nicht-kardiogenem Lungenödem

| Röntgenzeichen | Kardiogen | Nicht-kardiogen |
| --- | --- | --- |
| *Wesentliche Zeichen:* | | |
| Kerley Linien | Häufig | Nicht häufig |
| Pleuraergüsse | Häufig | Nicht häufig |
| Kardiomegalie | Häufig | Nicht häufig |
| Verdichtungen | Diffus, zentral | Fleckig und peripher |
| | | |
| *Begleitzeichen:* | | |
| Luftbronchogramme | Nicht häufig | Häufig |
| Hiläre Unschärfe | Häufig | Nicht häufig |
| Peribronchiale Verdichtungen | Häufig | Nicht häufig |

▶ „Vascular pedicle": rechtes oberes (venöses) mediastinales Gefäßband

pedicle" – bei der Evaluierung des Lungenödems große Bedeutung zukommt, weil es eine direkte Beurteilung des intravasalen Volumens im venösen Schenkel des großen Kreislaufs ermöglicht [8]. Der rechte Rand dieses Gefäßbandes wird von der rechten Vena brachiocephalica, der Vena cava superior und der Vena azygos, der linke Rand wird von der Arteria subclavia gebildet. Der rechte Rand des ▶ vascular pedicle besteht demnach aus Venen, die rasch durch Kaliberänderungen auf geänderte Volumina im großen Kreislauf reagieren. Im Gesunden beträgt die Breite des Gefäßbandes 48±5 mm. Das Gefäßband verbreitert sich im liegenden Patienten um ca. 10% bis 40%; deshalb sollten Vergleichsuntersuchungen immer in annähernd ähnlicher Patientenposition angefertigt werden. Studien bestätigten, daß Patienten mit Herzversagen in 60% einen verbreiterten vascular pedicle aufweisen, während in Patienten mit Überwässerung in 85% eine Verbreiterung des vascular pedicle nachweisbar war, demgegenüber zeigten in Patienten mit Permeabilitätsödem nur 5% einen verbreiterten vascular pedicle. Da die Breite des vascular pedicle auf standardisiert durchgeführten Röntgenaufnahmen leicht bestimmbar ist, sollte dessen Beurteilung, besonders bei rascher Kaliberänderung, in die Differenzierung zwischen den verschiedenen radiographisch unterscheidbaren Ödemformen Eingang finden.

*Dem „vascular pedicle" kommt bei der Evaluierung des Lungenödems große Bedeutung zu*

Von Bedeutung ist hierbei auch die Kaliberstärke der pulmonalen Gefäße in horizontaler Betrachtungsweise. Im gesunden Erwachsenen beträgt ihr Dickeverhältnis zwischen kranialen und kaudalen Lungenabschnitten ca. 1:2. Beträgt im Fall einer Stauung das Verhältnis 1:1 bzw. 2:1, spricht man von ausgeglichenem bzw. umgekehrten Blutfluß. Diese Flußverteilung kann wichtige Hinweise auf die Genese des vorliegenden Ödems geben. Tabelle 3 faßt häufige radiologische Kriterien zusammen, welche zwischen kardiogenem und nicht-kardiogenem Lungenödem zu unterscheiden helfen.

*ARDS*

▶ **ARDS**

Als ▶ ARDS (adult respiratory distress syndrome) wird der klinisch bestehende Sachverhalt einer respiratorischen Insuffizienz beschrieben, deren charakteristische pathophysiologische und radiologische Merkmale Stunden bis Tage nach schweren lokalen oder systemischen Lungenschädigungen auftreten. Diese Schädigungen können entzündlicher, toxischer oder mechanischer Genese sein. Hauptagens ist hierbei jedenfalls eine pathologisch erhöhte Permeabilität der Lungenkapillaren. Die Diagnose des ARDS beim Intensivpatienten basiert vor allem auf klinischen Symptomen und dem konventionellen Lungenröntgen. Deshalb sollen an dieser Stelle die dort manifestierten radiologischen Veränderungen des ARDS in Zusammenhang

*Hauptagens des ARDS ist die erhöhte Permeabilität der Lungenkapillaren*

mit den ihnen zugrundeliegenden pathophysiologischen Veränderungen vorgestellt und diskutiert werden.

*Thoraxröntgen*

**▶ Stellenwert des Thoraxröntgen in der ARDS-Diagnostik**

Das ▶ Thoraxröntgen hat sich in der Bildgebung des ARDS im Intensivpatienten als adäquate diagnostische Methode erwiesen. Mehrere Studien bestätigen eine signifikante Korrelation zwischen dem Ausmaß radiologischer Veränderungen und Veränderungen des Sauerstoffpartialdrucks. Hauptsächlicher Nachteil des Thoraxröntgens ist jedoch, daß die darauf nachweisbaren Veränderungen mit einer Latenz bis zu 12 Stunden nach Eintreten der ersten klinischen Symptome manifest werden. Während der ersten Phase des ARDS, in den ersten 24 Stunden nach Syndrombeginn, kommt es zur Aufschwemmung der Endothelzellen und zu ausgedehnten Mikroatelektasen. Der Flüssigkeitsaustritt bleibt noch minimal und ist auf das Interstitium begrenzt. In dieser Phase kann das Thoraxröntgen völlig unauffällig bleiben oder diskrete feinstreifige bilaterale Verdichtungen zeigen, die fleckförmig und unscharf begrenzt sind. Der Herzschatten hat meist normale Größe.

*Röntgenologische Latenz des ARDS*

*Initiale radiographische Veränderungen*

In der zweiten Phase des ARDS, vom zweiten bis zum fünften Verlaufstag, kommt es zu massivem Flüssigkeitsaustritt, zu Fibrinablagerungen und zur Ausbildung von hyalinen Membranen. In diesem Stadium nehmen die fleckförmigen Schatten an Dichte und an Größe zu. Sie sind weiterhin unscharf begrenzt, finden sich sowohl in zentralen als auch in peripheren Lungenregionen und weisen häufig Luftbronchogramme auf. Im weiteren Verlauf können diese Verdichtungen zu großflächigen Konsolidierungen konfluieren. Auch Zeichen des interstitiellen Emphysems oder eine Unschärfe pulmonaler Gefäßschatten kann in diesem Stadium beobachtet werden. Auch zeigt der Herzschatten Zeichen der Rechtherzbelastung, die Pulmonalarterien können kalibererweitert sein.

*Veränderungen der zweiten Phase*

In der dritten Phase des ARDS, einer Syndromdauer von mehr als 5 Tagen entsprechend, kommt es zur Proliferation von Alveolarzellen, zu Kollagenablagerungen und zu Zerstörungen der Mikrovaskularisation. Daraus folgt eine Hyperplasie der Typ II Pneumozyten, welche die geschädigten alveolaren Oberflächen zu schützen suchen. In diesem Stadium können alle oben beschriebenen radiologischen Veränderungen beobachtet werden. Ein ausgeprägtes Konfluieren der pulmonalen Verdichtungen mit darauffolgender Verwischung sämtlicher normaler Lungenstrukturen kann zum Bild der „weißen Lunge" führen. Auch können in diesem Stadium Veränderungen beobachtet werden, die sekundären Komplikationen des ARDS entsprechen; die häufigsten davon sind pleurale Ergüsse, Pneumothoraces aufgrund von Barotraumen (PEEP) und durch Superinfektionen hervorgerufene Infiltrate. Überlebt der Patient diese Phase des ARDS, kommt es radiologisch zur sukzessiven Rückbildung der beschriebenen Veränderungen. Manche Patienten weisen nach durchgemachtem ARDS nahezu normale Röntgenbilder auf. Andere wiederum zeigen Zeichen der Lungenüberblähung oder der Lungenfibrose. Die genaue Häufigkeit dieser Veränderungen kann jedoch nicht angegeben werden, da bislang langfristige radiologische follow-up Studien mit funktionellen und pathologischen Korrelationen nicht vorliegen.

*Veränderungen der dritten Phase*

*Spätphase*

*Computertomographie*

**▶ Stellenwert der CT in der ARDS-Diagnostik**

Innerhalb der letzten Jahre konnte durch die ▶ CT erhebliche Zusatzinformation in der Aufklärung der Pathophysiologie, der Morpholo-

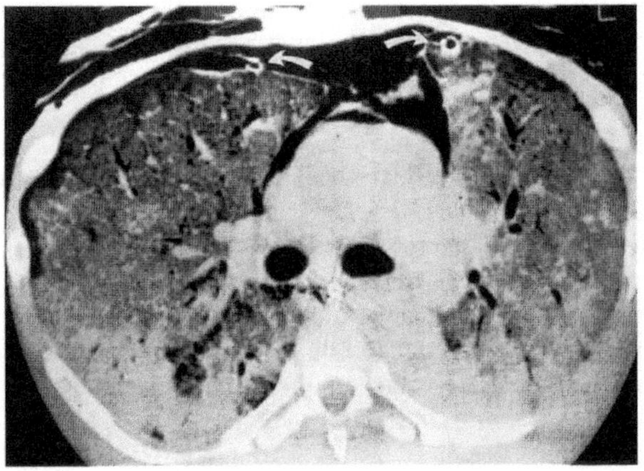

**Abb. 12.** ARDS. Ausgeprägtes postinfektiöses ARDS in einem posttraumatischen Intensivpatienten. Die CT zeigt deutlich die schwerkraft-abhängige Verteilung der Lungenparenchymverdichtungen, wobei die dorsalen Lungenabschnitte vollständig konsolidiert erscheinen. Ebenfalls sichtbar sind infolge der Überdruckbeatmung entstandene bilaterale Pneumothoraces, die von jeweils einem Pleuradrain (*gebogene Pfeile*) versorgt werden

gie und der Verlaufsformen des ARDS gewonnen werden. Die Gründe hierfür sind: die CT erlaubt eine genauere topographische Zuordnung von ARDS-induzierten Veränderungen als das konventionelle Thoraxbild; die CT ermöglicht eine unmittelbare Einsicht in den therapeutischen Effekt von Änderungen des Beatmungsregimes, Surfactantgabe und Lageänderungen des Patienten; die CT ermöglicht teilweisen Einblick in pathophysiologische Veränderungen, die dem ARDS zugrunde liegen (Abb. 12). Gattinoni [3] hat diese teilweise auch im CT nachvollziehbaren ▶ Entwicklungsphasen des ARDS wie folgt stadienhaft zusammengefaßt:

> *Die CT erlaubt Einblicke in die Pathophysiologie des ARDS*

▶ **Entwicklungsphasen des ARDS**

1) Durch Austritt von Flüssigkeit ins Lungeninterstitium kommt es zur Zunahme des Lungengesamtgewichts.

2) Dadurch nimmt das Verhältnis Luft/Gewebe ab und ein Teil des Lungenvolumens, das normalerweise von Luft beansprucht wird, sieht sich durch flüssiges bzw. solides Volumen ersetzt.

3) Das somit erhöhte Gesamtgewicht des Lungengewebes führt zum Anstieg des mechanischen Drucks auf schwerkraft-abhängige Lungenareale (im liegenden Patienten also auf dorsobasale Lungenbezirke).

4) Dieser erhöhte mechanische Druck führt zu einer Abnahme des Luft/Gewebe Verhältnisses entlang der schwerkraft-abhängigen Achse und somit zu einem zunehmenden Kollaps von respiratorischen Einheiten.

5) Überschreitet das Ausmaß an kollabiertem Lungengewebe ein funktionell relevantes Maß, fällt aufgrund des erhöhten Shunt-Volumens der Sauerstoffpartialdruck ab, was zu einer erhöhten Herzauswurfleistung führt; daraus folgt wiederum ein erhöhter pulmonalarterieller Druck, der zu einer weiteren relativen Gewichtserhöhung des Lungengewebes führt.

6) Aufgrund des zunehmenden Gewichts des Lungengewebes und der konsekutiven Kompressionsatelektasen nimmt die Menge des regulär belüfteten Lungenanteils ab. Die Lungenkompliance wird dazu proportional vermindert und wird zum quantitativen Parameter für noch normal belüftete Lungenareale.

▶ **Schwerkraftabhängigkeit des ARDS**

Durch CT-Studien war es erstmals möglich nachzuweisen, daß sich ARDS-bedingte pulmonale Verdichtungen ▶ schwerkraftabhängig in den dorsalen und unteren Lungenregionen ausbilden, während das Lungengewebe in schwerkraftunabhängigen Lungenarealen unauffällig bleiben kann. Diese Verteilung ändert sich unmittelbar nach Änderung der Patientenlage. Ehemals dorsale Verdichtungen migrieren so in Bauchlage in ventrale Lungenabschnitte. Hierbei konnte

> *Bessere topographische Zuordnung der ARDS-bedingten Veränderungen im CT*

jedenfalls auch gezeigt werden, daß die ARDS-bedingten Parenchymverdichtungen nicht durch Ödem verursacht sind, im Gegenteil: das Ödem im Patienten mit ARDS ist über das gesamte Lungenvolumen gleichmäßig verteilt.

> **Effekt der Überdruckbeatmung auf verdichtete Lungenareale**

Die schwerkraftabhängigen Verdichtungen scheinen hingegen durch den höheren relativen Druck verursacht zu sein, denen schwerkraftabhängige Lungenareale ausgesetzt sind; deshalb kann sich bei Lageänderung des Patienten die Verteilung der Verdichtungen so rasch ändern. Dies erklärt auch den unmittelbaren ▸ Effekt einer Erhöhung des Atemdruckes auf verdichtete Lungenareale. Hier vermag der erhöhte Atemdruck kollabierte Alveolen zu eröffnen und der Ventilation verfügbar zu machen; auf radiographisch normal erscheinende Lungenabschnitte hat der erhöhte Atemdruck keine sichtbare Konsequenz. Auch diesen Effekt der veränderten Beatmung kann die CT sichtbar machen. Hier konnte gezeigt werden, daß PEEP in ARDS-Patienten einen positiven Effekt auf Verdichtungen ödematös-atelektatischer Genese hat, während sich dieser Effekt in kausal anders entstandenen Verdichtungen nicht einstellt. Diesbezüglich erscheint es wichtig zu betonen, daß sich der Effekt von PEEP in zeitlich praktisch unverzögerter Weise auswirkt. So können schon nach ca. 5 Minuten, also noch während einer CT Untersuchung, die PEEP-induzierten Verminderungen der ARDS-bedingten Verdichtungen beobachtet werden.

> **„Rigide Lunge"**

Schließlich gelang es mit Hilfe der CT auch, das Konzept der ▸ „rigiden Lunge" zu revidieren. Frühere Untersuchungen waren davon ausgegangen, daß die erhöhten Atemdrucke, die ARDS-Patienten benötigten, durch eine verminderte Lungencompliance hervorgerufen waren. Demgegenüber zeigten Druck/Volumen-Kurven, daß die Compliance signifikant mit der CT-Ausdehnung der nicht-pathologisch veränderten Lungenabschnitte korrelierte, während es zwischen Compliance und der CT-Ausdehnung pathologisch veränderter Lungenabschnitte keine Korrelation gab. Dies legt nahe, daß im ARDS-Patienten die Compliance in direktem Zusammenhang mit dem nicht-pathologisch veränderten Lungenabschnitten steht und unabhängig von der im CT nachweisbaren Ausdehnung der pulmonalen Verdichtungen ist. Diese im CT nachvollziehbaren morphologisch-funktionellen Beobachtungen bieten somit dem Kliniker eine wichtige Hilfe bei der therapeutischen Entscheidungsfindung. Trotzdem bleibt der klinische Einsatz der CT bei Patienten mit ARDS auf wenige spezifische Indikationen beschränkt. Hierzu zählt vor allem die Diskrepanz zwischen klinischem und radiologischem Verlauf sowie die Abklärung von ARDS-induzierten Komplikationen wie Infektionen und Abszessen.

*Die CT ermöglicht Einblick in die Pathogenese des ARDS*

*Methoden zur Bestimmung des extravaskulären Lungenwassers*

> **Extravaskuläres Lungenwasser: Bestimmungsmethoden**

Eine optimale Methode zur ▸ Quantifizierung des globalen und regionale extravaskulären Lungenwassers gibt es bislang nicht. Eine für diese Problemstellung auf Intensivstationen adäquate Methode müßte folgenden Anforderungen entsprechen:
1) Genauigkeit und Reproduzierbarkeit;
2) Hohe Sensitivität;
3) Nicht-Invasivität;
4) Leichte technische Durchführbarkeit;
5) Kostengünstigkeit.

Keine der bekannten Techniken erfüllt alle diese Anforderungen zugleich. Das Thoraxröntgen ist billig und leicht verfügbar. Es wird zudem auf Intensivstationen meist ohnedies täglich angefertigt, stellt also keine zusätzliche materielle Belastung dar. Obwohl anhand des Thoraxröntgens eine absolute Bestimmung des Lungenwassers nicht zuverlässig möglich ist, lassen sich bei Vorliegen von Verlaufskontrollen relative Änderungen des Lungenwassers mit großer Genauigkeit nachweisen. Dies betrifft nicht nur das Ausmaß der Veränderungen, sondern auch deren Verteilung in den unterschiedlichen thorakalen Compartments. Hierbei kommen die oben erwähnten radiologischen Kriterien zum Einsatz, wobei vor allem die Breite des vascular pedicle, die Verteilung der Blutmenge, sowie das Vorliegen von Bronchialwandverdickungen, von Kerley-Linien und von Pleuraergüssen Bedeutung hat. Tabelle 4 faßt jene Röntgenzeichen zusammen, die sowohl bei der Erstdiagnose als auch bei der Verlaufskontrolle von Lungenödemen von Bedeutung sind; zudem werden die wichtigsten Charakteristika der verschiedenen Ödemformen (Kardiales Ödem; renales-/Überwässerungs-Ödem; Permeabilitätsödem) gezeigt. Aufgrund seiner Nicht-Invasivität stellt das Thoraxröntgen somit auf Intensivstationen den ▶ pragmatisch praktikabelsten Standard zur Ermittlung des Lungenwassers dar.





Die Thermodilutionsmethode hat demgegenüber den Nachteil der Invasivität. Zudem ist die Verteilung des Indikators im Lungengewebe von der Verteilung der Lungenperfusion abhängig, sodaß eine inhomogene Lungenperfusion zu inadäquaten Meßergebnissen führen kann. Auch die Wahrscheinlichkeit, daß hämodynamische Veränderungen das Ergebnis von Thermodilutionsmessungen beeinflussen, ist bei Intensivpatienten aufgrund ihres oftmals hämodynamisch instabilen Zustands relativ groß. So scheint z.B. PEEP die Thermodilutionswerte für Lungenwasser artifiziell zu erhöhen, wobei diese Erhöhung tatsächlich durch eine Änderung der Lungenperfusion hervorgerufen ist. Obwohl das Thoraxröntgen die Menge extravaskulären Lungenwassers nicht genau quantifizieren kann, bietet es gegenüber der Thermodilutionstechnik drei Vorteile:

1) Das Röntgenbild ist unabhängig von Perfusionsinhomogenitäten in ödematösen Lungenarealen;
2) Das Röntgenbild kann das Vorliegen von fokalen Ödemarealen objektivieren;
3) Das Röntgenbild kann die Ursache nicht-ödembedingter Parenchymverdichtungen klären.





▶ Positronen emittierende Isotope (PET) können in Lungenwasserbestimmungen vor allem deshalb zum Einsatz gelangen, weil das Wassermolekül selbst mit dem Positronen emittierenden Isotop Sauerstoff-15 verbunden werden kann. Dieses radioaktive Wasser, im Bolus oder über Dauerinfusion verabreicht, dient dann zur Ermittlung der extravaskulären Flüssigkeitsmenge. Der Vorteil der PET Technik liegt in der Möglichkeit, regionale Verteilungsunterschiede von ödematöser Flüssigkeit zu objektivieren. Ein Nachteil der PET Technik dürfte darin liegen, daß sie das Gesamtvolumen extravaskulärer Flüssigkeit tendentiell unterschätzt. Insgesamt ist die PET Technik teuer, aufwendig und nicht allgemein verfügbar. Deshalb bleibt sie vorerst experimentellen Studien vorbehalten.



Mehrere tierexperimentelle Studien haben gezeigt, daß eine ▶ Bestimmung von Lungenwasser mittels Magnetresonanz-Tomographie (MRT) möglich ist. Hierbei werden vor allem die Kernrelaxationszeit und die Protonendichte zur quantitativen Ermittlung des Lungenwassers eingesetzt. Vor allem die Nicht-Invasivität der MRT läßt diese Methode attraktiv erscheinen. Dennoch ist es der MRT zum heutigen Zeitpunkt nicht möglich, zwischen intra- und extravaskulärem Lungenwasser zu unterscheiden. Die Anwendung von Sodium, kombiniert mit einem intravaskulären paramagnetischen

**▸ Tracer-Techniken**

Kontrastmittel, wurde vorgeschlagen, um diese Unterscheidung zu ermöglichen. Trotzdem bleiben dieser und andere Lösungsvorschläge experimenteller Natur und erfordern eine Überprüfung in klinischen Studien. Zudem schränkt die fehlende Mobilität und die eingeschränkte Verfügbarkeit den Einsatz der MRT in Intensivpatienten ein. Auch sollte gerade in diesen Patienten die potentielle Einwirkung des starken Magnetfeldes auf Monitoringinstrumente bedacht werden. Deshalb findet derzeit die MRT in der intensivmedizinischen Diagnostik keinen Einsatz.

Messungen der Permeabilität des Lungenepitheliums können durch die Ermittlung des Absorptionsverhältnisses eines inhalierten ▸ Tracers zwischen alvelarem und kapillarem Compartment bestimmt werden. Meist wird hierfür Technetium-99 DTPA verwendet. Weil die Clearence des Tracers aus den Alveolen mehr diffusions- als perfusionsabhängig ist, hat der pulmonale Blutfluß nur eingeschränkte Einwirkungen auf Lungenepithel-Permeabilitäts Messungen. Die DTPA-Absorptionsmenge ist bei Vorliegen von Epithelschäden oder Entzündung erhöht. Erste Studienergebnisse weisen darauf hin, daß die Permeabilitätsmethode in der Frühdiagnose von Epithelschäden hilfreich sein kann. Diese vielversprechenden Ergebnisse sind jedoch experimenteller Natur und müssen in klinischen Studien abgesichert werden.

*Das Thoraxröntgen bleibt die der Intensivmedizin adäquateste Methode zur Evaluierung des Lungenwassers*

## Interventionelle Techniken

Interventionelle Techniken haben in den letzten Jahren zunehmenden Einsatz auf Intensivstationen gefunden. Hier sollen lediglich die wichtigsten technischen Vorassetzungen sowie die prinzipiellen Indikationen vorgestellt werden. Sinnvoll erscheint hierbei die Unterscheidung zwischen Bedside-Techniken und Non-Bedside-Techniken, welche durch die hierfür nötigen Geräte vorgegeben ist.

**▸ Ultraschall-kontrollierte Intervention**

### Bedside-verfügbare Techniken

Diese schließen prinzipiell alle unter ▸ Ultraschallkontrolle (also am Krankenbett) durchführbaren Interventionen ein. Diese Interventionen können in diagnostische und therapeutische Interventionen unterteilt werden. Therapeutische Interventionen umfassen u.a. die Punktion von thorakalen (pleuralen) oder abdominellen Flüssigkeitsansammlungen sowie die entlastende Punktion von Abszessen oder Hämatomen. Diagnostische Punktionen beinhalten zudem die Punktion von pathologischen Strukturen im Bereich parenchymatöser Organe zur Ermittlung deren Histologie bzw. zur Keimermittlung im Falle von entzündlichen Prozessen.

*Bedside-Interventionen finden meist unter Ultraschallkontrolle statt*

### Non-Bedside-Techniken

**▸ CT-kontrollierte Interventionen**

Diese bleiben beim Intensivpatienten jenen Fällen vorbehalten, wo aufgrund unübersichtlicher oder komplexer anatomischer Verhältnisse eine Intervention am Krankenbett nicht durchführbar ist. Die Intervention findet dann unter ▸ CT-Kontrolle statt. Mögliche Indikationen zu CT-kontrollierten Interventionen umfassen z.B. die Drainage multipler thorakaler/pleuraler Flüssigkeitsretentionen, die Punktion von Lungenrundherden, die Punktion von Prozessen im Retroperitoneum sowie im kleinen Becken (Abb. 13).

*Non-Bedside-Interventionen finden meist unter CT-Kontrolle statt*

## Bildgebende zerebrale Diagnostik in der Intensivmedizin

Indikationen für den Einsatz neuroradiologischer Untersuchungsmethoden beim Intensivpatienten sind:



aus: Der Anaesthesist 9/96, S. 876

Tabelle 4


| | Kardial | Renal | Permeabilität |
| --- | --- | --- | --- |
| Herzgröße | Vergrößert | Vergrößert | Normal |
| Vascular pedicle | Normal | Verbreitert | Normal |
| Blutverteilung | 2:1 | 1:1 | 1:2, 1:1 |
| Blutmenge | Normal | Erhöht | Normal |
| Septale Linien | Selten | Selten | Fehlend |
| Peribronchiale Verdichtungen | Sehr häufig | Sehr häufig | Selten |
| Luftbronchogramme | Selten | Selten | Sehr häufig |
| Ödemverteilung | Gleichmäßig | Zentral | Peripher |
| Pleuraergüsse | Sehr häufig | Sehr häufig | Selten |

**▶ Wachheitszustand**

1. Bewußtseinsstörungen in Form von Minderung der Bewußtseinstiefe (= des ▶ Wachheitszustandes), welche a) nicht unmittelbar auf endogen oder exogen metabolische Ursachen zurückgeführt werden können, b) nach neurologisch-klinischer Untersuchung zentralnervöser Genese oder c) unklarer Genese sind.

*Für die Intaktheit des Wachheitszustands ist das „retikuläre aktivierende System, RAS" mit der Formatio reticularis im Hirnstamm inkl. seiner aszendierenden Bahnen zum Großhirn, Hypothalamus, Thalamus und limbischen System verantwortlich*

2. Neurologische zerebrale Herdsymptome nach Trauma, postoperativ, nach vaskulären Ereignissen (zur Unterscheidung der Ischämien von atraumatischen Blutungen, zur Diagnose von Gefäßverschlüssen und hochgradigen Stenosen), bei Entzündungen, bei Neoplasien, bei einer Reihe von internen Erkrankungen, als sekundär zu bezeichnenden zerebralen Veränderungen, die durch eine pathologische Situation außerhalb des ZNS verursacht werden und bei Therapien (z. B.: Leukosen, Lymphome, M. Wilson, Antikoagulation, Chemotherapie, Knochenmarkstransplantation etc.) mit ihren möglichen intensivpflichtigen zentralnervösen Komplikationen (intraparenchymale Blutung, subdurale Hygrome oder Blutungen, Ödem etc.).

Bei allen Herdsymptomen und genannten Bewußtseinsstörungen wird der Einsatz neuroradiologischer Methoden zur Lokalisation und zur Aufdeckung des pathologischen Substrates notwendig sein, um die einsetzbaren Therapiemöglichkeiten abwägen zu können. Wenn die neurologische Untersuchung des Intensivpatienten erschwert oder unmöglich ist (abhängig vom Sedierungs-/Relaxierungsausmaß des Patienten), kommt der zerebralen Diagnostik und Verlaufskontrolle durch die Neuroradiologie ein noch höherer Stellenwert zu.

*Bei Sedativaspiegel im therapeutischen Bereich ist auch die neurologische Hirntoddiagnostik nicht möglich*

3. Diagnostik der Abnahme von Hirndruckzeichen als Verlaufskontrolle sedierter (meist posttraumatischer) Patienten, um die Sedierung allmählich beenden zu können und den Patienten unter hirndruckschonenden Bedingungen aufwachen zu lassen. Diese Indikation gilt bei Patienten ohne Hirndrucksonde ebenso wie bei technischen Schwierigkeiten mit bereits implantierten (z.B. epiduralen) Sonden.

*Neuroradiologische Untersuchungsmethoden*

**▶ Kranielle Dopplersonographie**

Mit Hilfe der ▶ Dopplersonographie und hochfrequenter Schallsonden können die extrakraniellen kraniozervikalen Gefäße zur Abklärung von Stenosen oder Verschlüssen untersucht werden. Unter ganz bestimmten Voraussetzungen und Einschränkungen wurde die (in ihren Ergebnissen stark untersucherabhängige) Dopplersonographie auch in den Katalog der Untersuchungen zum zerebralen Zirkulationsstillstand von der Deutschen Bundesärztekammer aufgenommen [1].

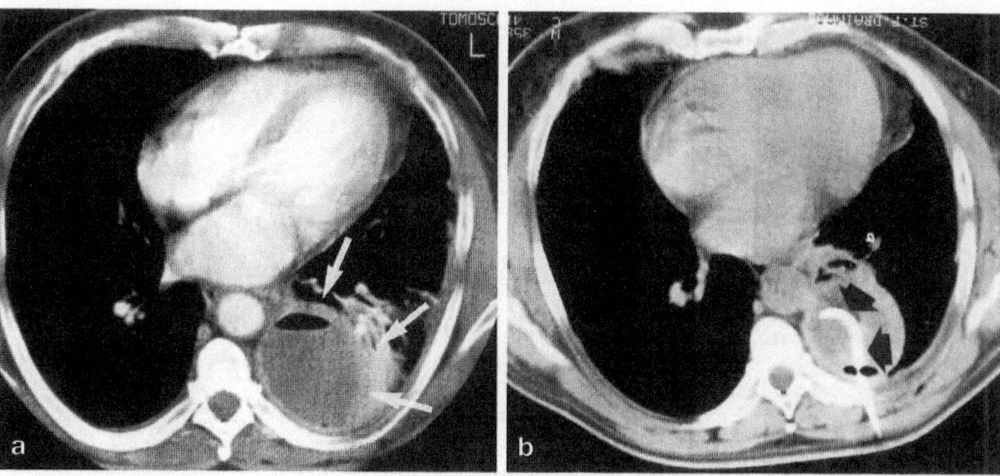

**Abb. 13.** Lungenabszess. **a** Postinfektiöser Lungenabszess (*weiße Pfeile*) im linken Unterlappen; hier wird in der CT auch deutlich ein Luftflüssigkeitsspiegel sichtbar; **b** gleicher Patient nach erfolgter Drainage des Abszesses; der Verlauf des Drains (*schwarze Pfeile*) ist auf der CT-Schicht deutlich erkennbar. (Mit freundlicher Genehmigung von Dr. M. Kontrus, Wien)

Niederfrequente Schallköpfe werden für die transkranielle Dopplersonographie zur Feststellung von intrakraniellen Gefäßeinengungen und Verschlüssen, sowie zur Feststellung vaskulärer Spasmen verwendet; mit dokumentierender Spektrumanalyse, inklusive der extrakraniellen Ultraschalluntersuchung ist auch an einen möglichen Einsatz bei der Hirntodbestimmung zu denken [12].

▸ **Zerebrale Angiographie**

Für die ▸ zerebrale Angiographie mit der intraarteriellen digitalen Subtraktionsangiographie (IADSA) wird heute die Indikation strenger gestellt. Sie ist eine invasive Methode mit möglichen Nebenwirkungen von Seiten der (A. femoralis-) Punktion, der Kathetermanipulation und der Kontrastmittelapplikation. Mit der IADSA werden in der Intensivmedizin vor allem Blutungsursachen präoperativ oder vor endovaskulärer Intervention abgeklärt (z.B. aneurysmatische und arteriovenöse Gefäßmißbildungen).

*Absolute Kontraindikationen für die jodhaltige KM-Applikation sind die Hyperthyreose und das papilläre Schilddrüsenadenom*

Der Angiographie im Rahmen der Hirntoddiagnostik wird entgegengehalten, daß sie einen Zustand beweisen soll, den sie selbst (durch die KM-Belastung der massiv sauerstoffdeprivierten „letzten Wiesen") herbeiführen könnte [7]. In der letzten Stellungnahme der Deutschen Bundesärztekammer bezüglich Entscheidungshilfen zur ▸ Hirntoddiagnostik wird die zerebrale intraarterielle Angiographie lediglich als (ersetzbare) Methode genannt, die allenfalls zur Klärung der Art der Hirnschädigung eingesetzt werden kann [1]. Die Zulässigkeit der Angiographie bei der Hirntoddiagnostik wird auch in der juristischen Literatur bezweifelt [7]. Die digitale Subtraktionsangiographie mit intravenöser KM-Applikation (IVDSA) ist auf Grund ihres eingeschränkten Kontrastauflösungsvermögens zur neuroradiologisch-intensivmedizinischen Diagnostik nicht geeignet.

▸ **Hirntod**

Die kraniale Computertomographie ist weiterhin, trotz bedeutenderer Aussagekraft der Kernspintomographie bei vielen Krankheitsbildern, ein praktikables und effizientes Mittel der zerebralen Akutdiagnostik und Verlaufskontrolle von Intensivpatienten. Auch hier bieten Fortschritte in der CT-Technik Erleichterungen im Patientenmanagement (z.B. Verkürzung der reinen Untersuchungszeit durch rasche Datenakquisition mittels Spiral-CT). Die fast allzeit ubiquitäre Verfügbarkeit und das relativ unproblematische ▸ intensivmedizinische Monitoring während der kurzen CT-Untersuchungsdauer macht sie zu einem patientenschonenden Diagnoseinstrument vor allem bei posttraumatischen und postoperativen ZNS-Komplikationen, bei entzündlichen Herdveränderungen sowie in der Unter-

▸ **Gute Verfügbarkeit der CT**

*Die Feststellung des Hirntodes (irreversibler Ausfall der Gehirnfunktionen) unterliegt nach Ausschluß von Sedierung, Intoxikation, metabolischen Entgleisungen und Hypothermie, den klinisch neurologischen und EEG-Kriterien. Wenn die klinische Untersuchung unmöglich ist, kann (mit Einschränkungen) mittels des Nachweises des zerebralen Zirkulationsstillstands ebenfalls der Hirntod festgestellt werden*

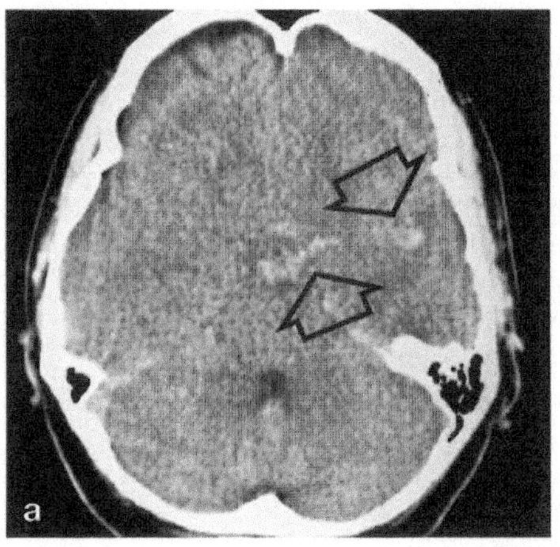
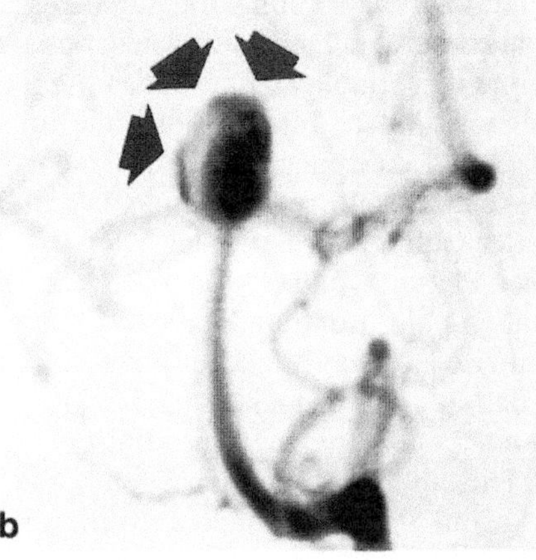
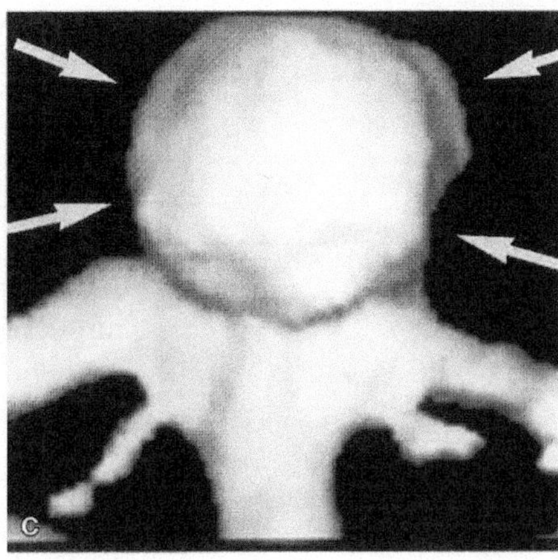

**Abb. 14a-c.** Aneurysma-bedingte Subarachnoidalblutung. Die CT (**a**) zeigt hyperdense flächige Verdichtungen (*Pfeile*), die einer Subarachnoidalblutug entsprechen. Nach selektiver Kontrastmitelinjektion in die linke A. vertebralis (**b**) zeigt sich ein aufgrund von Blutflußturbulenzen nur teilweise kontrastmittelgefülltes Aneurysma (*Pfeile*). Die Substraktions CT-Angiographie (**c**) des gleichen Patienten zeigt ein kugelartiges Aneurysma mit halsartigem Abgang (*Pfeile*); proximal davon entspringen die Aa. cerebri post. Die Datenaquisitionsdauer für dieses Abbildungsverfahren beträgt etwa 60s

scheidung des ischämischen Infarkts von der Hämorrhagie und bei der Diagnostik von Hirnneoplasien (Abb. 14).

Pathologische CT-Befunde bei der Ischämie können bis zu 8 oder mehr Stunden nach der Apoplexie fehlen. Die intraparenchymale und posttraumatische Blutung zeigt sich in der Regel sofort nach dem Akutereignis. Die Subarachnoidalblutung (SAB) wird ab einem gewissen Ausmaß auch ein positives CT-Resultat liefern (hyperdens gefüllte Cisternen und Subarachnoidalräume). Bei klinischem Verdacht auf SAB und negativer CT ist die Liquorpunktion unumgänglich und die Angiographie wird in Abhängigkeit von der klinischen Einteilung von Hunt und Hess [6], die die Operabilität zu beurteilen versucht, durchgeführt. Bei Verdacht auf Neoplasie/postop. Resttumor oder Rezidiv, entzündliche Veränderung, Gefäßmalformation wird nach der Nativ-CT in der Regel eine ergänzende KM-CT durchgeführt. Erst dann wird zur weiteren Klärung die Kernspintomographie und zur ergänzenden Information über Art und Konfiguration von vaskulären Prozessen die Angiographie durchgeführt.

Neurologische Störungen indizieren meist zuallererst eine kraniale Computertomographie, um einen raschen Überblick über das topisch pathologische Substrat der zerebralen Symptomatik zu erlangen. Der neuroradiologische Befund unterstützt die Aussage über die Prognose und beeinflußt die therapeutische Konsequenz. Dies unterstreicht die Bedeutung der CT im Ablauf der technischen Hilfsdiagnostik beim Intensivpatienten. Erst sekundär werden die anderen hier beschriebenen technischen Diagnosehilfen eingesetzt.

▶ **Magnetresonanztomographie**

Die ▶ Kernspin- oder Magnetresonanztomographie (MRT) mit ihren zahlreichen speziellen Untersuchungstechniken führt zu immer exakteren Diagnosen und rechtfertigt damit den Einsatz trotz höheren Personal- und manchmal auch Zeitaufwands. Die akuten MR-Indikationen für die zerebrale Intensivdiagnostik ergeben sich heute meist nach Ausschluß endogen metabolischer Ursachen aus der Diskrepanz zwischen deutlicher klinisch neurologischer Symptomatik und negativem kranialem CT-Befund, wie z.B. im frühen Stadium einer intrakraniellen Sinusthrombose oder Enzephalitis. Eine weitere akute MR-Untersuchungsindikation ist die Unterscheidung spinaler entzündlicher von vaskulären Prozessen, und Ausschlüsse operabler Raumforderungen bei akuten Querschnittsyndromen.

*Akute MR-Indikation = zerebrale Intensivdiagnostik*

▶ **MR-Angiographie**

Bei der ▶ MR-Angiographie (MRA, hauptsächlich wird die „Time Of Flight"-Technik, TOF, verwendet) werden Strömungssignale

(Fließartefakte) zur Darstellung von Gefäßverläufen verwendet. Die MRA hat aber bei Verdacht auf Aneurysma oder andere Gefäßmalformationen im Hinblick auf die Planung therapeutischer Konsequenzen (endovaskuläre Intervention mit Embolisation oder Operation) auf Grund einer geringeren örtlichen Auflösung gegenüber der IADSA keine besondere Bedeutung. Die Stenosegradevaluierung extrakranieller Gefäße mit Hilfe der MRA ist möglich (11), jedoch auch mit der Phasen-Kontrast-Technik wesentlich aufwendiger als mit der Sonographie. Kontraindikationen für die MR-Untersuchung sind implantierte Herzschrittmacher und Cochleaimplantate; es ist zu bedenken, daß operativ eingebrachte Metalle (wie auch früher verwendete Aneurysmaklips und in klinischer Erprobung stehende Coils) eine Hitzeinduktion und ein Drehmoment im Magnetfeld erfahren und somit das umgebende Gewebe thermisch oder mechanisch schädigen können.

*Kontraindikationen für MR-Untersuchungen*

▶ **Spiral-CT**

In den letzten zwei Jahren ist nach Einführung der ▶ Spiral-CT-Technik, bei der mit kontinuierlichem Tischvorschub und dauernder Rotation der Gantry (Röntgenröhre/Detektoreinheit) eine Volumendatenakquisition erfolgt, eine angiographische Technik auch für die zerebrovaskuläre Diagnostik entwickelt worden. Aus diesem Volumendatensatz können i.v. KM-gefüllte Gefäße rekonstruiert werden und mit Subtraktionstechnik von umgebenden knochen- und weichteildichten Strukturen getrennt werden [4]. Bisher wurde im klinischen Akutfall die Subtraktions-CTA zur Embolisations/Operationsplanung von zerebralen Aneurysmen verwendet.

*Spiral-CT = Rekonstruktionstechniken*

▶ **Xenon-CT**

Bei der ▶ Xenon-CT dient inhaliertes Edelgas als intravaskuläres Kontrastmittel. Die Xenon-CT ist derzeit in klinischer Erprobung und wird künftig vermutlich in der Frühdiagnostik von zerebralen Gefäßastverschlüssen eine Rolle spielen; Voraussetzung dafür ist allerdings ein breiter Konsens über konsekutive intraarterielle Lysetherapien. Im Hinblick auf alle Probleme der zerebralen Diagnostik und Überwachung von Intensivpatienten ist die Zusammenarbeit des Neuroradiologen mit dem Intensivmediziner erforderlich. Ohne eine solche Kooperation kann weder eine adäquate Befundinterpretation erfolgen, noch läßt sich die bei Intensivpatienten kontinuierliche Herausforderung zur therapeutischen Entscheidung bewältigen.

## Fragen zur Erfolgskontrolle

**1. Welche drei Pathomechanismen führen zum Lungenödem?**

a) erhöhter hydrostatischer Druck auf die Kapillarmembran (proteinarmes Transsudat, z.B. kardiales Ödem bei Herzversagen)
b) verminderter onkotischer Druckgradient an der Kapillarmembran (z.B. Hypoproteinämie, Überwässerung, Nephrotisches Syndrom)
c) erhöhte Permeabilität der Kapillarmembran (proteinreich, z.B. toxisch, ARDS)

**2. Bei welchen Formen des Lungenödems ist das obere rechte mediastinale Gefäßband (vascular pedicle) verbreitert?**

Bei Patienten mit kardialem Ödem findet sich in 60% ein verbreitertes Gefäßband (V. brachiocephalica, V. cava sup., V. azygos), bei Patienten mit Lungenödem in Folge von Überwässerung zeigt es sich in 85%. Beim Permeabilitätsödem dagegen tritt der verbreiterte „vascular pedicle" nur in 5% der Fälle auf.
Anmerkung: Die normale Breite des Gefäßbandes beträgt 48 +/- 5 mm und verbreitert sich im Liegen um 10-40%.



aus: Der Anaesthesist 9/96, S. 880

3. Nennen Sie Röntgen-
zeichen, die zur Diag-
nose und Differen-
tialdiagnose der drei
Formen des Lungen-
ödems von Bedeu-
tung sind!

- Lungengefäßband (vascular pedicle)
- Kerlay-Linien
- Pleuraergüsse
- Verteilungsmuster des Ödems
- Herzgröße
- Peribronchiale Verdichtung
- Luftbronchogramme
- Blutmenge
- Blutverteilung

4. Beschreiben Sie die
drei Phasen des
ARDS!

a) erste 24 Stunden:
   - **path:** Endotheliales Ödem, Mikroatelektasen, minimaler Flüssigkeitsaustritt ins Interstitium.
   - **Rö:** diskrete feinstreifige bilaterale Verdichtungen, fleckförmig, unscharf begrenzt, Herzschatten normal groß.

b) 2. bis 6. Tag:
   - **path:** massiver Flüssigkeitsaustritt
   - **Rö:** dichte, fleckförmige Schatten, größer werdend, unscharf begrenzt, in zentralen u. peripheren Lungenregionen, Luftbronchogramme, später zu größflächigen Konsolidierungen konfluierend, Zeichen des interstitiellen Emphysems, unscharfe pulmonale Gefäßschatten, Herz: Rechtsherzbelastung, Pulmonalarterien: Kalibererweiterung

c) mehr als 8 Tage:
   - **path:** Proliferation von Alveolarzellen, Kollagenablagerungen, Zerstörung d. Mikrovaskularisation. Folge: Hyperplasie, Pneumozyten Typ II
   - **Rö:** s.o., Konfluenz der pulmonalen Verdichtungen, Verwischung sämtlicher normaler Lungenstrukturen: Bild der „Weißen Lunge"
   - **Sek. Komplikationen:** Pleuraergüsse, Pneumothorax, Infiltrate wegen Superinfektionen.

5. Nennen Sie Indi-
kationen zur neuro-
radiologischen
Diagnostik!

- Bewußtseinsstörungen / Wachheitszustand
- Herdsymptomatik
- Hirndruckzeichen - Verlaufskontrollen

6. Welche Krank-
heitsbilder können mit
dem CT diagnostiziert
werden?

- Posttraumatische / postoperative ZNS - Komplikationen
- Entzündliche Veränderungen
- Hirnneoplasmen
- SAB / Hämatome
- Gefäßmalformationen
DD: Ischämischer Infarkt versus Hämorrhagie

## Literatur

1. Angstwurm H, Bachmann KD, Böckle F et al. (1991) Kriterien des Hirntodes; Entscheidungshilfen zur Feststellung des Hirntodes. Dt Ärztebl 88:80-91
2. Chiles C, Ravin CE (1986) Radiographic recognition of pneumothorax in the intensive care unit. Crit Care Med 14:677-680
3. Gattinoni L, Pelosi P, Pesenti A, Brazzi L, Vitale G, Moretto A, Crespi A, Tagliabue M (1991) CT scan in ARDS: clinical and physiological insights. Acta Anaesthesiol Scand 95:87-96
4. Görzer H., Heimberger K., Schindler E (1994) Spiral CT-Angiography with digital subtraction. J Comput Assist Tomogr 18: 839-841
5. Gray P, Sullivan G, Ostryzniuk P, McEwen TAJ, Rigby M, Roberts DE (1992) Value of postprocedural chest radiographs in the adult intensive care unit. Crit Care Med 20:1513-1518
6. Hunt WE, Hess RM (1968) Surgical risk as related to time of intervention in the repair of intracranial aneurysms. J Neurosurg 28: 14-19
7. Kopetzki C (1988) Organgewinnung zu Zwecken der Transplantation. In: Forschungen aus Staat und Recht, Band 82. Springer, Wien New York
8. Milne EN, Pistolesi M, Miniati M, Giuntini C (1985) The radiographic distinction of cardiogenic and noncardiogenic edema. Am J Roentg 144:879-884
9. Mirvis SE, Rodriguez A, Whitley NO, Tarr RJ (1985) CT evaluation of thoracic infections after major trauma. Am J Roentg 144:1183-1187
10. Mirvis SE, Tobin KD, Kostrubiak I, Belzberg H (1987) Thoracic CT in detecting occult diseases in critically ill patients. Am J Roentg 148:685-689
11. Peters PE, Bongartz G., Drews C (1990) Magnetresonanzangiographie der hirnversorgenden Arterien. Fortschr Röntgenstr 152:528-533
12. Reutern GMv (1991) Zerebraler Zirkulationsstillstand. Diagnostik mit der Dopplersonographie. Dt Ärzteblatt 88:55-65
13. Stark DD, Federle MP, Goodman PC (1983) CT and radiographic assessment of tube thoracostomy. Am J Roentg 141:253-258
14. Thompson MJ, Kubicka RA, Smith C (1989) Evaluation of cardiopulmonary devices on chest radiographs: digital versus analog radiographs. Am J Roentg 153: 1165-1168
15. Toccino IM, Miller MH, Fairfax WR. Distribution of pneumothorax in the supine and semirecumbent critically ill adult. Am J Roentg 144:901-905
16. Wechsler RJ, Steiner RM, Kinori I (1988) Monitoring the monitors: the radiology of thoracic catheters, wires, and tubes. Sem Roentg 23:61-84
17. Woodring JH (1983) Recognition of pleural effusion on supine radiographs: how much fluid is required? Am J Roentg 142:59-64
18. Yu CJ, Yang PC, Chang DB, Luh KT (1992) Diagnostic and therapeutic use of chest sonography: value in critically ill patients. Am J Roentg 159:695-701




aus: Der Anaesthesist 9/96, S. 880

10/96

**Redaktion:**
H.J. Bardenheuer,
Heidelberg
O. Hilfiker, Aarau
R. Larsen, Homburg/Saar
J. Radke, Halle

Anaesthesist (1996) 45:976–992   © Springer-Verlag 1996

# Der hämorrhagische Schock



I. Marzi
*Abteilung für Unfall-, Hand- und Wiederherstellungschirurgie
Chirurgische Universitätsklinik Homburg/Saar*

## Lernziele

Die komplexen pathophysiologischen Vorgänge und das akute klinische Bild eines hämorrhagischen Schockgeschehens stellen hohe Anforderungen an die präklinische und klinische ärztliche Versorgung. Neben den sympathoadrenergen Kompensationsmechanismen sind die Störungen der Mikrozirkulation und die Umstellung des Zellstoffwechsels für die Entstehung einer systemischen Entzündungsreaktion bis hin zum Multiorganversagen bedeutsam. Diese Übersicht soll folgende Inhalte vermitteln:

- Pathophysiologe des hämorrhagischen Schocks
- Präklinische und klinische Diagnostik
- Aktuelle notfall- und intensivmedizinische Behandlungskonzepte
- Klinische Versorgungsstrategie

## Definition

Schock ist definiert als unzureichende Durchblutung vitaler Organsysteme mit nachfolgender Gewebehypoxie als Ausdruck eines Mißverhältnisses zwischen Sauerstoffangebot- und bedarf. Unter den mannigfachen Schockursachen werden vier Hauptkategorien unterschieden: Hypovolämischer, kardiogener, obstruktiver und distributiver Schock. Der hämorrhagische Schock stellt neben Flüssigkeitsverlusten unterschiedlichster Genese die Hauptursache eines hypovolämischen Schocks dar. Der ▸ hämorrhagische Schock ist gekennzeichnet durch eine akute kritische Abnahme des intravaskulären Volumens mit Verlust der Sauerstofftransportkapazität (Erythrozyten). Bei zusätzlichem Trauma mit Gewebszerstörungen und Frakturen spricht man auch vom hämorrhagisch-traumatischen Schock.

▸ **Hämorrhagischer Schock: Definition**

*Der hämorrhagische Schock ist gekennzeichnet durch eine kritische Abnahme des Blutvolumens mit Verlust der Sauerstofftransportkapazität.*

PD Dr. I. Marzi, Abteilung für Unfall-, Hand- und Wiederherstellungschirurgie, Chirurgische Universitätsklinik, D-66421 Homburg/Saar

## Pathophysiologie

**▶ Traumatische oder unfallunabhängige Ursache**

Ein hämorrhagischer Schock wird ausgelöst durch einen akuten äusseren oder inneren Blutverlust ▶ traumatischer oder unfallunabhängiger Ursache. Während bei penetrierenden oder offenen Verletzungen die Genese eines hämorrhagischen Schocks offenkundig ist, muß beim stumpfen Trauma prinzipiell an okkulte Blutungen in Körperhöhlen gedacht werden. Das klinische Bild eines Schocks bei Fehlen einer offensichtlichen Blutungsquelle muß als Alarmhinweis für innere Blutverluste aufgefaßt werden. Während das Ausmaß eines Blutverlustes bei offenen Gefäß- oder Parenchymorganverletzungen bis zum Ausbluten reichen kann, sind Blutverluste bei geschlossenen Extremitätenverletzungen durch lokale Tamponade oft begrenzt. Die nachfolgend angegebenen Orientierungswerte können jedoch im Einzelfall deutlich überschritten werden:

| Ursache | Möglicher Blutverlust |
|---|---|
| • Becken | 5000 ml |
| • Oberschenkel | 2000 ml |
| • Unterschenkel | 1000 ml |
| • Oberarm | 800 ml |
| • Unterarm | 400 ml |

Anamnestische Hinweise und typische klinische Befunde (z.B. Bluterbrechen, rektale Blutungen) können bei nichttraumatischen Ursachen eines hämorrhagischen Schocks richtungsweisend sein. Zu den häufigsten ▶ nichttraumatischen Blutungsursachen zählen:

**▶ Nichttraumatische Blutungsursachen**

- Gastrointestinale Blutungen (Ulcera duodeni et ventriculi, Magen- und Dickdarmtumoren, Meckel-Divertikel, Ösophagusvarizen, Hämorrhoidalblutungen)
- Gefäßrupturen (Aortenaneurysma, Aneurysma spurium, Angiodysplasien)
- Gynäkologische Blutungsquellen (Extrauteringravidität, postpartale Uterusblutungen)
- Sonstige Ursachen: Varizenblutungen, nasopharyngeale Blutungen, Gefäßarrosionen bei Tumoren oder chronischen Entzündungen

**▶ Akuter Volumenmangel und Mangel an Sauerstoffträgern**

Der ▶ akute Volumenmangel und Mangel an Sauerstoffträgern beim hämorrhagischen Schocks führt zu mannigfaltigen pathophysiologischen Veränderungen auf der Ebene von Makrozirkulation, Mikrozirkulation, Gewebsstoffwechsel und Immunsystem. Die beteiligten Mechanismen sind in Abb. 1 schematisch dargestellt und im Weiteren kurz erläutert.

*Sympathoadrenerge Reaktion*

**▶ Sympathoadrenerge Reaktion**

Durch akuten Abfall des arteriellen Druckes und des Herzzeitvolumens wird reflektorisch eine ▶ sympathoadrenerge Reaktion ausgelöst, die bei moderaten Blutverlusten die Schocksituation klinisch ausgleichen kann. Durch die Aktivierung von Dehnungs- und Chemorezeptoren im Carotissinus und Aortenbogen wird die sympathoadrenerge Reaktion über das Vasomotorenzentrum in Pons und Medulla oblongata ausgelöst. Die Folgen sind eine Steigerung des Symphatikotonus, Zunahme der Katecholaminfreisetzung und vermehrte Hormonproduktion in der Nebenniere. Adrenalin führt durch Aktivierung von ß1-Rezeptoren zu einer Steigerung der Myokardkontraktilität und der Herzfrequenz und damit zu einem kompensa-

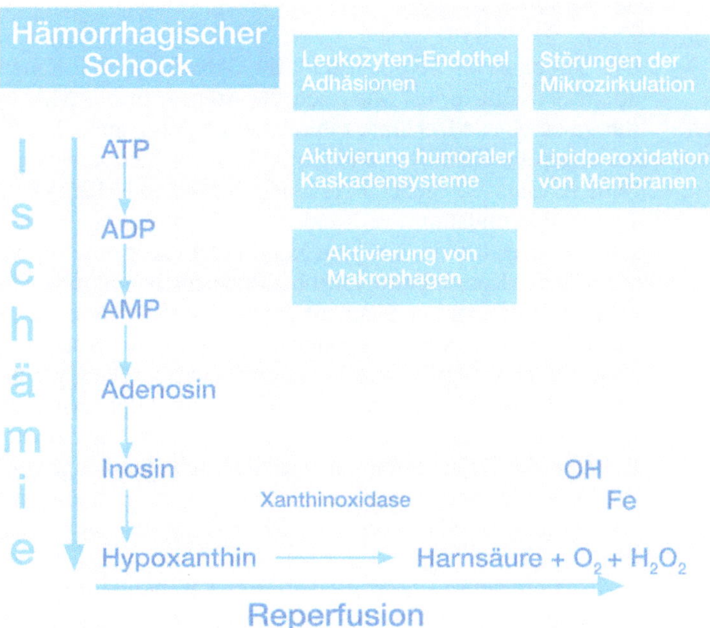


**Abb. 1.** Pathophysiologische Reaktionen nach hämorrhagischem Schock

torischen Anstieg des Herzzeitvolumens. Gleichzeitig nimmt der periphere Gefäßwiderstand durch Vasokonstriktion (α-Rezeptoren) – vor allem im Bereich des Splanchnikusgebietes, der Niere, der Muskulatur und der Haut – zu. Daraus ergibt sich eine Umverteilung des Blutes zugunsten der primär wichtigen Stromgebiete Herz und Gehirn. Die verminderte Nierenperfusion führt über das Renin-Angiotensin-System zu einer Verstärkung der Vasokonstriktion (Angiotensin II). Neben der Erhöhung des Herzzeitvolumens wird reflektorisch antidiuretisches Hormon (ADH) aus dem Hypophysenhinterlappen freigesetzt. Die Wirkung besteht in einer vermehrten Wasserreabsorption im Nierenmark zusätzlich zu der tubulären Wasser- und Kochsalzreabsorption durch Angiotensin-II-induziertes Aldosteron.

*Das Renin-Angiotensin-Aldosteronsystem stellt einen wesentlichen endogenen Kompensationsmechanismus im hämorrhagischen Schock dar.*

### Mikrozirkulation und Gewebedurchblutung

▶ **Störungen der Mikrozirkulation**

Durch die prä- und postkapilläre Vasokonstriktion im Rahmen der endogenen Schockkompensation kommt es zu ausgeprägten ▶Störungen der Mikrozirkulation. Ein wesentliches Merkmal in dieser Situation ist die Zunahme einer heterogenen Kapillarperfusion, die gekennzeichnet ist durch Zunahme von Shuntgefäßen und Abnahme der Durchblutung nutritiver Kapillaren. Als Resultat ergibt sich eine erhebliche Stoffwechselstörung mit partieller Umstellung der aeroben auf eine anaerobe Energiegewinnung unter gleichzeitiger Akkumulation saurer Metabolite und Laktat. An diesen Mikrozirkulationsstörungen sind neben den sympathoadrenergen Reaktionen vor allem auch ▶endogene Mediatoren (u.a. Adenosin) beteiligt. Die besondere Rolle von Endothelinen als hochpotente vasokonstriktorische Peptide und von Stickoxid (NO) als endogener Vasodilatator in der Mikrozirkulation stehen derzeit im Mittelpunkt der Forschung.

▶ **Endogene Mediatoren**

*Auch bei kompensiertem Systemkreislauf besteht ein Perfusionsmismatch in der Mikrozirkulation.*

Neueren Untersuchungen zufolge scheinen die lokale und zeitliche Expression von Endothelinrezeptoren sowie die Synthese von NO durch konstitutive (cNOS) und induzierbare (iNOS) NO-Synthasen maßgeblich zu dem ▶ Perfusionsmismatch nach hämorrhagischem Schock beizutragen.

▶ **Perfusionsmismatch**

*Ischämie/Reperfusion*

Die systemische Hypotension, die Abnahme der Sauerstoffträger durch den Blutverlust wie auch die Störungen der Mikrozirkulation führen zu einer ▶ Ischämie zahlreicher Organsysteme. Die Umstellung auf anaerobe Glykolyse und der Abbau der energiereichen Phosphate führt zu einer weitgehend veränderten metabolischen Situation (Abb. 1) mit Akkumulation von Xanthin und Hypoxanthin sowie proteolytischer Konversion des Enzyms Xanthindehydrogenase in die Oxidaseform. Diese Konstellation führt bei Reperfusion mit oxygeniertem Blut zu einer fulminanten Synthese freier Sauerstoffradikale (Superoxidradikal). Durch Folgereaktionen entstehen unter Katalyse von Eisen (Haber-Weiss- und Fenton-Reaktion) hochtoxische Hydroxylradikale, wobei letztlich eine ausgedehnte Membranlipidperoxidation zu strukturellen Gefäß- und Gewebeschäden führt. Das Ausmaß dieser erst im Rahmen der Reperfusion entstehenden Schäden hängt vor allem von der Dauer der Schockphase ab, so daß man beim therapierten Schock auch von einem Ganzkörper-Ischämie/Reperfusionsschaden sprechen kann.

Als Folge dieses radikalinduzierten ▶ Ischämie/Reperfusionsschadens werden mannigfache inflammatorische Reaktionen ausgelöst (Abb. 2). Zum einen führt die Interaktion der ▶ Sauerstoffradikale mit NO, ebenfalls ein Radikal, zu einer Zunahme der Vasokonstriktion durch Ausfall dessen vasodilatierender Wirkungen. Gleichzeitig induzieren freie Sauerstoffradikale die Expression endothelialer Adhäsionsrezeptoren überwiegend vom Selektintyp (L-Selektin, P-Selektin). Durch diesen Start der ▶ Leukozyten-Endothelinteraktion werden Synthese und Exposition weiterer Rezeptoren über differenzierte Signalübertragungen sowohl auf endothelialer (E-Selektin, ICAM-1) als auch leukozytärer Seite (CD11b/CD18) induziert. Es resultiert eine feste Adhäsion und Transmigration aktivierter Granulozyten in das Gewebe mit einer Verstärkung von Membran- und Gewebeschäden. Die genannten metabolischen und zellulären Mechanismen sind eine wichtige Ursachen für Membranschäden und die Entwicklung interstititeller Ödeme und Entzündungsreaktionen in der Genese eines Organversagen.

*Induktion inflammatorischer Kaskadensysteme*

Hypoxie und Mikrozirkulationsstörungen bewirken eine massive ▶ Freisetzung zahlreicher Mediatoren der verschiedensten humoralen Kaskadensysteme. Neben den Komplement-, Kallikrein-Kinin-Systemen und dem Gerinnungs- und Fibrinolysesystem scheinen nach hämorrhagischem Schock insbesondere die Mediatoren des Arachidonsäurestoffwechsels und der Zytokine (TNFα, Interleukine 1, 6, 8) von herausragender Bedeutung zu sein. Zum einen sind die direkten Effekte auf die Mikrozirkulation in den betroffenen Organsystemen für die Gewebeschädigung bedeutsam. Zum anderen führt die Freisetzung sämtlicher Mediatoren zu systemischen Reaktionen mit Störung zahlreicher Organfunktionen.

Besonders exponiert und empfänglich für schockinduzierte Veränderungen ist der ▶ Gastrointestinaltrakt, wobei der Darm auch als Quelle und die Leber als Motor eines Organversagens bezeichnet wurden. Persistierende gastrointestinale Perfusionsstörungen können auch nach klinisch erfolgreicher Schocktherapie zu Mukosaschäden des Darmes, Translokation von Bakterien und Endotoxin und damit zu einer Aktivierung insbesondere der Lebermakrophagen führen. Diese reagieren mit einer massiven Ausschüttung von Mediatoren und Radikalen, die erhebliche lokale Auswirkungen auf die Leber-

---

**Randnotizen (linke Spalte):**

▶ **Ischämie zahlreicher Organsysteme**

▶ **Ischämie/Reperfusionsschaden**
▶ **Sauerstoffradikale, NO**

▶ **Leukozyten-Endothelinteraktion**

▶ **Freisetzung zahlreicher Mediatoren durch Hypoxie und Mikrozirkulationsstörungen**

▶ **Gastrointestinaltrakt**

**Randnotizen (rechte Spalte):**

*Der generalisierte Ischämie/Repefusionsschaden führt zu ausgeprägten Endothel- und Gewebeschäden.*

*Der Gastrointestinaltrakt ist durch Ischämie besonders gefährdet.*



aus: Der Anaesthesist 10/96, S. 979

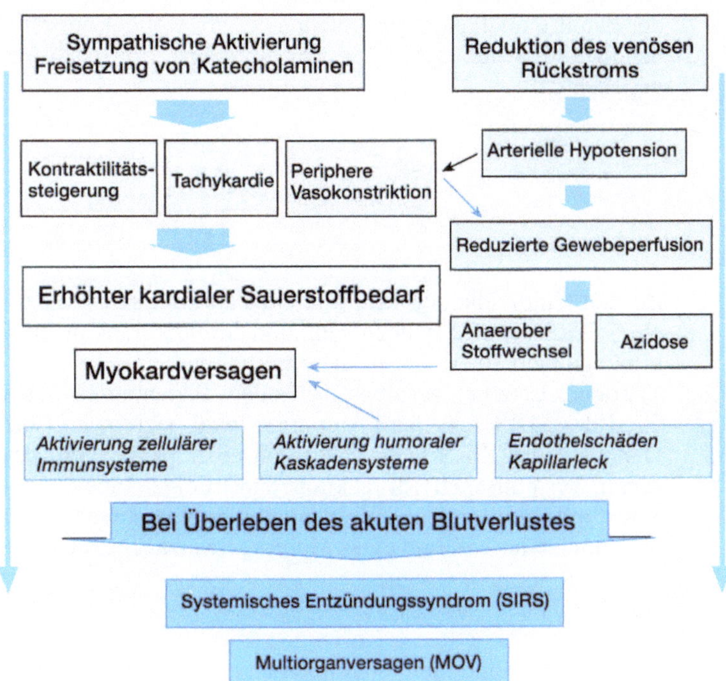



**Abb. 2.** Mechanismen der Ischämie/Reperfusionsschädigung nach hämorrhagischem Schock

mikrozirkulation und Hepatozytenfunktion haben. Außerdem verursacht die Freisetzung von Mediatoren, vor allem von TNFα und Interleukinen, aus den Kupfferschen Sternzellen Lungenfunktionsstörungen mit interstitieller Entzündungsreaktion im Sinne eines ARDS.

*Die Aktivierung humoraler und zellulärer Defensivsysteme führt zu einer verletzungsspezifischen systemischen Entzündung*

### Akutphasenreaktion und Immunsuppression

▸ **Akut-Phasen-Reaktion**

Der hämorrhagische Shock und die ausgelöste Mediatorenausschüttung induzieren eine ▸ Akut-Phasen-Reaktion mit Umstellung insbesondere der hepatischen Proteinsynthese. An dieser Stoffwechselumstellung sind vor allem lokale und systemisch freigesetzte Zytokine (Il-1, TNF, IL-6) sowie Glucocorticoide beteiligt, wobei dem Interleukin 6 eine herausragende Rolle beigemessen wird. Die hepatischen Akutphasenproteine wie Albumin, Haptoglobin und Transferrin, sind unter anderem für die Opsonierung von Fremdkörpern, als Transportproteine und zum Schutz vor überschießenden Proteolysen erforderlich. Ein Nebeneffekt dieser metabolischen Umstellung ist die Katabolie, die vor allem die Muskulatur betrifft. Neben ihrem Einfluß auf die Akut-Phasen-Reaktion führen zahlreiche Zytokine zu einer ▸ Störung des Immunsystems. Vor allem die Defekte in der Antigenpräsentation schwächen die posttraumatische Abwehr und sind neben einer verminderten Immunglobulinsynthese Ursache für die erhöhte Infektanfälligkeit.

▸ **Störung des Immunsystems durch Zytokine**

### Systemisches Inflammatorisches Response-Syndrom (SIRS)

Die durch den hämorrhagischen Schock induzierten lokalen und generalisierten humoralen und zellulären Veränderungen führen zu einer Mitreaktion des Gesamtorganismus auch noch nach Beseitigung des hämorrhagischen Schocks durch Blutstillung, Volumentherapie und Retransfusion. Das Ausmaß des SIRS hängt dabei maßgeblich von der Dauer und der Intensität des Schockgeschehens und der damit einhergehenden Entzündung ab, wobei klinisch ein SIRS bei Erfüllung der Hälfte von vier einfachen klinischen Parametern gegeben ist:

| | |
|---|---|
| • Temperatur | >38°C oder < 36°C |
| • Herzfrequenz | ≥90/min |
| • Atemfrequenz | ≥20/min oder $PaCO_2 > 38$ mmHg |
| • Leukozyten | ≥12000/µl bzw. 10% Stabkernige oder < 4000/µl |

**▶ Individuelle determinierende Faktoren**

Zu den ▶ individuellen determinierenden Faktoren für das Ausmaß eines SIRS gehören jedoch Alter und Grunderkrankungen, Gewebeschädigungen sowie die primäre notfallmedizinische und operative Therapie. Letztlich resultiert bei jedem Patienten ein individueller Grad des SIRS ausgehend von einer lokal begrenzten Entzündung. Der Grad des SIRS kann daher von einer passageren, physiologischen, systemischen Mitreaktion ohne Folgen über ein schweres SIRS mit Multiorgandysfunktion und Immunabwehrschwäche bis hin zum letalen Vollbild eines Multiorganversagens reichen (Abb. 3).

### Multiorganversagen (MOV)

**▶ Multiple Organdysfunktion**

Die Entwicklung einer ▶ multiplen Organdysfunktion (MODS) oder gar eines MOV hängt davon ab, ob durch physiologische Gegenregulationen und therapeutische Interventionen das SIRS begrenzt werden kann. Ist dies nicht möglich, können zwei Verlaufsformen des in ca. 15% nach schwerem Trauma eintretenden Multiorganversagens beobachtet werden: In etwa einem Drittel der Fälle entwickelt sich ein frühes MOV, in den übrigen Fällen ein spätes MOV. Ein frühes MOV scheint sich eher bei ausgeprägter Schockexposition zu entwickeln, während ein spätes MOV eher mit einer erhöhten Infektrate einhergeht. Die Prognose eines protrahierten manifesten MOV ist mit einer ca. 50%igen Überlebensrate nach wie vor schlecht, wobei im wesentlichen nur supportive intensivmedizinische Maßnahmen zur Verfügung stehen. Eine Verbesserung der Prognose kann nur durch möglichst frühzeitige Beeinflussung der beteiligten pathophysiologischen Mechanismen erwartet werden.

*Die Entwicklung eines Multiorganversagens hängt vom Ausmaß des Schocks, der Ausgangslage des Organismus und therapeutischen Maßnahmen ab.*

*Die Prognose des protrahierten MOV ist schlecht.*

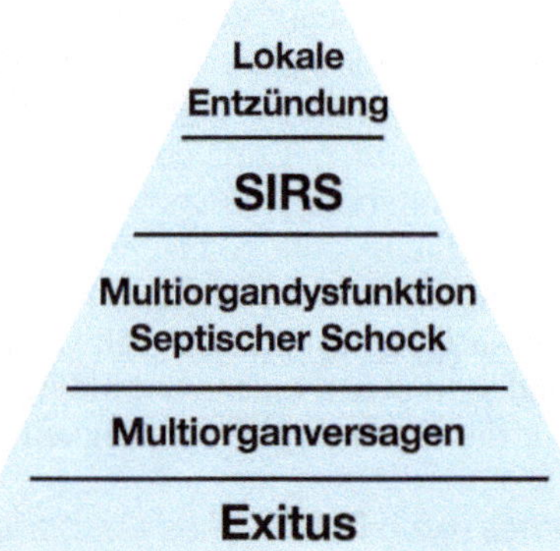


**Abb. 3.** Lokale und zeitliche Progredienz der Entzündungsreaktion in Abhängigkeit von der Schockursache sowie endogenen und therapeutischen Abwehrmechanismen

► **Klinische Zeichen eines hämorrhagischen Schocks**

Die ► klinischen Zeichen eines hämorrhagischen Schocks und ihre zugrunde liegenden Pathomechanismen sind:

| | |
|---|---|
| • Hautblässe, Kaltschweißigkeit ⇒ | Vasokonstriktion |
| • Tachypnoe ⇒ | Hypoxie, Azidose |
| • Unruhe ⇒ | Zerebrale Hypoxie |
| • Tachykardie ⇒ | Katecholamine |
| • Hypotonie ⇒ | Hypovolämie |
| • Oligurie ⇒ | Renale Minderperfusion; Hypoxie |

Je nach Ausmaß des Blutverlustes zeigen sich zunehmend die o.g. Symptome, wobei zu berücksichtigen ist, daß bei jungen Patienten der systolische Blutdruck lange kompensiert werden kann. Die Gefahr besteht in einer plötzlichen Dekompensation bei Überschreiten einer kritischen Hypoxiegrenze. Im Gegensatz dazu kann bei älteren Patienten mit kardialen Vorerkrankungen bereits bei geringgradigen Blutverlusten das Bild eines Schocks entstehen. Je nach erlittenem Blutverlust werden 4 Klassen des hämorrhagischen Schocks mit unterschiedlicher Ausprägung der o. g. klinischen Symptome unterschieden (Tabelle 1).

Tabelle 1
Klinische Symtome des hämorrhagischen Schocks nach Klassen 1-4

| | Klasse 1 | Klasse 2 | Klasse 3 | Klasse 4 |
|---|---|---|---|---|
| Blutverlust ml | 750 (<10%) | <1500 (15-30%) | <2000 (30-40%) | >2000 (>40%) |
| Blutdruck (systolisch) | Normal | Normal | Erniedrigt | Sehr niedrig |
| Blutdruck (diastolisch) | Normal | Erhöht | Erniedrigt | Nicht meßbar |
| Puls 1/min | Leichte Tachykardie | 100-120 | 120 (flach) | <120 (sehr schwach) |
| Kapillarfüllung | Normal | langsam (>2s) | Langsam (>2s) | Nicht feststellbar |
| Atemfrequenz | Normal | Normal | Tachypnoe (>20/min) | Tachypnoe (>20/min) |
| Urinfluß (ml/h) | >30 | 20-30 | 10-20 | 0-10 |
| Extremitäten | Normale Farbe | Blaß | Blaß | Blaß und kalt |
| Vigilanz | Wach | Ängstlich oder aggressiv | Ängstlich, aggressiv | Verwirrt, bewußtlos |

## Klinische Diagnostik

► **Monitoring**

*Monitoring des hämorrhagischen Schocks*

Die genannten Parameter der präklinischen Diagnostik müssen bei der klinischen Aufnahmeuntersuchung erneut und danach regelmäßig überprüft werden. Es gilt jedoch zu bedenken, daß Puls- und Blutdruckmessung zur Beurteilung eines hämorragischen oder hypovolämischen Schocks fehlleiten können, wenn Anästhetika oder Vasodilatatoren eingesetzt werden.

► **Atemabhängiger Pulskurvenverlauf**

Durch Legen eines arteriellen Zuganges kann die Blutdruckmessung optimiert werden. Der ► atemabhängige Pulskurvenverlauf kann bei beatmeten Patienten zur Beurteilung des intravasalen Volumens verwendet werden. Hierzu werden die Schwankungen des systolischen Blutdruckwertes bei der Ein- und Ausatmung in Bezug zum Ausgangswert, gemessen während 5 s Apnoe, bestimmt (Abb. 4). Der relative Abfall des systolischen Blutdruckes während der Inspirationsphase des Respirators reflektiert dabei angenähert den Ein-

*Ein Abfall der arteriellen Pulskurve unter Beatmung um 10 mmHg weist auf ein Volumendefizit von ca. 500 ml hin.*

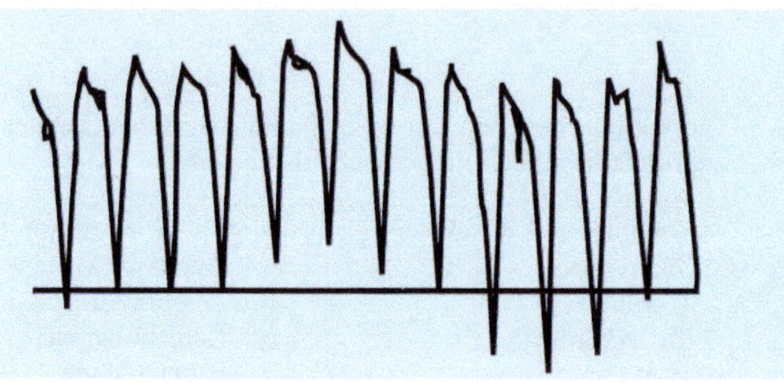

**Abb. 4.** Beurteilung einer Hypovolämie anhand eines Pulskurvenverlaufes. Deutliche Kurvenschwankungen während eines Atemzyklus weisen auf einen Volumenmangel hin. Je deutlicher der Abfall des systolischen Blutdrucks während der Inspiration gegenüber der Mittellinie (in 5 s Apnoe bestimmt) ist, umso ausgeprägter ist das Volumendefizit

fluß, den der durch den erhöhten intrathorakalen Druck verminderte venöse Rückstrom auf das linksventrikuläre Schlagvolumen ausübt. Bei einem Abfall um 10 mm Hg kann man von einem Volumendefizit von 500 ml ausgehen. Eine Hypovolämie ist mit dieser Methode durch einen deutlichen Abfall des systolischen Blutdruckes während des Atemzyklus von einem Herzversagen mit praktisch aufgehobenen atemabhängigen Blutdruckschwankungen der Pulskurve zu differenzieren.

**▶ Zentraler Venendruck**

Die Anlage eines zentralen Venenkatheters ist zur Beurteilung des intravasalen Volumenstatus erforderlich. Die inspiratorische Abnahme des ▶ zentralen Venendrucks (ZVD) beim spontan atmenden Patienten wird dabei als Zeichen eines adäquaten Volumenstatus angesehen. Zur weiteren Spezifizierung kann die Reaktion auf ein innerhalb von ca. 15 min infundiertes Volumen von 250 ml beurteilt werden. Ein Anstieg von 2-3 mmHg spricht für ein ausreichendes intravasales Blutvolumen, ein ausbleibender Anstieg für Volumenmangel.

*Ein Anstieg des ZVD um 2-3 mmHg nach Schnellinfusion von 250 ml spricht für ein ausreichendes intravasales Blutvolumen*

Der ZVD kann jedoch bei einem erhöhten intrathorakalen Druck, pulmonaler Hypertension oder Herzbeuteltamponade deutlich erhöht sein. In diesen Fällen reflektiert der ZVD nicht den Füllungszustand des Gefäßsystems und gibt keinen Aufschluß über den linksventrikulären Füllungsdruck. Daher wird zum optimalen hämodynamischen

**▶ Pulmonalarterienkatheter**

Monitoring des schweren Schocks der Einsatz eines ▶ Pulmonalarterienkatheters gefordert. Unter physiologischen Verhältnissen können über den pulmonalkapillären Verschlußdruck Rückschlüsse auf den linksventrikulären enddiastolischen Druck und die Hypovolämie gezogen werden. Aufgrund anderer schockbedingter pathophysiologischer Veränderungen des Herzens und der Lunge ist diese Korrelation jedoch nicht sicher gegeben, so daß die Aussagekraft des pulmonalkapillären Verschlußdruckes (PCWP) eingeschränkt wird.

Die bei der Klinikaufnahme durchgeführten Laboruntersuchungen müssen kurzfristig Aufschluß geben über:

| | | |
|---|---|---|
| • das Ausmaß des Blutverlustes | ⟹ | Hämoglobin, Hämatokrit |
| • die Oxygenierung des Blutes und den Säure-Basen-Status | ⟹ | Arterielle Blutgasanalyse: $pO_2$, $O_2$-Sättigung, $pCO_2$, pH-Basenüberschuß |
| • den Energiestoffwechsel | ⟹ | Laktat |
| • Elektrolytverschiebungen | ⟹ | $Na^+$, $K^+$, $Cl^-$ |
| • Gerinnungsstatus | ⟹ | Quick, PTT, TZ, Fibrinogen |
| • Bluttransfusionsanforderung | ⟹ | Kreuzblut |

Neben dem Ausmaß des Volumen- und Plasmaverlustes und dem Oxygenierungsstatus des Blutes gelten anhaltend hohe Laktatspiegel als prognostisch schlechte Zeichen, die eine konsequente Therapie erfordern.

*Hohe Laktatwerte sind prognostisch ungünstig.*



aus: Der Anaesthesist 10/96, S. 983

Parallel zur Sicherung von Atmung und Kreislauf sowie der objektiven hämodynamischen und Labordiagnostik muß unmittelbar nach Klinikaufnahme eine zügige ▸ Klärung der Ursache des hämorrhagischen Schocks erfolgen. Soweit dies durch die Verletzung nicht offenkundig ist, z.B. penetrierende Verletzungen oder offene Frakturen mit Blutung, müssen bei einem Trauma innerhalb weniger Minuten folgende Schritte  durchgeführt werden:

▸ **Ursächliche Klärung**

▸ **Klinische Untersuchung**
- Anhalt für intrazerebrale oder nasopharyngeale Blutungen
- Stabilität des Thorax, Hämato- oder Pneumothorax
- Abdominelle Abwehrspannung, Anhalt für Bauchtrauma
- Beckenstabilität, peripelvine Hämatome
- Extremitätenfrakturen

**Orientierende** ▸ **Sonografie**
- Abdomen: rechter und linker Oberbauch, kleines Becken
- Thorax: Pleurawinkel (supradiaphragmal), Pericard

▸ **Röntgendiagnostik**
- Thorax a.p.

Die weiteren Maßnahmen können nur in Abhängigkeit von der klinischen Situation und nach Kompensation des Schocks durchgeführt werden. Bei gutem Ansprechen des Kreislaufs auf die Volumen- und Schocktherapie kann individuell die erweiterte Diagnostik, primär der Schockursache und falls möglich auch der weiteren Verletzungen, durchgeführt werden.

▸ **Weitere Röntgendiagnostik**
- Becken a.p.
- HWS, BWS, LWS
- Rö-Schädel oder CCT
- Fakultativ alle Körperregionen mit klinischem Verdacht auf Verletzung

▸ **Erweiterte technische Diagnostik**
- CT Thorax
- CT Abdomen
- Angiografie

Bei unfallunabhängigen Blutungen ergibt sich meist aus dem klinischen Untersuchungsbefund eine Verdachtsdiagnose, die unter Umständen gezielt objektiviert werden muß. Neben Anamnese, klinischer Untersuchung und Sonografie des Abdomens müssen gegebenenfalls weitere diagnostische Maßnahmen eingeleitet werden. Abhängig vom Aufnahmebefund sind möglicherweise folgende Maßnahmen indiziert:
- Sonografie
- Ösophago-Gastroskopie
- Rektoskopie, Coloskopie
- CT Thorax (mit Kontrastmittel)
- CT Abdomen (mit Kontrastmittel)
- Selektive Angiografie
- Erythrozytenmarkierung bei rezidivierender unklarer Blutungslokalisation (Darm)

*Mit der Sonografie können abdominelle Blutungen sofort erkannt werden*

## Präklinische Therapie

Ziel der therapeutischen Maßnahmen ist die Beseitigung oder Verhinderung einer kritischen Abnahme des Sauerstoffangebotes, um die hypoxie- und ischämiebedingten Schäden einschließlich der Folgeschäden während der Reperfusion zu begrenzen. Die etablierten ▶ präklinischen Therapiemaßnahmen bestehen in:
- Unterbrechung der Blutung, soweit möglich
- Infusionstherapie mit Volumenersatzlösungen
- Sauerstoffzufuhr, mit Intubation und Beatmung bei respiratorischer Insuffizienz
- Katecholamintherapie, falls durch Volumenzufuhr kein ausreichender Perfusionsdruck erzielt werden kann.
- Physikalische Maßnahmen (Trendelenburg-Lagerung, Antischockhose)

Die wirksamste Therapie eines hämorrhagischen Schockgeschehens besteht in der ▶ Unterbrechung der Blutung. Dies ist jedoch nur bei äußerlichen Blutungen wie Amputationsverletzungen, offenen Frakturen oder teilweise bei nasopharyngealen Blutungen (Schädelbasisbrüche) möglich. Bei Extremitätenblutungen sollte versucht werden, die Blutung durch Anlegen eines lokalen Druckverbandes, gegebenenfalls nach vorläufiger Reposition, zu stillen.

Das Anlegen eines Tourniquet (wenn überhaupt, dann kontrolliert mit einer Blutdruckmanschette) sollte möglichst vermieden werden, da hierdurch ein zusätzlicher Reperfusionsschaden mit Verschlechterung der Gesamtprognose entsteht. Außerdem ist die Anlage eines Tourniquet häufig unzureichend und führt zu einer venösen Stauung mit Verstärkung der Blutung. Das Abklemmen eines spritzenden Gefäßes sollte nur in geeigneten Situationen bei direkt zugänglichem Gefäßstumpf erfolgen. Massive Blutungen aus dem Nasen-Rachenraum können nach endotrachealer Intubation mit einer Beloc-Tamponade über zwei durch die Nasenostien eingebrachte Blasenkatheter reduziert werden. Auf die Gefahr einer intrazerebralen Plazierung der Katheter bei ausgedehnten Schädelbasisfrakturen sei hingewiesen.

▶ *Analgesie.* Bei Patienten im hämorrhagischen Schock dürfen Analgetika, Sedativa oder Narkotika nicht schematisch dosiert, sondern nach Wirkung titriert werden. Vor allem aufgrund der Hypovolämie und der zur Kreislaufstabilisierung erforderlichen sympathoadrenergen Reaktion können schon relativ niedrige Dosen zu kardiovaskulären und respiratorischen Störungen führen. Nichtsteroidale Analgetika sollten überhaupt nicht eingesetzt werden, da deren Hemmung der Thrombozytenaggregation zu einer Blutungszunahme führen kann. Der Einsatz von Opioiden ist wegen der guten analgetischen Wirkung insbesondere auch beim Polytrauma angezeigt, wobei die Dosierung vorsichtig und unter Überwachung des Kreislaufs erfolgen soll (z. B. Fentanyl 0,05-0,1 mg i.v.; Piritramid 5-10 mg i.v.).

Alternativ scheint Ketamin beim hämorrhagischen Schock aus verschiedenen Gründen sowohl zur Analgesie als auch zur Narkose besonders vorteilhaft zu sein: Es wirkt dosisabhängig analgetisch (0,25-0,5 mg/kg i.v.) und narkotisch (1-2 mg/kg i.v.), führt zu einer nur geringen Atemdepression und erhöht den Blutdruck. Während Etomidate als weiteres Kurznarkotikum den Blutdruck nur unwesentlich beeinflußt, muß ein negativer Kreislaufeffekt bei Thiopental oder Propofol berücksichtigt werden. Bei Gabe von Sedativa ist eine zusätzliche Atemdepression zu bedenken, ein Effekt, der jedoch bei intubierten Patienten ohne Bedeutung ist.

---

**Seitenmarginalien:**

▶ **Präklinische Therapiemaßnahmen**

▶ **Unterbrechung der Blutung**

*Ein lokaler Druckverband ist einem Tourniquet möglichst vorzuziehen.*

▶ **Analgesie**

*Analgetika, Narkotika und Sedative sind vorsichtig zu dosieren.*



aus: Der Anaesthesist 10/96, S. 985

► Infusionstherapie

*► Infusionstherapie mit Volumenersatzlösungen.* Die durch einen hämorrhagischen Schock induzierten Makro- und Mikrozirkulationsstörungen führen zweifelsohne in Abhängigkeit von der Dauer des Schockgeschehens sowie dem Zeitpunkt und der Qualität der Reperfusion zu relevanten Organschäden. Der Blut- und Volumenersatz zur Wiederherstellung der Makro- und Mikrozirkulation kann aber letztlich nur durch entsprechende Substitution erfolgen.

Die Durchführung einer präklinischen Volumentherapie wird auf internationaler Ebene in dieser Hinsicht jedoch sehr kontrovers diskutiert: Ein großer Teil der amerikanischen Chirurgen und Notfallmediziner bezweifelt den ► Nutzen einer präklinischen Volumentherapie mit der Argumentation, diese verzögere die definitive chirurgische Blutstillung durch zeitaufwendige Venenpunktionen. Dieser Standpunkt wird durch einige amerikanische Studien gestützt, wobei insbesondere in einer prospektiven amerikanischen Studie an 600 Patienten mit penetrierendem Thoraxtrauma eine höhere Letalität bei schneller Volumentherapie festgestellt wurde. Der Hauptgrund für diese Zurückhaltung liegt in der Befürchtung, mit der Volumengabe durch Erhöhung des Blutdrucks und Verdünnung von Gerinnungsfaktoren Blutungen bei Gefäßverletzungen zu verstärken, wie dies experimentell klar gezeigt wurde.

In unserem Sprachraum ist hingegen die präklinische, aggressive Volumentherapie etablierter Standard und wird praktisch überhaupt nicht in Frage gestellt. Als Ursache für diese divergierenden Ansichten kommen verschiedene Faktoren in Frage, wobei neben Logistik und Art des Rettungssystems (größere Distanzen und Paramedics in den USA gegenüber kurzen Distanzen und Notarztsystem in Europa) vor allem das Verletzungsmuster unterschiedlich ist: Während in den USA penetrierende Schußverletzungen mit häufiger Gefäßbeteiligung dominieren, handelt es sich in Europa überwiegend um stumpfe Traumen, die sich teilweise lokal selbst tamponieren. Die bei stumpfen Traumen durch Gewebskontusionen ausgelösten Perfusionsstörungen können durch Volumengabe ohne Blutungsgefahr verbessert werden.

Obgleich in dieser Frage bei fehlenden verletzungsbezogenen prospektiven Studien keine definitiven Schlußfolgerungen gezogen werden können, ist derzeit das folgende Vorgehen sinnvoll:

* Bei ► Gefäßverletzungen oder -rupturen als eindeutige Ursache des hämorrhagischen Schocks sollte zwar ein venöser Zugang gelegt werden, die Volumentherapie jedoch eher restriktiv erfolgen. Die umgehende chirurgische Blutstillung mit paralleler Aufnahme einer gezielten Volumen- und Transfusionstherapie sollte angestrebt werden.
* In allen übrigen Fällen empfiehlt sich eine ► aggressive präklinische Volumentherapie zur Verbesserung von Rheologie und Oxygenierung.

Jedem Patienten im Schock müssen möglichst zwei ► großkalibrige periphere Venenzugänge gelegt werden (1,7-2,0 mm innerer Durchmesser). Zentrale Venenkatheter sollten nur bei nicht möglicher peripherer Venenpunktion gelegt werden, da ihre Durchflußrate deutlich geringer und außerdem die Rate der Punktionskomplikationen höher ist. Kann kein Gefäßzugang geschaffen werden, ist vor allem bei Kindern eine intraossäre Infusion in den Tibiakopf, von medial über eine kräftige Punktionsnadel durchgeführt, möglich.

Da zur präklinischen Infusionstherapie keine Blutkonserven oder andere Sauerstoffträgerlösungen verfügbar sind, werden kristalloide und kolloidale Infusionslösungen eingesetzt. Die mit einer Infusion einhergehende weitere Abnahme der Hämoglobinkonzentration führt

► Nutzen der präklinischen Volumentherapie

*Rascher präklinischer Volumenersatz kann Blutungen verstärken!*

*Die aggressive Volumentherapie ist präklinischer Standard.*

► Gefäßverletzungen und -rupturen

*Eine zurückhaltende Volumentherapie bei weiterhin blutenden Verletzungen bis zur Operation kann gerechtfertigt sein, um größere Blutverluste zu vermeiden.*

► Aggressive präklinische Volumentherapie

► Großkalibrige periphere Venenzugänge

zunächst dennoch zu einer verbesserten Sauerstoffversorgung in der Mikrozirkulation. Dies erklärt sich durch die Erhöhung des Herzzeitvolumens und die eindeutig verbesserte Rheologie und mikrovaskuläre Perfusion. Die durch diese Volumengabe erreichte Begrenzung von Ischämieschäden und sekundären Organschäden scheint bei Verletzungen ohne massive Blutverluste zu einer klaren Verbesserung der Prognose zu führen. Verschiedene Untersuchungen haben gezeigt, daß eine normovolämische Hämodilution auf einen Hämoglobinwert von 10 g/dl sogar zu einer Steigerung des Sauerstoffangebotes führt, das erst bei Hämoglobinwerten unter 7 g/dl unter den Normwert abfällt. Somit sollte als ▶ Richtgröße der Volumen- und Transfusionstherapie ein Hämatokrit-Wert von 20-30% und ein Hämoglobinwert um 7-10 g/dl angestrebt werden.

Für den Volumenersatz werden kristalloide und kolloidale Lösungen eingesetzt, wobei die klinische Wertigkeit hypertoner-hyperosmotischer Lösungen noch nicht abschließend geklärt ist. Bei der alleinigen Verwendung ▶ kristalloider Infusionslösungen, die überwiegend in den USA favorisiert wird, kommen Lösungen mit einem Natriumgehalt in physiologischer plasmatischer Konzentration infrage, wobei die Konzentrationen der übrigen Elektrolyte oder der Zusatz alkalisierender Anionen (z.B. Laktat) variabel und vermutlich weniger relevant ist. Aufgrund der Verteilung in den gesamten Extrazellularraum muß der Ersatz des intravasalen Volumens mit dem 4-fachen Volumen ausgeglichen werden. Trotz fehlender Allergenität und guter Haltbarkeit ist jedoch der schlechte Volumeneffekt und die erforderliche Menge als nachteilig anzusehen. Ein weiterer negativer Effekt ist die Zunahme interstitieller Ödeme bei kristalloiden Infusionslösungen durch das reperfusionsbedingte Kapillarleck.

Der Einsatz ▶ kolloidaler Volumenersatzlösungen hat sich in Europa auf Grund des hervorragenden Volumeneffektes in der Primärtherapie durchgesetzt. Es stehen hierfür verschiedene kolloidale Infusionslösungen zur Verfügung:

- Gelatine
- Hydroxyäthylstärke
- Dextrane
- Humanalbumin

Die genannten Lösungen unterscheiden sich hinsichtlich ihres initialen Volumeneffektes, ihrer Wirkdauer, der Aktivierung immunologischer Systeme sowie der hämorheologischen Effekten, wie in Tabelle 2 dargestellt. Die Volumenwirkung ist bei Plasmaexpandern (HAES 200000 10%ig und Dextran 40 10%ig) am stärksten ausgeprägt, bei Gelatinepräparaten am geringsten, obwohl auch diese eine effektive Erhöhung des Herzzeitvolumens bewirken. Die Dauer der Volumenwirkung ist bei großmolekularem HAES am längsten, bei Gelatine am kürzesten ausgeprägt. Diese Eigenschaft von Gelatinepräparaten erlaubt jedoch eine gute Steuerung, die sich zusätzlich zu deren diuretischen Effekten in der Polytraumaversorgung bewährt.

Zur Auswahl eines Kolloids für die Volumentherapie sollten noch weitere Faktoren berücksichtigt werden:

*Preis.* Nicht nur wegen des hohen Preises, sondern auch wegen fehlender Vorteile ist die präklinische Gabe von Humanalbumin verlassen worden. Das Preisgefälle verläuft über HAES-Produkte und Dextran zu den kostengünstigen Gelatineprodukten.

*Allergische Reaktionen.* Als Nachteil vor allem der Dextranpräparate werden anaphylaktische Reaktionen angeführt, wobei durch Gabe des Haptens „Promit" diese Gefahr praktisch minimiert werden kann.

**▶ Richtgröße einer Volumen- und Transfusionstherapie**

**▶ Kristalloide Infusionslösungen**

**▶ Kolloidale Volumenersatzlösung**

*Bei der Therapie des hämorraghischen Schocks sollte ein Hämatokrit von 20-30% bzw. ein Hb-Wert von 7-10 g/dl angestrebt werden.*

*Kolloidale Volumenersatzlösungen haben einen besseren Volumeneffekt als kristalloide Lösungen.*



aus: Der Anaesthesist 10/96, S. 987

Tabelle 2


| Volumenersatzmittel | Volumeneffekt initial | Volumeneffekt Dauer | Abschwächung der Entzündung | Positive rheologische Effekte |
|---|---|---|---|---|
| Dextran 60 (6%) | +++ | 8 h | +++ | +++ |
| HAES 200 (10%) | +++ | 5 h | + | ++ |
| HAES 40 (6%) | ++ | 4 h | + | ++ |
| Gelatine (3,5 %) | + | 3 h | − | + |
| Humanalbumin | ++ | >8 h | (+) | + |

*Spezifische Substanzeigenschaften*

▶ **Dextrane**

▶ *Dextrane* haben eine gerinnungshemmende Aktivität (Faktor VIII) und können dadurch zu einer Verstärkung der Blutung aber auch zu einer Begrenzung einer disseminierten intravasalen Gerinnung führen. Zahlreiche experimentelle und klinische Untersuchungen deuten zusätzlich auf eine Abschwächung aktivierter zellulärer und humoraler Systeme hin, wobei Effekte bis hin zu einer Prävention eines ARDS beschrieben wurden.

*Dextran hat auch antiinflammatorische Eigenschaften*

▶ **HAES-Präperate**

▶ *HAES*-Präparate beeinflussen die Blutgerinnung in geringerem Maße, verbessern aber ebenfalls die Mikrozirkulation. Unklar in ihren Auswirkungen sind die Speicherung in Makrophagen und mögliche sekundäre Auswirkungen auf deren Immunfunktionen.

▶ **Gelantine-Lösungen**

▶ *Gelatine-Lösungen* weisen keine besonderen Effekte auf die Gerinnung auf. Sie werden nach Aufspaltung durch Peptidasen ausgeschieden. Ein Nebeneffekt, in seiner Relevanz aber unklar, ist die Senkung des Fibronektinspiegels und die damit verbundene Störung der Opsonisierung.

▶ **Stellenwert hypertoner-hyperonkotischer Infusionslösungen**

Der ▶ Stellenwert hypertoner-hyperonkotischer Infusionslösungen bei der primären Schocktherapie ist noch nicht geklärt. Diese zur sogenannten „small volume resuscitation" geeigneten Infusionslösungen bestehen aus einer Kombination von hypertoner (7,5%) Kochsalzlösung und einem Kolloid (6% Dextran oder HAES). Die Lösungen sollen in einer Dosierung von 4 ml/kg KG (meist 250 ml) initial infundiert werden. Als Vorteil der Kombination hat sich in umfangreichen experimentellen Untersuchungen zusätzlich zu dem kolloid-bedingten Volumeneffekt eine Verminderung der Endothelschwellung und damit eine primär bessere Mikrozirkulation mit Verringerung des Hirndruckes herausgestellt.

Trotz dieser theoretischen Vorteile haben die bisherigen prospektiven klinischen Studien keinen entscheidenden Vorteil gegenüber einer kombinierten Kolloid- und Kristalloidtherapie (etwa im Verhältnis 1:1) zeigen können. Somit haben die noch nicht zugelassenen hypertonen-hyperonkotischen Infusionslösungen, nicht zuletzt wegen einer experimentell gezeigten Blutungsverstärkung bei Gefäßverletzungen und einer bei wiederholter Gabe auftretenden Hypernaträmie und Hyperosmolarität, derzeit in Deutschland keine Bedeutung.

▶ **Verlust an Sauerstoffträgern**

*Sauerstoffzufuhr, Intubation und Beatmung.* Insbesondere der ▶ Verlust an Sauerstoffträgern bei einem hämorrhagischen Schock

**► Physikalisch gelöster Sauerstoff**

erfordert eine ausreichende Oxygenierung, wobei in dieser Situation auch der ► physikalisch gelöste Sauerstoff bedeutsam werden kann. Die Konsequenz ist, auch Patienten ohne manifeste respiratorische Insuffizienz eine hohe Sauerstoffkonzentration über Nase (Sonde) oder Mund (Maske) zuzuführen und die Indikation zur Intubation und Beatmung großzügig zu stellen. In jedem Fall sollte bei einem schweren Schockzustand und einer Oxygenierungsstörung mit einer Sauerstoffsättigung von unter 90% trotz Sauerstoffzufuhr die Intubation und Beatmung erfolgen, falls dies nicht bereits aus anderer Indikation (SHT, Thoraxtrauma, u.a.) erforderlich war.

**► Katecholamine**

► Katecholamine sollten in der präklinischen Schockbehandlung nur bei unzureichendem systolischem Blutdruckanstieg (<90 mmHg) trotz adäquater Volumentherapie eingesetzt werden. Verwendet werden Substanzen mit einer $\alpha$-adrenergen Wirkung, wobei Dopamin (5-20 µg/kg/min) oder Noradrenalin (0.05-0.2 µg/kg/min) möglichst über einen Perfusor appliziert werden sollten. Unter Reanimationsbedingungen gilt Adrenalin als Mittel der Wahl.

*Katecholamine sollten nur bei unzureichendem Blutdruckanstieg trotz adäquater Volumentherapie eingesetzt werden.*

**► Beeinflussung der intravasalen Blutverteilung**
**► Kopf-Tieflage**

Eine einfache, regelmäßig einzusetzende Maßnahme zur ► Beeinflussung der intravasalen Blutverteilung ist die Hochlagerung der Beine oder besser die ► Kopf-Tieflage des Patienten (nach Trendelenburg), die auch im Rettungswagen beibehalten werden kann. Auf diese Maßnahme muß jedoch bei gleichzeitig vorliegendem schweren Schädelhirntrauma verzichtet werden.

### Klinische Therapie

**► Chirurgische Blutstillung**

► *Chirurgische Blutstillung.* Unmittelbar nach Klinikeinlieferung muß innerhalb von Minuten geklärt werden, ob eine operativ beherrschbare Blutung als Ursache des hämorrhagischen Schocks vorliegt. Mit der abdominellen Sonografie kann sofort eine intraabdominelle Blutung, z. B. durch Milzruptur oder Ruptur eines Aortenaneurysmas, als Schockursache festgestellt werden. In aller Regel muß sofort eine Laparotomie ohne weitere diagnostische Maßnahmen durchgeführt werden.

**► Thoraxdrainage**

Das Ausmaß intrathorakaler Blutungen wird anhand des Verlustes über die ► Thoraxdrainage eingeschätzt, wobei folgende Anhaltspunkte als Operationsindikation gelten:
- Blutverlust initial über 2000 ml oder
- Blutverlust initial über 1000 ml und über 500 ml/1. Stunde

*Ein durch Volumentherapie nicht stabilisierbarer Kreislauf erfordert die sofortige Operation!*

Bei penetrierenden Verletzungen, offenen Frakturen und Amputationen ist die Schockursache offenkundig und die Operationsindikation gegeben. Dennoch sollte zumindest durch Sonografie des Abdomens sowie klinische und radiologische Thoraxdiagnostik eine weitere Blutungsursache ausgeschlossen werden. Bei guter Kreislaufkompensation durch Volumentherapie kann bei unklarer Blutungsquelle die Diagnostik zügig durchgeführt werden, bevor die dringlichen operativen Maßnahmen erfolgen.

**► Blutungen nichttraumatischer Ursache**

Bei ► Blutungen nichttraumatischer Ursache sind die therapeutischen Maßnahmen durch die Blutungsquelle vorgeben. In jedem Fall darf die Diagnostik nur bei adäquater Reaktion des Kreislaufs auf die Volumen- und Transfusionstherapie schnellstmöglich zur, manchmal schwierigen, Blutungslokalisation (z. B. Darm) und Operationsplanung durchgeführt werden. Bei gastrointestinalen Blutungen kann jedoch teilweise eine endoskopische Blutungskontrolle, beispielsweise durch Unterspritzen von Gefäßstümpfen blutender Ulcera oder Umstechung von Hämorrhoiden erfolgen. Auch im Rahmen der Angiografie ist in ausgewählten Fällen eine interventionelle radiologische Blutstillung möglich (z.B. Tumorblutungen, kleine Aneurysmen). In den meisten Fällen muß jedoch bei manifestem hämorrhagischem Schock die sofortige Laparotomie oder Thorakotomie erfolgen, insbesondere bei rupturierten Aortenaneurysmen, spontanen Milzrupturen oder Blutungen bei Extrauteringravidität.

*Transfusionstherapie.* Prinzipiell gelten auch hier die für die präklinische Therapie angegebenen Maßnahmen und Aspekte, jedoch besteht in der Klinik zusätzlich die Möglichkeit zur ▶ Transfusion und Substitution von Gerinnungsfaktoren. Die ersten Blutbildwerte bei der Klinikaufnahme täuschen häufig durch Hämokonzentration zu hohe Werte vor, so daß der Transfusionsbedarf unterschätzt werden kann. Bei massivsten Blutverlusten kann die Blutgruppenbestimmung und Kreuzprobe nicht abgewartet werden, so daß blind Erythrozytenkonzentrate der Gruppe 0 rh negativ gegeben werden müssen und dies im Sinne eines Austausches auch beibehalten werden muß. Als Zielgrößen der Hämoglobinsubstitution werden Werte um 10 g/dl und ein Hämatokrit zwischen 20 und 30% bei Normovolämie angestrebt. Dieser Grad der Blutsubstitution führt durch die verbesserte Mikrozirkulation zu einer guten Gewebeperfusion und -oxygenierung. Bei hämodynamisch instabilen Patienten mit anhaltender Blutung, kardiovaskulären Grunderkrankungen oder bei schweren Oxygenierungsstörungen (Thoraxtrauma) sollte jedoch ein höherer Hämoglobinwert (10-12 g/dl) angestrebt werden.

Werden aufgrund des Blutverlustes mehr als 6-8 Einheiten Erythrozytenkonzentrate verabreicht, muß auch der Plasmaverlust und hier insbesondere der Verlust und Verbrauch an Gerinnungsfaktoren rechtzeitig kompensiert werden. Geschieht dies nicht, nimmt die Gefahr eines protrahierten hämorrhagischen Schocks durch chirurgisch nicht kontrollierbare Blutungen und Gerinnungsstörungen zu. Eine low-dose-Heparinisierung in der Frühphase des hämorrhagischen Schocks kann möglicherweise den pro- und antikoagulatorischen Verbrauch von Gerinnungsparametern begrenzen, ausreichende Sicherheit über die Anwendung in dieser Situation gibt es jedoch noch nicht. Praktisch wird der Verlust von Gerinnungsfaktoren durch Frischplasma kompensiert, ohne daß definitive Zielgrößen vorliegen. Man orientiert sich an einer Anpassung der Gerinnungstests an den Normbereich, wobei Verlängerungen der PTT und Thrombinzeit bis auf das 1,5-fache toleriert werden. Der Wert einer ausgedehnten supranormalen Substitution und laborchemischen Optimierung verschiedener Gerinnungsfaktoren, vor allem des AT III, ist umstritten und ohne überzeugenden klinischen Effekt.

*Verlängerungen der PTT und der Thrombinzeit auf das 1,5-fache können toleriert werden.*

▶ *Zielgrößen der Infusionsbehandlung.* Mit den genannten Verfahren (Bestimmung von Blutdruck, atemabhängigem Blutdruckkurvenverlauf, Herzfrequenz, ZVD, pulmonalkapillärem Verschlußdruck, Herzzeitvolumen und Urinausscheidung) muß der Füllungsstatus des Gefäßsystems fortlaufend kontrolliert werden. In der klinischen Frühphase nach hämorrhagischem Schock und nach chirurgischer Blutstillung muß ein Volumenmangel mit den oben angegebenen Infusionslösungen ausgeglichen werden. Eine Hypervolämie muß vermieden werden, um pulmonale Gasaustauschstörungen und generalisierte Wassereinlagerungen durch das reperfusionsbedingte Kapillarleck zu verhindern. Eine restriktivere Volumentherapie ist in dieser Phase in der Regel nicht indiziert, kann jedoch zu einem späteren Zeitpunkt, nach Kontrolle der Schockursache bei kompensiertem Kreislauf, zur Verbesserung der Oxygenierung und beim ARDS sinnvoll sein.

Als Zielgrößen einer optimalen Infusionstherapie muß eine Kompensation des Volumenverlustes angestrebt werden, wobei eine Nor-

▶ **Transfusion und Gerinnungsfaktorensubstitution**

▶ **Zielgrößen der Infusionsbehandlung**
- Blutdruck
- atemabhängiger Blutdruckkurvenverlauf
- Herzfrequenz
- ZVD
- Pulmonalkapillärer Verschlußdruck
- Herzzeitvolumen
- Urinausscheidung

malisierung von Blutdruck und atemabhängigem Pulskurvenverlauf sowie ein PCWP von 10-15 mmHg erreicht werden sollten. Das Optimum des Herzzeitvolumens wird seit der Forderung von Shoemaker nach supranormalen Werten nach wie vor kontrovers diskutiert. Dieses Konzept fordert, das HZV durch agressive Volumenzufuhr und pharmakologische Unterstützung (Dopexamin, Dobutamin) auf supranormale Werte anzuheben, wobei folgende Zielparameter angegeben werden:

- Herzindex über 4,5-5.0 l/min/m$^2$ (Norm: 3,5-4 l/min/m$^2$)
- Sauerstoffangebot: Index über 660-800 ml/min/m$^2$ (Norm: 520-720 ml/min/m$^2$)
- Sauerstoffverbrauch: Index über 170-180 ml/min/m$^2$ (Norm: 100-180 ml/min/m$^2$)
- Serumlaktatspiegel im Normbereich

*Zielgrößen der Transfusionstherapie sind ein Hämoglobinwert von circa 10 g/dl und ein Hämatokrit von 20-30% bei Normovolämie.*

▶ **Goal directed therapy**

Die klinischen Studien mit Anwendung dieses Konzeptes (▶ goal directed therapy) bei Schock, Sepsis und Polytrauma haben neben positiven Effekten auch fehlende und sogar negative Auswirkungen ergeben, die eine abschließende Beurteilung nicht erlauben: Zum einen konnte gezeigt werden, daß Patienten, die auf alleinige Volumensubstitution mit einer Erhöhung des Herzindex auf Werte von über 4,5 l/min/m$^2$ reagieren, eine bessere Prognose haben als Patienten ohne hyperdyname Kreislaufreaktion. Der fehlende Anstieg des Herzindex bei diesen Patienten beruht möglicherweise eher auf kardiovaskulären Vorerkrankungen oder kardiodepressorisch wirkenden Mediatoren und dürfte sich daher artefiziell nicht gefahrlos steigern lassen. Zum anderen ist völlig ungeklärt und fraglich, ob durch Manipulation systemischer Parameter wirklich die nutritive Perfusion in den reperfusionsgeschädigten Geweben sowie deren Stoffwechsel günstig beeinflußt werden kann.

▶ **Spezifische Pharmakotherapie**

▶ *Spezifische Pharmakotherapie.* In experimentellen und klinischen Studien konnten mannigfache und ausgesprochen differenzierte Reaktionen des Organismus auf der Ebene der Mikrozirkulation und des Zellstoffwechsel nach hämorrhagischem Schock und Schocktherapie beobachtet werden. In diesem Zusammenhang sind spezifische Reperfusionsschäden durch freie Sauerstoffradikale, Membranperoxidationen, Aktivierungen und Stoffwechselumstellungen von Endothelzellen, Makrophagen und Immunzellen, pathologische Leukozyten-Endothel-Interaktionen und andere Mechanismen klar belegt, wenn auch noch nicht vollständig aufgeklärt.

Differenzierte pharmakologische Ansätze konnten experimentell deutliche Verbesserungen der Mikrozirkulation, Gewebsperfusion und -oxygenierung wie auch der Organfunktion nachweisen. Aufgrund der Komplexität der Veränderungen und unzureichender klinischer Untersuchungen sind diese Ansätze noch nicht klinisch bewiesen. Aus den zahlreichen Substanzgruppen, die aufgrund theoretischer, experimenteller und bereits vorliegender limitierter klinischer Studien und Erfahrungen zur adjuvanten Pharmakotherapie geeignet erscheinen, seien hier einige bereits derzeit einsetzbare und aus anderer Indikation verfügbare Agentien angeführt: Antioxidativ wirkende

▶ **Vitamine**

▶ Vitamine (A, E, C), die frühzeitig gegeben, die Wirkungen freier Sauerstoffradikale und die Membranperoxidation limitieren können.

▶ **Pentoxifyllin**

▶ Pentoxifyllin, das über einen endogenen cAMP-Anstieg die Aktivierung immunkompetenter Zellen und damit deren Mediatorausschüttung und Rezeptorexpression eingeschränkt. Pentoxifyllin verbessert die Rheologie über eine bessere Verformbarkeit von Erythrozyten und eine Reduktion der Granulozytenadhäsion. Der Einsatz als

Immunmodulator ohne vollständige Blockade einzelner Systeme bei geringen Nebenwirkungen erscheint vielversprechend und bereits jetzt gerechtfertigt.

► **N-Acetyl-Cystein**

► N-Acetyl-Cystein, das durch Spaltung von Disulfidbrücken zur Mukolyse beiträgt und therapeutisch eingesetzt wird, besitzt sowohl direkte als auch indirekte antioxidative Wirkungen über eine Erhöhung des antioxidativ wirkenden Glutathions.

► **Mannitol**

► Mannitol verfügt über antioxidative Wirkungen durch Blockade der Hydroxylradikalwirkungen und ist klinisch beim Hirnödem wegen seines osmotischen Effektes indiziert.

## Fragen zur Erfolgskontrolle

**1. Welche pathophysiologischen Veränderungen persistieren auf der Ebene der Mikrozirkulation trotz Wiederherstellung der systemischen Kreislauffunktion?**

Ischämie/Reperfusionsschäden und eine Perfusionsstörung durch gestörte Regelkreise können zu lokalen Gewebeschäden und einer systemischen Entzündungsreaktion führen.

**2. Was versteht man unter einem SIRS?**

SIRS: systemic inflammatory response syndrome
Eine entzündliche Reaktion des Gesamtorganismus, gegeben bei Erfüllung von 2 der 4 Kriterien:
Temperatur:     >38°C oder <36°C
Herzfrequenz: >90/min
Atemfrequenz: >20/min oder $PaCO_2$ >38 mmHg
Leukozyten:    >12000/μl bzw. 10% Stabkernige oder <4000/μl

**3. Welche Methoden sind zur Beurteilung eines Volumenmangels besonders geeignet?**

Atemabhängigkeit des Pulskurvenverlaufes, zentraler Venendruck, pulmonalkapillärer Verschlußdruck.

**4. Warum kann eine aggressive Volumentherapie bei blutenden Gefäßverletzungen gefährlich sein?**

Der Wiederanstieg des Blutdrucks ohne Kontrolle der offenen Blutungsquelle kann zu einer Zunahme des Blutverlustes führen.

**5. Von welchem Parameter hängt der initiale Volumeneffekt, dessen Dauer und die Steuerbarkeit kolloidaler Volumenersatzlösungen ab?**

Vom Molekulargewicht. Dextran 60 und HAES 200 haben die ausgeprägtesten Wirkungen, während HAES 40 und Gelatine bei kürzerer Wirkdauer besser steuerbar sind.


## Literatur

Baskett PJF (1990) Management of hypovolemic shock. BMJ 300: 1453-1457

Baue AE (1994) Multiple organ failure, multiple organ dysfunction syndrome, and the systemic inflammatory response syndrome – Where do we stand? Shock 2:385-397

Carli PA, Orliaguet GA (1995) Prehospital trauma care. Current Opinion in Anaesthesiology 8:157-162

Chaudry IH, Ayala A, Ertel W, Stephan RN (1990) Hemorrhage and resuscitation: immunological aspects. Am J Phys 259:R 663-R678

Fiddian-Grenn, Haglund U, Gutierrez G, Shoemaker WC. (1993) Goals for the resuscitation of shock. Crit Care Med 21: S25-S31

Janssens U, Hanrath P (1995) Schock. Anaesthesist 44:123-139

Marzi I (1994) Bedeutung der Leber für den Verlauf des SIRS nach Schock, Trauma und in der Sepsis. AINS 29:41-46

Oakley PA, Morrison PJ (1994) Resuscitation and monitoring of hypovolemic shock. Current Opinion in Anaesthesiology 7:177-183

Rose S, Marzi I (1996) Pathophysiologie des Organversagens nach Trauma. Zentralb Chir, im Druck

Ziegenfuss T (1996) Notärztliche Versorgung des Polytraumas. Zentralbl Chir, im Druck

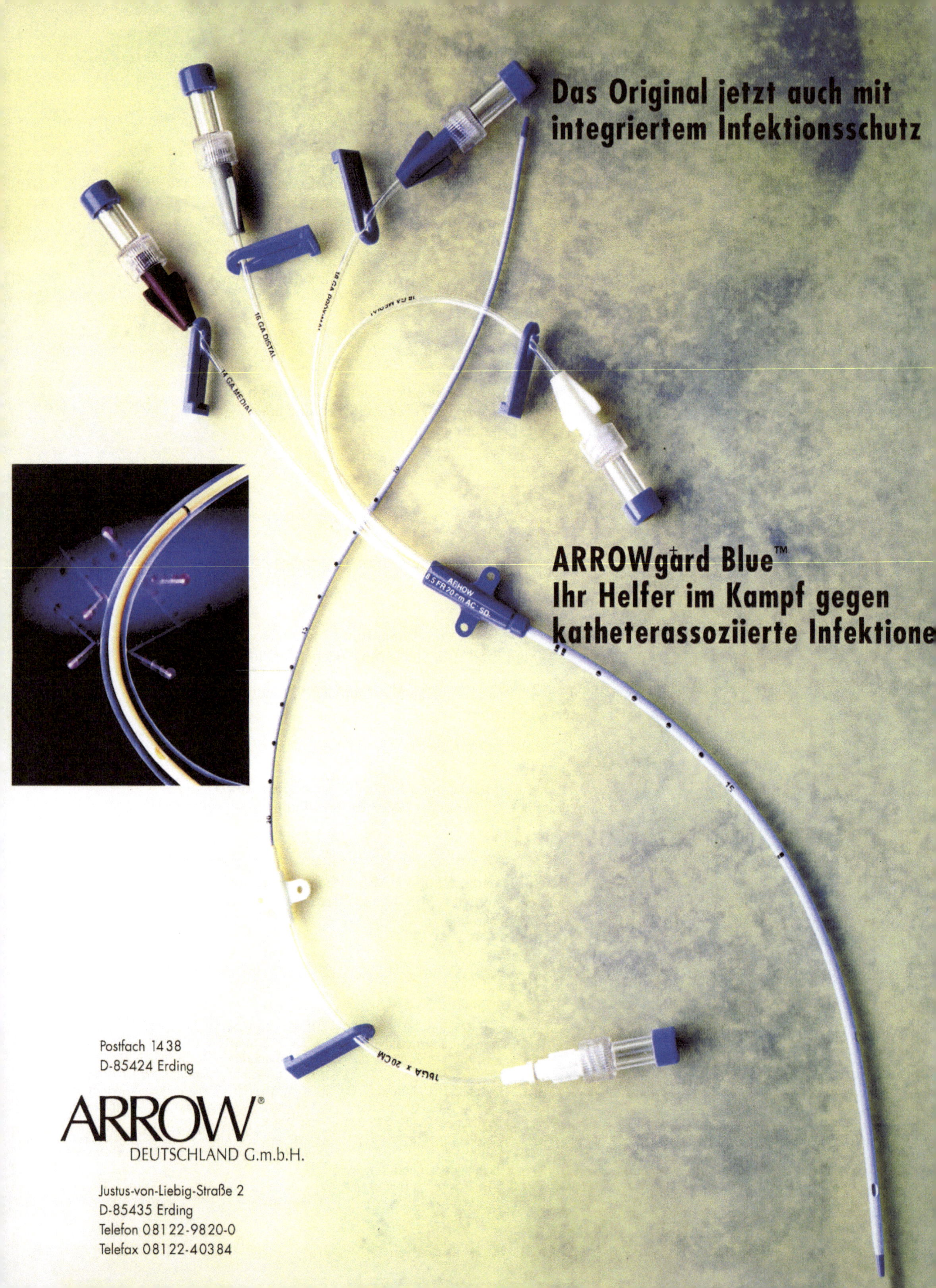

Das Original jetzt auch mit
integriertem Infektionsschutz

ARROWgård Blue™
Ihr Helfer im Kampf gegen
katheterassoziierte Infektione

Postfach 1438
D-85424 Erding

ARROW®
DEUTSCHLAND G.m.b.H.

Justus-von-Liebig-Straße 2
D-85435 Erding
Telefon 08122-9820-0
Telefax 08122-40384

Anaesthesist (1996) 45:1111–1126  © Springer-Verlag 1996

**11/96**

**Redaktion:**

H.J. Bardenheuer,
Heidelberg

O. Hilfiker, Aarau

R. Larsen, Homburg/Saar

J. Radke, Halle

# Infektionen durch intravasale Katheter

*Die Beiträge der Rubrik „Weiterbildung" sollen dem Stand des zur Facharztprüfung für den Anästhesisten notwendigen Wissens entsprechen und zugleich dem Facharzt als Repetitorium dienen. Die Rubrik beschränkt sich auf klinisch gesicherte Aussagen zum Thema.*

A. Bach[1] und M. Borneff[2]
[1]*Klinik für Anaesthesiologie und* [2]*Hygiene-Institut der Universität Heidelberg*

Intravasale Katheter, peripher- und zentralvenöse sowie pulmonalarterielle und arterielle, stellen unverzichtbare Mittel bei diagnostischen und therapeutischen Maßnahmen dar. Mit dem vermehrten Einsatz intravasaler Katheter wurde zunehmend auf inhärente Risiken hingewiesen. Während die traumatischen Komplikationen durch den Einsatz verbesserter Punktionstechniken, wie z.B. der Seldinger-Technik, im Vergleich zu den Anfängen der intravasalen Katheterisierung und die thromboembolischen Komplikationen durch eine verbesserte Biokompatibilität der Materialien reduziert werden konnten, gab es bislang im Bezug auf die infektiösen Komplikationen weniger Fortschritte. So ist die katheter-assoziierte Sepsis die lebensbedrohliche Komplikation, die am häufigsten mit einem zentralvenösen Zugang verknüpft ist, noch vor traumatischen Komplikationen wie z.B. Pneumothorax oder Blutungen.

Durch einen intravasal eingeführten Katheter wird die physiologische Hautbarriere durchbrochen. Deshalb könnten Infektionen im Zusammenhang mit intravasalen Kathetern als eine unausweichliche Folge angesehen werden. Zahlreiche Untersuchungen zeigten jedoch, daß viele dieser Infektionen durch präventive Maßnahmen verhindert werden könnten.

## Definition einer katheter-assoziierten Infektion

▶ **Infektion oder Kolonisation**

Bislang gibt es im Zusammenhang mit intravasalen Kathetern keine Konsensus-Definitionen bezüglich ▶ Infektion, Kolonisation und Kontamination. Im folgenden wird versucht, diese Begriffe zu präzisieren (s. Tabelle 1).

Eine katheter-assoziierte Infektion ist durch eine pathophysiologische Reaktion des Patientenorganismus gegen die Mikroorganismen, die den intravasalen Katheter kolonisieren, charakterisiert und kann sich in lokal begrenzten Infektionszeichen oder systemisch generalisierten Symptomen manifestieren. Die klinischen Zeichen sind nur im Falle der Lokalinfektion mit den Befunden: Rötung, Schwellung, Schmerz und Wundsekretion an der Kathetereintrittsstelle relativ eindeutig. Bei einer systemischen katheter-assoziierten Infektion ist eine Diagnose, gestützt auf klinische Kriterien, i.d.R. nur als eine Verdachts- bzw. Ausschlußdiagnose möglich. Die

Priv.-Doz. Dr. A. Bach, Klinik für Anaesthesiologie, Universität Heidelberg, Im Neuenheimer Feld 110, D-69120 Heidelberg

klinischen Zeichen einer Infektion, wie z.B. ein Temperaturanstieg, sind polyätiologischer Genese und es fehlt ein pathognomonischer Befund für eine katheter-assoziierte Infektion.

Die Verdachtsdiagnose katheter-assoziierte Infektion kann letztendlich durch mikrobiologische Methoden, insbesondere durch die Untersuchung des entfernten Katheters, verifiziert werden. Ähnlich wie bei der Diagnostik der Harnwegsinfektion, wurde von Maki 1977 [11] für die Diagnostik der katheter-assoziierten Infektion eine Koloniezahl vorgeschlagen, die zwischen Kolonisation und Infektion trennt: wird der Grenzwert von 15 Keimen in der von ihm vorgeschlagenen semi-quantitativen Ausroll-Kultur des Kathetersegmentes unterschritten, so wird dies einer Kolonisation gleichgesetzt. Wird dieser Grenzwert erreicht oder überschritten, so wird eine Infektion angenommen. In der Folge wurden weitere quantifizierende Verfahren erarbeitet und in klinischen Studien Grenzwerte zur Unterscheidung von Kolonisation und Infektion ermittelt [19].

Eine Diskussion dieses Konzeptes findet sich im Abschnitt Diagnostik.

*Klinische Verdachts- bzw. Ausschluß- diagnose durch mikrobiologische Untersuchungen*

### Ätiologie

Im wesentlichen werden drei verschiedene Mechanismen in der Genese einer katheter-assoziierten Infektion diskutiert, aus denen sich dann die verschiedenen präventiven Ansätze herleiten (Abb. 1-3).

*Extraluminäre Kolonisation*

▶ **Kathetereintrittsstelle**

Die ▶ Kathetereintrittsstelle stellt eine Läsion der physiologischen Hautbarriere dar. Von hier können die Bakterien an der Außenfläche der Katheter entlang in die subkutanen Gewebe deszendieren und so die Blutbahn erreichen [6, 13]. Diese Hypothese konnte in Studien durch den Einsatz von mikrobiologischen quantitativen Kulturverfahren sowie molekularbiologischen Typisierungsmethoden untermauert werden. Gerade bei traumatologisch-postoperativen Intensivpatienten scheint dieser Mechanismus die größte Rolle zu spielen.

*Extraluminäre Kolonisation: wahr- scheinlichster Patho- mechanismus bei traumatologisch- postoperativen Patienten.*

*Intraluminäre Kolonisation*

▶ **Katheteransatzstück**

Die intraluminäre mikrobielle Besiedelung des Katheters, ausgehend vom ▶ Katheteransatzstück, stellt einen weiteren Pathomechanismus der katheter-assoziierten Kolonisation und Infektion dar [20]. Insbesondere bei langzeitkatheterisierten Patienten sowie hämatologisch-onkologischen Patienten scheint dies ein wichtiger Pathomechanismus zu sein. Grundsätzlich kann eine katheter-assoziierte Infektion durch das Eindringen von Mikroorganismen an jeder Stelle des Infusionssystems mit anschließender intraluminärer Kolonisation des Katheters hervorgerufen werden. So kann z. B. eine sekundäre Kontamination bei der Zubereitung der Infusionslösungen bzw. bei erforderlicher Medikamentenzugabe erfolgen.

*Intraluminäre Kolo- nisation: häufigster Pathomechanismus bei langzeitkatheteri- sierten, insbesondere hämatologisch-onko- logischen Patienten.*

*Hämatogene Streuung*

▶ **Bakteriämie von septi- schem Fokus**

Einen dritten Pathomechanismus der katheter-assoziierten Infektion stellt die Kolonisation eines intravasalen Fremdkörpers nach einer ▶ Bakteriämie ausgehend von einem entfernt liegenden septischen Herd dar. Insbesondere katheter-assoziierte Infektionen durch Keime der Darmflora wie E. coli, Enterokokken und Klebsiellen sollen durch eine Translokation dieser Keime aus dem Darmlumen mit konsekutiver Bakteriämie verursacht werden.

*Hämatogene Besiedlung des intra- vasalen Katheters bei Bakteriämie z.B. nach Translokation von Bakterien.*

Tabelle 1


### Katheter-assoziierte Infektion

*Klinische Kriterien:* Pathophysiologische Reaktion des Patienten (z.B. Fieber) gegen den bakteriell kolonisierten Katheter bei Ausschluß anderer Infektionsherde. Ggf. Abklingen der Symptome
nach Katheterentfernung

*Mikrobiologische Kriterien:* Erregernachweis an einem Kathetersegment bzw. Keimnachweis am
Kathetersegment über dem methodenspezifischen Grenzwert

#### Sonderfälle:

*Katheter-assoziierte Bakteriämie:*
Katheter-assoziierte Infektion mit Nachweis des identischen pathogenen Mikroorganismus am
Katheter und in der Blutkultur; ggf. müssen zum Identitätsnachweis molekularbiologische
Typisierungsmethoden benutzt werden (z. B. bei koagulase-negativen Staphylokokken)

*Katheter-assoziierte Sepsis:*
Katheter-assoziierte Bakteriämie (mit dem Nachweis des identischen pathogenen
Mikroorganismus am Katheter und in der Blutkultur) und den klinischen Zeichen einer Sepsis

*Lokalinfektion:*
Zeichen einer Infektion (Rubor, Calor, Dolor; purulentes Sekret) an der Kathetereintrittsstelle

### Katheter-Kolonisation

*Klinische Kriterien:* Keine lokalen oder systemischen Infektzeichen trotz eines wahrscheinlich
kolonisierten Katheters
*Mikrobiologische Kriterien:* Keimwachstum auf der inneren oder äußeren Katheteroberfläche
unterhalb des methodenspezifischen Grenzwertes

### Kontamination

Einbringen des Erregers in das Nachweismedium während der Probenentnahme (z. B. Einbringen von Hautkeimen während der Katheterentfernung in das Kulturmedium) ohne pathoge-
netische Bedeutung


## Pathogenese

### Kolonisation

Die initiale Adhäsion der Keime an das Kathetermaterial wird durch
unspezifische physikochemische Kräfte sowie durch spezifische
Bindungen wie z. B. über Fibronectin vermittelt. Innerhalb von Stunden können vereinzelte, adhärente Bakterien dann zu Kolonieflächen
proliferieren. Insbesondere Staphylokokken können hierbei eine
extrazelluläre Substanz bilden, die die körpereigene Abwehr erschwert. Bei den Harnwegsinfektionen katheterisierter Patienten
▶ **Biofilm**  spielen die Bakterienadhärenz und die ▶ Biofilmbildung am Katheter
eine vergleichbar entscheidende Rolle.

*Kolonisation mit bio-filmbildenden Bakterien begünstigt die Proliferation der Bakterien und erschwert die Therapie der Infektion.*

### Thrombose und Infektion

In vitro-Experimente weisen auf die Beteiligung von Thrombozyten
bei der Adhärenz von Staphylokokken an Kunststoffmaterialien hin.
Bei Patienten mit intravasalen Kathetern können jedoch Thrombose
und Infektion durchaus unabhängig voneinander vorkommen. Hier
ist darauf hinzuweisen, daß ▶ thrombotische Komplikationen nur in
▶ **Thrombotische**  ca. 1% aller Patienten mit zentralvenösen Kathetern klinisch mani-
**Komplikationen**  fest werden. Die radiologische Diagnostik einschließlich Phlebo-
graphie und Ultraschalluntersuchung deckt eine höhere Inzidenz von
bis zu 50 % auf. Dies stimmt weitgehend mit der bei Obduktionen

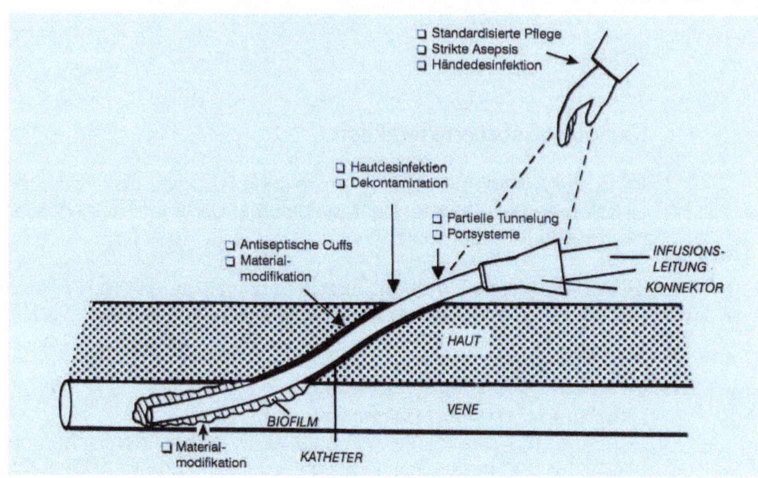


**Abb. 1.**
Pathogenese I:
Deszension der Haut-
flora und präventive
Ansätze

festgestellten Thrombosehäufigkeit von ca. 30% bei zentralvenösen Kathetern überein. Ausgeprägte Thrombosen zeigen sich klinisch an Abflußstörungen distal des betroffenen Venensegmentes, z.B. durch eine ipsilaterale Schwellung bzw. eine livide Verfärbung. Auch nach Entfernung des kolonisierten Katheters kann es aufgrund des infizierten thrombotischen Materials zur Bakteriämie und Zeichen der Infektion kommen. Die Heparinbeschichtung von Kathetern, insbesondere von Pulmonaliskathetern, vermag thrombotische Auflagerungen und vielleicht die Häufigkeit der thromboembolischen Komplikationen zu reduzieren.

*Thrombose- und Infektionsentstehung zeigen Gemeinsamkeiten, kommen jedoch bei intravasalen Kathetern oft unabhängig voneinander vor.*

### Keimspektrum

▶ **Koagulase-negative Staphylokokken**

▶ Koagulase-negative Staphylokokken, die früher als für den Menschen apathogene Mikroorganismen eingestuft wurden, stellen die wichtigste Erregergruppe bei katheter-assoziierten Infektionen dar. An zweiter Stelle zu nennen ist Staphylococcus aureus. S. aureus kolonisiert bei annähernd einem Viertel der Normalbevölkerung die Haut und Schleimhäute, insbesondere des Nasen-Rachen-Raumes. Dieser Keim besitzt eine höhere Pathogenität als die Koagulase-negativen Staphylokokken und kann bis zum Krankheitsbild des toxischen Schocks führen. Dadurch sowie durch die ausgeprägte Abszeßbildung ist die Infektion durch S. aureus mit einer hohen Letalitätsrate verknüpft.

*Staphylokokken stellen die häufigsten Erreger einer katheter-assoziierten Infektion dar.*

In Kasuistiken sind verschiedene weitere Mikroorganismen in Verbindung mit einer katheter-assoziierten Infektion beschrieben worden. Dabei ist zu beobachten, daß gerade fakultativ pathogene Keime, deren Pathogenität für den Menschen ansonsten gering eingeschätzt wird, in diesem Zusammenhang isoliert werden.

Die Häufigkeit, mit der eine Katheter-Kolonisation in eine Bakteriämie oder Infektionskrankheit übergeht, wird von der Pathogenität und Virulenz der Mikroorganismen mitbestimmt: so haben Besiedlungen von intravasalen Kathetern mit koagulase-negativen Staphylokokken im Vergleich zu denjenigen mit gramnegativen Hospitalismuskeimen stets eine geringere Bakteriämierate zur Folge.

### Risikofaktoren

Da die bakterielle Kolonisation eines Katheters eine immunologische Reaktion des Patientenorganismus induziert, spielen neben den Eigenschaften der Mikroorganismen und den katheterbedingten Risikofaktoren auch die prädisponierenden Faktoren des Patienten eine entscheidende Rolle [15]. Hierbei ist zu beachten, daß das iatrogene

*Risikofaktoren für die Entstehung einer katheter-assoziierten Infektionen sind auf Patienten- und Materialseite zu finden.*

Tabelle 2
**Risikofaktoren**
**(Beispiele gravierender Risikofaktoren in Klammern)**

**Patient**
- Extremata des Lebensalters (Säuglinge)
- Immunalteration (Trauma/Operation/Verbrennung)
- Immunsuppression (Chemotherapeutika, Immunsuppressiva)
- Bakterielle Besiedlung (Staphylokokken)

**Katheter**
- Material (PVC)
- Einsatzart (Pulmonaliskatheter)
- Zugangsweg (Vena jugularis interna)
- Punktionstechnik (Venae sectio)
- Katheterverband (Plastikfolie)
- Verweildauer (Liegedauer über 7 Tage)

**Mikroorganismus**
- Pathogenität (S. aureus)
- Keimzahl (Koloniezahl über dem methodenspezifischen Grenzwert)
- Resistenzmuster (Multiresistenter S. aureus)

Durchbrechen physiologischer Keimbarrieren durch die Katheterisierung das meist schon durch die Grunderkrankung bestehende Infektionsrisiko weiter erhöht. Ein Überblick über die wichtigsten Risikofaktoren gibt die Tabelle 2.

*Besonderheiten bei postoperativen Intensivpatienten*

▶ **Vena subclavia Zugang**

Studien bei Intensivpatienten belegen, daß die Hautareale über der Vena jugularis interna und der Vena femoralis bakteriell höher besiedelt sind als die über der ▶ V. subclavia. In Übereinstimmung mit diesen Befunden, berichten einige Autoren über eine niedrigere Infektionshäufigkeit bei Kathetern, die über die V. subclavia eingebracht wurden [10]. Insbesondere bei tracheotomierten oder intubierten Patienten kommt es durch die Nähe zur Vena jugularis zu einer wiederholten Keimbelastung durch das meist bakteriell besiedelte Trachealsekret. Andere Untersucher verweisen jedoch darauf, daß – eine adäquate Katheterpflege vorausgesetzt – das Risiko bei einem Zugang über die Vena jugularis bzw. femoralis nicht wesentlich höher ist.

▶ **Kunststoffhüllen**

Die Verwendung von Schleusen mit Rückschlagventilen bzw. der Einsatz von ▶ Kunststoffhüllen um den Katheter an der Einstichstelle soll die bakterielle Kolonisation des Katheters minimieren. So kann z.B. beim sachgemäßen Gebrauch einer sterilen Kunststoffhülle an der Einführungsschleuse eines Pulmonaliskatheters die bakterielle Kolonisation des Katheters vermindert und Lagekorrekturen des Katheters hygienisch durchgeführt werden [21].

▶ **Multilumenkatheter**

Die Anlage von mehreren Kathetern über dieselbe Punktionsstelle führt zu einer ungünstigen Relation von Venendurchmesser und Katheteraußendurchmesser und damit zu einer hohen Thrombosegefahr. Zweckmäßiger ist der Einsatz von ▶ Multilumenkatheter, die bei identischem Flüssigkeitsvolumen pro Zeiteinheit einen niedrigeren Gesamtquerschitt aufweisen.

▶ **i.v.-Filter**

Die Applikation von Medikamenten und Infusionslösungen sollte unmittelbar nach Zubereiten dieser Substanzen erfolgen. ▶ Filter im Infusionssystem sind geeignet, die partikulären und bakteriellen Verunreinigungen der Lösungen zu reduzieren. Blutentnahmem bzw. Blutgaben über den zentralen Venenkatheter sollten die Infektionsrate erhöhen. Wenn möglich sollte die Transfusion über einen peripheren Zugang erfolgen. Blut sollte aus der arteriellen Kanüle gewonnen wer-

*Wichtige Risikofaktoren:*
- *Zugangsweg*
- *Verbandstechnik*
- *Kathetermaterial*
- *Liegedauer*

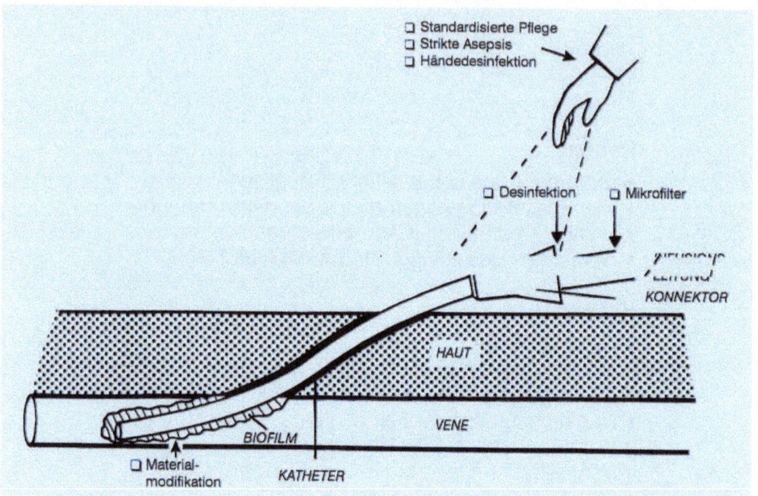


**Abb. 2.**
Pathogenese II:
Kontamination des
Infusionssystems und
präventive Ansätze

den. Falls hierzu der zentrale Weg benutzt wird, dann muß er im Anschluß daran sofort mit steriler Elektrolytlösung durchspült werden.

Eine Reduktion der Keimbelastung des Infusionssystems kann durch eine Reduktion der Manipulationshäufigkeit erreicht werden. Idealerweise liegen in sich ▶ geschlossene Systeme vor, wie z.B. bei der Bolusinjektion von gekühlter Kochsalzlösung aus einem geschlossenen Infusionssystem zur Messung des Herz-Zeit-Volumens [21].

Der ▶ Verband mit Mull und Pflaster wird im Gegensatz zum Folienverband aus infektiologischer Sicht als günstiger beschrieben, da er die Feuchtigkeitssakkumulation und die bakterielle Kolonisation vermindert [7]. Neuentwickelte Folienverbände mit einer hohen Feuchtigkeitsdurchlässigkeit werden jedoch infektiologisch als gleichwertig angesehen. Das Kathetermaterial hat einen Einfluß auf die Bakterienadhäsion. Im allgemeinen sind ▶ hydrophile Materialien aus Polyurethan anderen Kathetermaterialien vorzuziehen. Inwieweit mit Heparin, Antibiotika oder Antiseptika beschichtete Katheter geeignet sind, die Infektionsrate zu mindern, wird im Abschnitt Modifizierung der Kathetermaterialien ausgeführt.

## Inzidenz der katheter-assoziierten Infektion

Die überwiegende Zahl der Autoren berichten über eine ▶ Häufigkeit von katheter-assoziierten Infektionen von 1%-10% und eine Kolonisationshäufigkeit von 5 bis 25% in der jeweiligen Patientengruppe [2, 5, 10, 13, 15]. Diese Inzidenz der katheter-assoziierten Infektion wird durch den häufigen Einsatz der intravasalen Katheter zu einem bedeutenden infektiologischen Problem und stellt einen wichtigen Faktor bei der Morbidität und Mortalität der hospitalisierten Patienten dar. So sind die intravasalen Katheter die Hauptquelle einer ▶ nosokomialen Bakteriämie bei Intensivpatienten [15].

Geht man davon aus, daß pro Jahr in der BRD ca. 1 bis 2 Millionen zentrale Venenkatheter eingesetzt werden, so resultieren bei einer Inzidenz der katheter-assoziierten Sepsis von 1% mit einer Letalität von ca. 50% zwischen 5000 und 10000 Todesfälle pro Jahr durch katheter-assoziierte Infektionen. Um Studien bezüglich der Inzidenz vergleichen zu können, wurde als Vergleichsparameter die Häufigkeit der katheter-assoziierten Infektion im Bezug auf die Katheterliegedauer vorgeschlagen. Danach beträgt die Häufigkeit der Bakteriämie von 0,1 bis zu 1 pro 100 Kathetertage [2, 13]. Diese breite Streuung spiegelt die unterschiedlichen Patientenkollektive und deren Risikofaktoren, aber auch die verschiedenen Katheterarten wider: so zeigen Portsysteme bei selektionierten Patientengruppen

**Marginalien (links):**

▶ **Geschlossene Systeme**

▶ **Verbandtechnik**

▶ **Hydrophile Kathetermaterialien**

▶ **Infektionshäufigkeit**

▶ **Nosokomiale Bakteriämie**

**Marginalien (rechts):**

*Häufigkeit der katheter-assoziierten Infektion von 1%-10% der Patienten.*

*Intravaskuläre Katheter sind die Hauptquelle einer primären Bakteriämie bei Intensivpatienten.*

*Inzidenz der katheter-assoziierten Infektion bezogen auf die Tage unter dem Risiko: von 0,1-1 pro 100 Kathetertage.*



aus: Der Anaesthesist 11/96, S. 1116

die niedrigste Infektionsrate, gefolgt von partiell implantierten Kathetern nach Hickman und Broviac, peripheren Venenkathetern, arteriellen Kanülen und zentralvenösen Kathetern. Dialyse- und Pulmonaliskatheter haben das höchste Infektionsrisiko. Aufgrund der relativ hohen Infektionsrate im Vergleich zu anderen intravasalen Kathetern und ihres häufigen Einsatzes stellen die zentralvenösen Katheter das infektiologisch bedeutsamste Problem dar.

### Kosten-Analyse

**▸ Kosten**

Nach Untersuchungen aus den USA verursacht eine katheter-assoziierte Infektion zusätzliche ▸ Kosten von ca. 3000 bis 6000 $, bedingt durch die zusätzlichen diagnostischen und therapeutischen Maßnahmen. So wird beispielsweise die Krankenhausliegedauer um ca. 8 Tage erhöht. Die Kosten einer katheter-assoziierten Sepsis werden auf ca. 30.000 $ geschätzt.

*Kosten einer katheter-assoziierten Infektion werden auf 3000 bis 6000 $ geschätzt.*

## Diagnose der katheter-assoziierten Infektion

### Klinische Zeichen

**▸ Klinische Kriterien**

Eng verknüpft mit den Schwierigkeiten einer exakten Definition der katheter-assoziierten Infektion sind die Schwierigkeiten einer exakten Diagnosestellung (Tabelle 1). Die Diagnosestellung der katheter-assoziierten Infektion allein aufgrund ▸ klinischer Kriterien bereitet große Schwierigkeiten, da andere Infektionsquellen nur unzureichend abgegrenzt werden können und die Krankheitssymptome uncharakteristisch sind.

So ist die katheter-assoziierte Infektion bei einem katheterisierten Patienten mit Fieber oder anderen Infektionszeichen dann zu vermuten, wenn andere Infektionsherde weitgehend ausgeschlossen werden können. Typischerweise sistieren bei solchen Patienten die Infektionssymptome nach der Katheterentfernung (Überblick über diagnostische und therapeutische Maßnahmen s. Abb. 4). Die klinische Diagnosestellung der katheter-assoziierten Infektion nach diesen klinischen Kriterien ist jedoch von zu geringer Spezifität: bei bis zu 90% aller Katheter, die unter der klinischen Verdachtsdiagnose einer katheter-assoziierten Infektion entfernt wurden, kann diese letztendlich durch die mikrobiologischen Untersuchungen nicht erhärtet werden. Die Katheterentfernung aufgrund einer falsch positiven Verdachtsdiagnose stellt jedoch für die Patienten, die einen zentralvenösen Zugang weiterhin benötigen, ein zusätzliches Risiko aufgrund potentieller Komplikationen bei der erneuten Anlage des Katheters dar.

*Klinische Diagnose aufgrund fehlenden pathognomonischen Zeichen nur im Sinne einer Ausschluß- bzw. Verdachtsdiagnose möglich.*

**▸ Lokalinfektion**

Nur im Falle einer ▸ Lokalinfektion sind die klinischen Zeichen, die Trias „rubor, calor et dolor" sowie eine purulente Sekretion an der Kathetereintrittsstelle für die Diagnosestellung ausreichend. Jedoch nur in weniger als der Hälfte wird eine katheter-assoziierte Infektion von einer lokalen Infektion begleitet.

*Klinische Zeichen einer Lokalinfektion: rubor, calor et dolor.*

### Mikrobiologische Methoden

**▸ Mikrobiologische Kultur**

Die Diagnose einer katheter-assoziierten Infektion muß letztendlich eine klinische Verdachts- bzw. Ausschlußdiagnose bleiben, die mit ▸ mikrobiologischen Methoden zu verifizieren ist. Die mikrobiologische Diagnostik einer katheter-assoziierten Infektion stützt sich im wesentlichen auf die Kultur eines Kathetersegmentes nach Entfernung des gesamten Katheters mit den im folgenden dargestellten Verfahren.

*Mikrobiologische Untersuchungen sind wegweisend für die definitive Diagnose.*

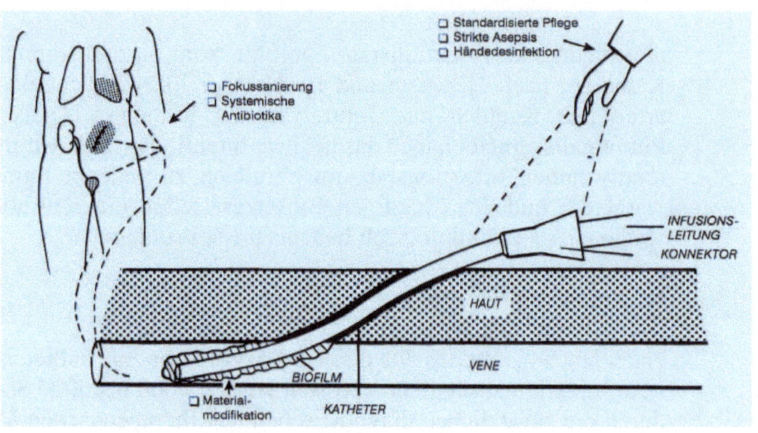



**Abb. 3.**
Pathogenese III: Bakteriämie durch septischen Fokus und präventive Ansätze

## Kultur des entfernten Katheters

▶ **Kultur in Nährbouillon**

Häufigstes Verfahren ist die qualitative Kultur eines Kathetersegmentes in einer ▶ Nährbouillon, die entweder ein Keimwachstum erbringt (d.h. makroskopisch sichtbare Trübung der Bouillon) oder steril (d.h. persistierend klare Bouillon) bleibt. Konventionellerweise wird das distale Kathetersegment, die Katheterspitze, nach Entfernung des Katheters unter aseptischen Kautelen abgeschnitten und in Nährbouillon zur anschließenden Kultur verbracht. Dieses simple Verfahren ist im Bezug auf die katheter-assoziierte Infektion zwar hochsensitiv, aber von geringer Spezifität [19]. Falsch positive Vorhersagewerte liegen bei Kathetern, die unter dem Verdacht einer Infektion entfernt werden, um 50 %, d.h. bei der Hälfte der Patienten kann trotz des positiven Keimnachweises am Katheter kein Hinweis auf eine Infektion gefunden werden. Stützt sich die mikrobiologische Diagnostik allein auf diesen Nachweis, so wird also eine Unterscheidung zwischen einer Kontamination bei Katheterentfernung, einer Katheter-Kolonisation bzw. -Infektion nicht möglich sein, da bereits ein Mikroorganismus am Kathetersegment ausreicht, um die Bouillon nach Inkubation trübe, d.h. positiv werden zu lassen.

*Die Kultur des Kathetersegments in Bouillon ist hochsensitiv, aber von geringer Spezifität.*

Zur Verbesserung der mikrobiologischen Diagnostik wurden zahlreiche quantitative Verfahren mit dem Ziel entwickelt, durch eine exakte Bestimmung der Keimzahl am Kathetersegment eine Kolonisation von einer Infektion objektiv anhand eines Grenzwertes unterscheiden zu können. Maki et al. konnten 1977 [11] zeigen, daß der Nachweis von mehr als 15 KBE pro Kathetersegment nach dem Ausrollen der Außenseite des Katheters auf einer Blutagarplatte eine katheter-assoziierte lokale oder systemische Infektion anzeigt. In dieser Studie, bei der allerdings fast ausschließlich periphere Verweilkanülen untersucht wurden, korrelierte eine Kolonisation des Katheters über 15 KBE in 16% der betroffenen Patienten mit einer Bakteriämie; hingegen war bei keinem Patienten mit einer Anzahl von unter 15 KBE am Katheter eine Bakteriämie oder Infektion nachweisbar. Von diesen Autoren wurde vorgeschlagen, diese semi-quantitative Methode zur Differenzierung einer Kolonisation von einer Infektion, allein aufgrund der mikrobiologischen Analyse des Kathetersegmentes, heranzuziehen. Durch diesen semi-quantitativen Ansatz kann weitgehend eine akzidentielle Kontamination des Katheters bei der Entfernung durch die potentiell bakteriell kolonisierte Haut diagnostisch ausgeschlossen werden: in diesem Falle wurde stets eine KBE-Zahl unter 15 festgestellt. Ausgehend von der genannten Studie wurde für die ▶ semi-quantitative Methode sowohl eine Sensitivität als auch eine Spezifität von über 80% bzgl. der katheter-assoziierten Infektion beschrieben und durch weitere Untersuchungen an Patienten mit zentralvenösen Kathetern bestätigt.

*Liegt die Besiedlung des Katheters unterhalb des methodenspezifischen Grenzwertes für das semiquantitative Untersuchungsverfahren, so ist eine Kolonisation wahrscheinlich; liegt die Keimzahl darüber ist eine Infektion anzunehmen.*

▶ **Semi-quantitative Ausrollmethode**

*Die quantitative Untersuchung der bakteriellen Kolonisation des Lumens und/oder der Außenfläche benutzt ebenfalls methodenspezifische Grenzwerte zur Unterscheidung von Kolonisation und Infektion.*



aus: Der Anaesthesist 11/96, S.1118

Tabelle 3


**Allgemeine Ansätze**

*Strenge Indikationsstellung*

- Tägliche strikte Indikationsstellung (Ziel: kurze Verweildauer)
- Alternativen wie z.B. die perkutane Gastrostomie-Katheter bei der Langzeit-Ernährung betrachten

*Standards in der Katheter-Pflege*

- Klinikhygienische Standards bei Katheter- Insertion („maximum barrier precautions") und bei der Pflege der Katheter ( durch evtl. spezielle Pflege-Teams)

**Spezielle Ansätze**

*Keimreduktion an der Eintrittsstelle*

- Hautdesinfektion
- Antiseptische Salben
- Lokale Antibiotika
- Dekontamination (z.B. Mupirocin) von Staphylokokkenträgern

*Keimreduktion im Katheterlumen*

- Mikrofilter
- Geschlossene Systeme
- Spezielle Konnektoren

*Systemische Prophylaxe*

- Systemische Antibiotikaprophylaxe

*Tunnelung*

- Partielle subkutane Implantation der Katheter ggf. mit Barriere-Manschetten (Cuffs)
- Portsysteme

*Materialmodifikation*

- Antibiotische Beschichtung
- Antiseptische Imprägnierung

▶ **Grenzwertkonzept**

Dieses Konzept eines ▶ Grenzwertes, der zwischen Kolonisation und Infektion unterscheiden läßt, wird auch bei anderen infektiologischen Fragestellungen, so z. B. der Harnwegsinfektion, erfolgreich angewandt. In vergleichenden Studien zwischen den einzelnen Kulturverfahren konnte weiterhin gezeigt werden, daß das semi-quantitative Verfahren dem qualitativen Verfahren überlegen ist und für die klinischen Routinebedingungen ausreicht. Das semi-quantitative Verfahren wurde in der Folge fortentwickelt: nach der Ablösung der Keime aus dem Lumen und der Außenfläche durch ▶ Spülen oder ▶ Ultraschallbehandlung wird ein Aliquot kultiviert und so die exakte Keimzahl am Kathetersegment bestimmt. Diese quantitativen Verfahren weisen eine Spezifität und Sensitivität von über 90% im Bezug auf die katheter-assoziierte Infektion auf [19].

▶ **Intraluminäres Ausspülen**
▶ **Ultraschallgetriggerte Keimablösung**

*Die ultraschallgetriggerte Keimablösung vom Kathetermaterial mit folgender quantitativer Kultur erscheint z.Zt. als das beste mikrobiologische Verfahren.*

*Blutkultur bei liegendem Katheter*

▶ **Blutkultur**

Ein negatives Ergebnis in einer ▶ Kultur, bei der das Blut durch den Katheter entnommen wurde, schließt eine katheter-assoziierte Infektion weitgehend aus, so daß dieser Katheter bei fortbestehender Indikation nicht entfernt werden muß. Bezogen auf den Referenzstandard, d.h. die Blutkultur, bei der das Blut durch die Punktion einer peripheren Vene gewonnen wurde, zeigen Blutkulturen, bei denen das Blut über den liegenden zentralvenösen Katheter entnommen wurde, einen positiven Vorhersagewert von 82% und einen negativen Vorhersagewert von 95% im Hinblick auf eine katheter-assoziierte Bakteriämie, wobei eine positive Kultur des Blutes aus dem Katheter lediglich aufgrund einer Kontamination herrühren kann.

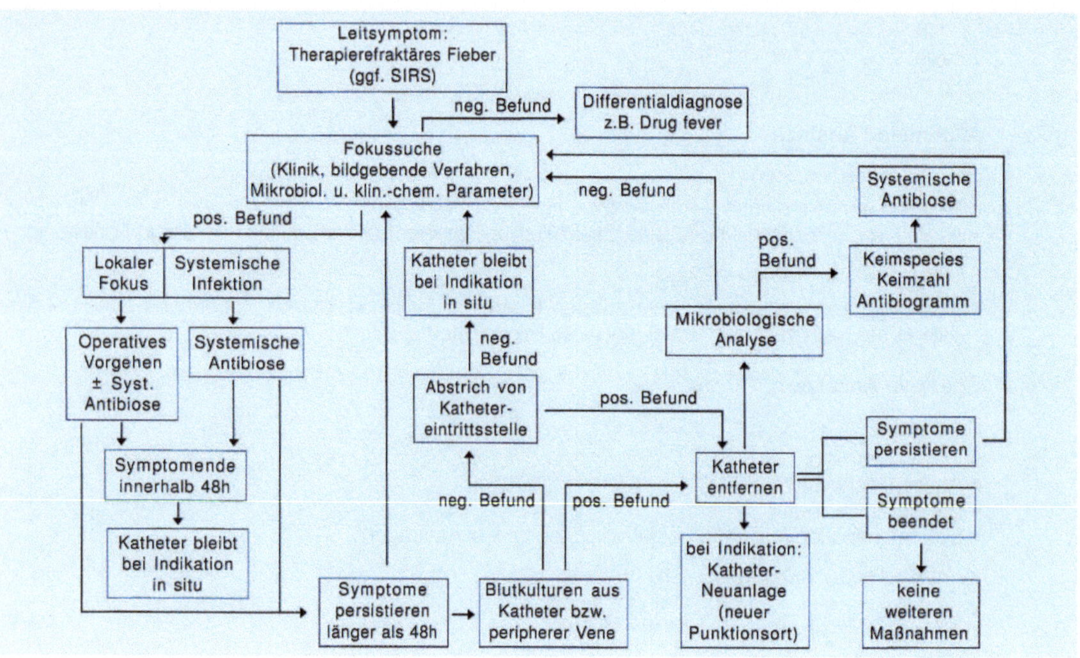



**Abb. 4.** Diagnostische und therapeutische Maßnahmen beim postoperativen Intensivpatienten

▶ **Differentialblutkultur**

Insbesondere der Nachweis von Koagulase-negativen Staphylokokken, die Keime der physiologischen Hautflora darstellen, ist in Blutkulturen oftmals lediglich als Kontamination zu bewerten und schwierig von eventuell pathogenetisch bedeutsamen Koagulase-negativen Staphylokokken zu differenzieren. Hierbei bietet die ▶ Differentialblutkultur eine Hilfe: findet sich in der Kultur des aus dem zentralvenösen Katheter entnommenen Blutes mehr als die fünffache Keimzahl als in der Kultur des periphervenös entnommenen Blutes, so ist eine katheter-assoziierte Infektion wahrscheinlich. Eine weitere Möglichkeit besteht darin, Blutkulturproben nach dem Zentrifugieren anzufärben und in diesem Sediment im Falle einer katheter-assoziierten Infektion Leukozyten und Bakterien nachzuweisen.

*Differentialblutkulturen sind bei intraluminärer Kolonisation richtungsweisend.*

*Überwachungskulturen bei liegendem Katheter*

Immer wieder wurde nach Möglichkeiten gesucht, bei liegendem Katheter durch eine regelmäßige mikrobiologische Untersuchung der ▶ Kathetereintrittsstelle sowie des Katheteransatzstückes zur Frühdiagnose einer katheter-assoziierten Infektion zu kommen. Regelmäßige Hautabstrichkulturen von der Umgebung der Kathetereintrittsstelle zeigten eine Sensitivität und Spezifität von 40-80% in der Prädiktion einer katheter-assoziierten Infektion. Zwischen den Kulturergebnissen der Hautabstriche und der Katheterspitzen bestand eine enge Korrelation. Dies bedeutet, daß durch eine kulturelle Untersuchung der Kathetereintrittsstelle eine katheter-assoziierte Infektion mit einer Sensitivität und Spezifität diagnostiziert werden kann, die die ausschließlich klinische Beurteilung übertrifft, aber für die klinischen Zwecke als Screening-Methode nicht ausreichend aussagekräftig ist.

▶ **Abstriche an der Kathetereintrittsstelle**

*Überwachungskulturen bei liegendem Katheter sind bezüglich ihrer Aussagekraft umstritten.*

*Mikroskopische Techniken*

Neben den Kulturverfahren werden mikroskopische ▶ Techniken mit differenzierten Anfärbungen des entfernten Katheters zur Diagnose einer Katheter-Kolonisation benutzt. Eingesetzt wurden die Gram-Färbung bzw. die Akridin-Orange-Färbung, sowie die ▶ Rasterelektronenmikroskopie. In der klinischen Routinediagnostik konnten sich diese Methoden jedoch nicht durchsetzen.

▶ **Lichtmikroskopische Techniken**

▶ **Rasterelektronenmikroskopie**

*Mikroskopische Techniken zur Bestimmung der Katheterbesiedlung sind bei wissenschaftlichen Fragestellungen etabliert.*

Entscheidender Punkt in der Diskussion um die geeignete Therapie der katheter-assoziierten Infektion ist, ob ein Katheter, der höchstwahrscheinlich bakteriell kolonisiert ist, bei Patienten mit Infektionssymptomen entfernt werden muß oder nicht.

*Katheterentfernung*

Grundlegend für das Verständnis einer rationalen Therapie von katheter-assoziierten Infektionen ist die Beobachtung, daß das körpereigene Immunsystem nach stattgehabter Adhäsion und Proliferation der Mikroorganismen am Fremdkörper nicht mehr in der Lage ist, diese adhärenten Mikroorganismen zu vernichten: am Fremdkörper haftende Leukozyten verlieren ihre Fähigkeit zur Opsonierung bzw. Phagocytose von Bakterien i.S. eines ▸ „lokalen Immundefektes". Desweiteren zeigen adhärente, sessile Bakterien eine erhöhte Resistenz gegen anti-bakteriell wirksame Substanzen im Vergleich zu den in Lösung befindlichen, flottierenden Mikroorganismen. Dies bedeutet, daß die Katheterentfernung i.d.R. das Mittel der Wahl darstellt.

▸ **„Lokaler Immundefekt"**

*Die Katheterentfernung ist in der Therapie einer katheter-assoziierten Infektion der Goldstandard.*

*Antibiotic lock technique*

▸ **Intermittierende Antibiotikafüllung**

Als weitere Therapiemöglichkeit wird die sogenannte „antibiotic lock technique" vorgeschlagen. Bei dieser Technik wird ein ▸ Antibiotikum in möglichst hoher Konzentration in den Venenschlauch eingefüllt und über Stunden belassen bis wieder mit der erneuten Infusion begonnen werden kann. Insbesondere in den Fällen mit schwierigem Gefäßzugang, in denen potentiell kolonisierte Katheter in situ belassen werden mußten, wurde mit Erfolgsraten von bis zu 70% berichtet [14]. Ggf. kann die Antibiotika-Gabe mit Adjuvantien wie z.B. Urokinase bei Verdacht auf eine begleitende katheter-assoziierte Thrombose kombiniert werden [1]. Einschränkend ist anzumerken, daß eine Reihe von Therapieversagern bei dieser Technik beschrieben wurden. Ebenso kommt es nach Beendigung der Antibiotikagabe innerhalb kurzer Zeit zu einer Re-Infektion. Die „antibiotic lock technique" ist jedoch geeignet, infektiöse Symptome zu supprimieren. Es gelingt so, bei Patienten mit schwierigen Venenzugängen Zeit zu gewinnen, nicht jedoch den Katheter zu dekolonisieren.

*Ein „antibiotic lock" ist bei Verdacht auf eine Katheterbesiedlung ein Mittel, um Zeit zu gewinnen: infektiöse Symptome werden supprimiert, die bakterielle Katheterbesiedlung jedoch nicht beseitigt.*

*Systemische Antibiose*

▸ **Katheterentfernung mit und ohne systemische Antibiose**

Die ▸ Katheterentfernung ist beim immunkompetenten Patienten im Fall der katheter-assoziierten Infektion als alleinige Maßnahme zumeist ausreichend. Ist aufgrund der Abwehrlage des Patienten eine begleitende systemische Antibiotika-Therapie notwendig, richtet sie sich nach dem zu erwartenden Keimspektrum sowie der voraussichtlichen Resistenzsituation und beinhaltet vor allem den Einsatz Staphylokokken-wirksamer Antibiotika. Problemkeime sind insbesondere die Oxacillin-resistenten Staphylokokken, die in 25 bis 40 % der Isolate vorliegen. Diese Oxacillin-resistenten Bakterien erfordern den Einsatz der Glykopeptid-Antibiotika Vancomycin und Teicoplanin.

▸ **Dauer der Antibiose**

Entscheidend für die ▸ Dauer der Therapie nach Katheterentfernung ist die Abwehrlage des Patienten. So benötigen neutropenische Patienten bis zur Erholung der Knochenmarkfunktionen eine anti-infektiöse Therapie, während bei immunkompetenten Patienten eine antibiotische Therapie über kurze Zeit ausreichend erscheint. Bakteriämien durch Staphylococcus aureus sind häufig mit Endokarditiden und Organabszessen verknüpft. Diese Komplikationen erfor-

*Die Art und Dauer einer systemischen Antibiotikatherapie hängt von der Art der Mikroorganismen und dem Immunstatus des Patienten ab.*

dern eine langdauernde Antibiotika-Therapie bis zu mehreren Wochen über die Katheterentfernung hinaus. Eine Behandlungsdauer von 1 Woche wird für Keime vorgeschlagen, die erfahrungsgemäß wenig Komplikationen verursachen wie koagulase-negative Staphylokokken oder Candida sp., während 2 oder mehr Wochen Antibiotikatherapie für Keime, die mit Komplikationen einhergehen können, wie z.B. S. aureus, vorgeschlagen wird [9].

## Komplikationen

▸ **Komplikationen**

▸ Komplikationen sind weitgehend abhängig von der Pathogenität des Erregers, dem Immunstatus des Patienten und der zeitgerechten Erkennung der katheter-assoziierten Infektion bzw. der rechtzeitigen Katheterentfernung. Als schwerwiegende Komplikationen werden Thrombophlebitis und metastatische Abszeßbildung sowie Endocarditis und Sepsis beobachtet . Die schwersten Komplikationen werden durch S. aureus verursacht. So wurde z.B. über eine Osteomyelitis der Wirbelsäule bei fünf Patienten nach einer langdauernden parenteraler Ernährung aufgrund einer Katheterkolonisation mit konsekutiver Bakteriämie und metastatischer Absiedlung berichtet sowie über einen Beckenabszeß durch S. aureus, ausgehend von einem kolonisierten zentralvenösen Katheter. Bei Patienten mit Pulmonalis-Einschwemmkathetern wurden bei der Autopsie in bis zu 90% endokardiale Läsionen gefunden; die Häufigkeit einer bakteriellen Endocarditis betrug jedoch nur 2% in diesem Patientengut [13].

*Eine lokale Komplikation ist die Thrombophlebitis, systemische Komplikationen sind eine Sepsis, metastatische Abszeßbildung und Endokarditis.*

## Präventive Maßnahmen

Die Diagnosestellung einer Infektion, die durch einen bakteriell kolonisierten intravasalen Katheter ausgelöst wird, ist, wie zuvor ausgeführt, relativ schwierig. Die exakte Diagnosestellung erfordert den Einsatz von Keimablöseverfahren mit quantifizierenden Kulturtechniken und evtl. molekularbiologische Typisierungsmethoden. Therapeutisch ist es oftmals notwendig, den infektionsverdächtigen Katheter auch beim Fortbestehen der Indikation zur Katheteranlage zu entfernen.

Daher ist die Prävention der katheter-assoziierten Infektion von entscheidender Bedeutung. Dies umso mehr, da zahlreiche Studien zeigen konnten, daß die im folgenden skizzierten präventiven Methoden zu einer Senkung der Infektionsrate bei Patienten mit intravasalen Kathetern führen konnten. Das bedeutet, daß ein Großteil der katheter-assoziierten Infektionen nicht als schicksalhafte Folge im Rahmen der Grunderkrankung bzw. der erforderlichen Therapie, sondern als vermeidbare nosokomiale Komplikation angesehen werden muß. Die präventiven Ansätze beinhalten ein hygienisch ausgerichtetes Pflegeprogramm, eine Reduktion der Keimlast an der Insertionsstelle bzw. im Katheterlumen, eine teilweise Implantation der Katheter sowie eine anti-infektive Modifikation der Kathetermaterialien (Tabelle 3).

*Prävention hat aufgrund der schwierigen Diagnosestellung und der Therapieoptionen eine herausragende Bedeutung bei den katheter-assoziierten Infektionen.*

*Allgemeine Hygieneregeln*

▸ **Hygienemaßnahmen**

▸ **Maximale Vorsichtsmaßnahmen**

Immer wieder wurde auf die Wichtigkeit basaler ▸ Hygienemaßnahmen zur Prävention der katheter-assoziierten Infektionen hingewiesen. Bei zentralvenösen und pulmonalarteriellen Kathetern konnte gezeigt werden, daß bei ▸ strikter Einhaltung von hygienischen Maßnahmen (Tabelle 4) katheter-assoziierte Infektionen und Bakteriämien signifikant weniger gehäuft auftreten [13, 18].

*Hygieneregeln sind wichtiger Baustein in der Prävention.*

*„Maximum barrier precautions" sind effektiv.*

Tabelle 4


**Tägliche erneute Indikationsstellung**

*Katheteranlage ("maximum barrier precautions")*
Händedesinfektion (alkoholisches Händedesinfektionsmittel, Einwirkzeit > 30 s); Tragen von Kopfhaube, Gesichtsschutz und sterilem Mantel; sterile Handschuhe; Hautdesinfektion (alkoholisches Mittel, Einwirkzeit > 1 min); sterile, großflächige Abdeckung

*Katheterliegedauer*
Wechsel der Infusionssysteme alle 72 bis 96 h bei 0,2 µm Infusionsfilter; Reduktion der Manipulationen auf das Minimum; aseptische Kautelen bei Manipulationen (hygienische Händedesinfektion, Schutzhandschuhe, Desinfektion der Konnektionsstelle und Dreiwegehähne; Verschluß der Konnektionsstellen mit sterilen Stopfen); Verband aus Mull und Pflaster, z.Z. keine Folienverbände empfohlen; Wechsel alle 48 h bzw. früher im Falle einer Verschmutzung)

*Diagnostik*
Inspektion der Hauteintrittsstelle beim Verbandwechsel; mikrobiologische Analyse des entfernten Katheters (möglichst semi-quantitative bzw. quantitative Techniken); bei Infektionsverdacht ggf. Blutkultur durch den liegenden Katheter und mittels einer peripheren Punktion gewonnenen Probe; Rückmeldung der Häufigkeit der kolonisierten Katheter bzw. der katheter-assoziierten Infektionen an die einzelnen Stationen

## Katheter-Pflege-Team

Aus dem angelsächsischen Sprachraum gibt es seit Jahrzehnten zahlreiche Hinweise, daß eine Pflege der Katheter und Infusionssysteme durch ▸ spezialisiertes Personal katheter-assoziierte Infektionen entscheidend zu reduzieren vermag [17]. Alle Autoren konnten eine Senkung der katheter-assoziierten Infektionen von 25 bis 30% auf 3 bis 5% durch den Einsatz von speziellen Pflegefachkräften nachweisen. Eine Reduktion der katheter-assoziierten Infektionen kann jedoch auch durch die strikte Einhaltung von hygienischen Standards bei der Katheterinsertion und -pflege im Rahmen der ▸ allgemeinen Pflege, d.h. ohne spezialisiertes Personal, erreicht werden (s. Tab. 4).

*Restriktive, repetierte Indikationsstellung entscheidend.*

Entscheidendes Momemt in der Infektionsprävention ist die tägliche, repetierte, strenge ▸ Indikationsstellung für den einzelnen intravasalen Katheter mit dem Ziel, die Verweildauer möglichst kurz zu halten: bis zu 35 % der liegenden Katheter werden weder diagnostisch noch therapeutisch benötigt [16].

## Katheterliegedauer

Die meisten Untersuchungen fanden einen ▸ linearen Anstieg des Risikos, eine katheter-assoziierte Infektion zu entwickeln, über die Liegezeit [2, 5]. Dies impliziert, daß kein Zeitintervall definiert werden kann, ab dem ein deutlich erhöhtes Risiko, z. B. im Sinne eines exponentiellen Anstiegs der Infektionshäufigkeit, erkennbar ist. Einzelne katheter-assoziierte Infektionen werden bereits innerhalb der ersten Tage nach Katheteranlage beobachtet, so daß es kein sicheres, auch noch so kurzes Intervall, im Bezug auf eine Infektionsgefährdung des Patienten durch intravasale Katheter gibt.

*Regelmäßiger Katheterwechsel über Seldingerdrähte nicht sinnvoll.*

Demzufolge ist auch ein programmierter Katheterwechsel nach einem bestimmten Zeitintervall nicht sinnvoll. Theoretisch könnte ein regelmäßiger Katheterwechsel über ▸ Seldinger-Drähte zu einer Entfernung der Plastikkatheter führen, bevor die „kritische", d.h. infektionsauslösende Masse an Mikroorganismen am Katheter erreicht ist. Neuere Untersuchungen zeigten, daß ein Wechsel der intravenösen Katheter über Führungsdrähte nur innerhalb kurzer Zeit nach der primären Kathetereinführung hygienisch zu verantworten ist und daß ein ▸ routinemäßiger Wechsel zentralvenöser Katheter, z. B. alle 3

*Infektionsrisiko ist direkt proportional zur Liegedauer des Katheters.*

**Randbegriffe (linke Spalte):**
▸ Spezialisierte Kathet
erteam

▸ Integration in allgemeine Pflege

▸ Indikation

▸ Linearer Anstieg des Infektionsrisikos

▸ Seldingerdraht-Wechseltechnik

▸ Programmierter Katheterwechsel

Tage, zu keiner signifikanten Senkung der Häufigkeit einer bakteriellen Katheter-Kolonisation führt [4].

*Keimreduktion an der Hauteintrittssstelle*

Weitere Ansätze zur Verminderung katheter-assoziierter Infektionen zielen darauf ab, die Keimlast an der Eintrittsstelle des Katheters durch die Haut zu minimieren.

*Hautdesinfektion*

▶ **Desinfektionsmittel**

Die Vorbereitung der Punktionsstelle erfolgt durch die Hautdesinfektion mit alkoholischen, jodhaltigen oder anderen ▶ antiseptischen Mitteln, die weitgehend die transiente Flora, jedoch nur Teile der residenten Flora, vernichten. Eine anderweitige Vorbereitung der Haut wie z. B. durch Entfettung mittels Aceton ist nicht zu empfehlen.

*Reduktion der Hautflora durch Desinfektionsmittel erforderlich.*

▶ **Lokale antimikrobielle Substanzen**

*▶ Lokale antimikrobielle Substanzen*

Über die Wirksamkeit Antibiotika- oder Antiseptika-haltiger Salben zur Pflege der Kathetereintrittsstelle liegen widersprüchliche Resultate vor: in einigen Studien konnte zwar eine geringere Kolonisationsrate an den so gepflegten Kathetern, aber keine niedrigere Häufigkeit der Bakteriämie nachgewiesen werden. Die topische Applikation von Antibiotika führt jedoch zur Selektion von Candida spp. Antiseptika sind in dieser Hinsicht günstiger zu beurteilen. Die lokale Anwendung von ▶ Mupirocin, einer Substanz, die vorwiegend gegen gram-positive Mikroorganismen aktiv ist, bewirkt eine Reduktion der bakteriellen Hautflora ohne eine Selektion von Candida spp. und ist ersten Studien zufolge geeignet, zur Reduktion der katheter-assoziierten Infektion beizutragen.

▶ **Mupirocin**

*Lokale antibiotische Substanzen beinhalten das Risiko einer Erregerselektion und Resistenzinduktion.*

*Dekontamination*

▶ **Sanierung von Keimträgern**

Ein weiterer Ansatz zur Minimierung der Keimlast besteht in der ▶ Sanierung von Keimträgern, insbesondere von gefährdeten Risikokollektiven wie z.B. Hämodialyse-Patienten mit Shunts, die mit Staphylokokken besiedelt sind. Zur Sanierung des Nasen-Rachen-Raumes, aber auch der unmittelbaren Umgebung der Kathetereintrittsstelle hat sich der Einsatz von Mupirocin, einer lokal zu applizierenden antimikrobiellen Substanz bewährt. Neben der Keimbelastung an der Kathetereintrittsstelle, spielt die Keimbelastung des Katheterlumens z.B. durch kontaminierte Infusionslösungen bzw. eine Kontamination durch Zusatzinjektionen eine große Rolle.

*Keimträger können dekontaminiert werden.*

*Mikrofilter*

▶ **Mikrofilter**

Die intraluminäre bakterielle Kolonisation des Katheters, ausgehend von einer bakteriellen Kontamination der infundierten Substanzen bzw. der eingesetzten Medikalprodukte, stellt einen potentiellen Pathomechanismus der katheter-assoziierten Infektion dar. Infusionslösungen werden sekundär z.B. durch Zumischungen von Pharmaka in einem hohen Maße mit Fremdpartikeln (Glas, Gummi, Plastik, Luft) belastet und mit Bakterien kontaminiert. Sowohl die partikuläre als auch die mikrobielle Last, die in den Patienten infundiert würde, kann durch ▶ Mikrofilter mit der Porengröße von 0,2 µm minimiert werden, ohne daß bislang Studien vorliegen, die auch eine Senkung der infusions-assoziierten Sepsis belegen würden.

*In-line Mikrofilter reduzieren die Bakterien- und Partikelbelastung; eine signifikante Reduktion der katheter-assoziierten Infektionen konnte jedoch nicht gezeigt werden.*

*Desinfektion der Konnektionsstellen*

**▶ Konnektions-desinfektion**

Einige Studien verweisen darauf, daß die ▶ Desinfektion der Konnektionsstelle der Infusionssysteme, insbesondere der Dreiwegehähne vor Medikamentengabe die bakterielle Kontamination reduziert. Bislang gibt es jedoch noch keine Studie, die die Wirksamkeit dieser Maßnahme unter klinischen Bedingungen nachweist.

*Subkutane partielle Katheterimplantation*

**▶ Partielle Implantation**

Berücksichtigt man, daß die Deszension von Hautkeimen von der Katheteraustrittsstelle durch die Haut entlang der äußeren Katheteroberfläche in die Tiefe mit der entscheidende Pathomechanismus bei der Entstehung der katheter-assoziierten Infektion ist, so liegt es nahe, die Kathetereintrittsstelle in die Vene und die Hautaustrittsstelle mittels einer ▶ partiellen subkutanen Implantation zu trennen. Klinische Studien konnten nachweisen, daß diese partielle Implantation der intravasalen Katheter eine Senkung von Infektionen nur bei einem geringen Pflegestandard mit einer sehr hohen Häufigkeit der katheter-assoziierten Infektion bewirkt. Der Einsatz einer Hygienefachkraft mit der Implementierung eines strikt hygienisch ausgerichteten Katheterprogramms erschien jedoch wichtiger, da dieser bei getunnelten und bei ungetunnelten Kathetern zu einer signifikanten Reduktion der katheter-assoziierten Infektionen führte.

*Subkutane Tunnelung des Katheters ist als Schutz gegen eine katheter-assoziierte Infektion nicht ausreichend.*

**▶ Hickman Katheter**
**▶ Broviac Katheter**

Bei partiell implantierten Kathetern in der Modifikation nach ▶ Hickman und ▶ Broviac werden insbesondere bei parenteral langzeiternährten oder chemotherapierten Patienten relativ niedrige Häufigkeiten an katheter-assoziierten Infektionen beobachtet. Dies wird zum Teil den subkutan um den Katheter implantierten Dacronmanschetten, wie sie auch bei CAPD-Kathetern eingesetzt werden, zugeschrieben. Diese sogenannten „Cuffs" sollen als Barriere gegen das Eindringen der Hautkeime entlang der äußeren Katheteroberfläche in die Blutbahn dienen.

*Barierre-Manschette („Cuff")*

**▶ Bakteriostatische Silbermatrix**

Diese Schutzfunktion der Cuff-Manschette wurde durch eine Imprägnierung mit antiseptischen Substanzen verstärkt. Diese Manschette enthält eine biologisch abbaubare ▶ Kollagenmatrix, in der bakteriostatische Silberverbindungen inkorporiert sind. Eine prospektive randomisierte Studie ergab eine signifikante Verringerung der Kolonisation und der katheter-assoziierten Infektion von 13.8 auf 0 % [6] durch diese Cuffs, bei Patienten, bei denen wahrscheinlich von einer hohen bakteriellen Kontamination des Hautareals um den Katheter auszugehen war.

*Subkutan plazierte Manschetten mit Silberverbindungen um den Katheter haben je nach Patientengut eine unterschiedliche Wirksamkeit.*

*Antibiotikaprophylaxe*

**▶ Antibiose bei Insertion**

Analog der antimikrobiellen Prophylaxe bei operativen Maßnahmen zur Infektionsreduktion wurde eine systemische ▶ Antibiose um den Insertionszeitpunkt vorgeschlagen. In kontrollierten klinischen Studien konnte jedoch keine Reduktion der katheter-assoziierten Infektionen nachgewiesen werden.

*Intravenöse Antibiotikatherapie zum Insertionszeitpunkt sind nicht effektiv.*

*Modifizierung von Biomaterialien*

Als neuartiger Ansatzpunkt zur Reduktion der katheter-assoziierten Infektionen wurden verschiedene Möglichkeiten einer anti-infektiven Modifizierung der Kunststoffpolymere intravasaler Katheter vor-

**▶ Antimikrobielle Kathetermaterialien**

gestellt [8]. Zielpunkt einer Modifizierung von Kunststoffmaterialien intravasaler Katheter durch ▶ antimikrobielle Substanzen ist die Hemmung der Adhäsion von Bakterien bzw. der Proliferation bereits adhärierender Keime auf der Polymeroberfläche. Hierbei kann dieses Ziel über das Einbringen von anti-bakteriell wirksamen Substanzen in die Polymermatrix (Imprägnierung) oder über das Aufbringen von diesen Stoffen auf die Oberfläche der Fremdkörper (Beschichtung) erreicht werden. Diese Systeme geben dann protrahiert hohe Mengen des Wirkstoffes lokal am potentiellen Wirkort i.S. eines ▶ „slow release systems" ab.

*Antimikrobiell modifizierte Katheter („slow delivery systeme") sind in der klinischen Erprobung.*

**▶ „Slow release delivery"**
**▶ Antibiotika-beschichtung**

Die ▶ Beschichtung von Katheterkunststoffoberflächen mit Antibiotika ist von kurzer Dauer, so daß die Wirkung dieser Kathetersysteme bei repetitiver Keimbelastung nach der Insertion in Frage gestellt ist. Ein anderer technologischer Ansatz stellt die Inkorporierung von ▶ anti-septischen Substanzen in die Polymermatrix von Venenverweilkathetern dar. Erste Untersuchungen an Intensivpatienten mit Chlorhexidin und Silber-Sulfadiazin beschichteten Kathetern ergaben, daß bei Patienten mit diesem antiseptischen Katheter eine Infektion um den Faktor 2 und eine Bakteriämie um den Faktor 4 im Vergleich zur Kontrollgruppe reduziert werden konnte [12]. Weitere Pilotstudien bestätigen die Effektivität des antiseptisch imprägnierten Katheters, wobei eine langdauernde ▶ antibakterielle Wirkung bis zu 25 Tagen beobachtet wurde [3].

*Antibiotisch beschichtete Katheter zeigen eine kurzdauernde antibakterielle Wirksamkeit.*

**▶ Antiseptika-imprägnierung**

*Z.Zt. stellt der mit Chlorhexidin und Silber-Sulfadiazin imprägnierte Katheter das effektivste antibakterielle System dar.*

**▶ Langdauernde antimikrobielle Aktivität**

*Silberkatheter*

**▶ Silberbeschichtung**

In ersten Studien konnte die Beschichtung von Polyurethankathetern mit ▶ Silber eine Reduktion der bakteriellen Kolonisation bei Dialysekathetern und eine Senkung der Häufigkeit von katheter-assoziierten Infektionen bei hämatologisch-onkologischen Intensivpatienten bewirken.

*Weitere Beschichtungen, z.B. mit Silber, sind in klinischer Erprobung.*

## Fragen zur Erfolgskontrolle

**1. Welche Formen der Katheterinfektion werden unterschieden?**

- Extraluminäre Kolonisation (bes. bei traumatologischen, postoperativen Patienten)
- Intraluminäre Kolonisation (bes. bei langzeitkatheterisierten, hämatologisch-onkologischen Patienten)
- hämatogene Besiedlung eines intravasalen Katheters bei Bakteriämie.

**2. Wie wird eine bakterielle Kolonisation von einer Infektion des Katheters unterschieden?**

Die Keimbesiedlung des Katheters unterhalb eines methodenspezifischen Grenzwertes spricht für eine Kolonisation, eine Keimzahl oberhalb des Grenzwertes für das semiquantitative Untersuchungsverfahren spricht für eine Infektion des Katheters (gleiches Prinzip wie beim Harnwegsinfekt).

**3. Welche Keimnachweisverfahren können bei liegendem Katheter durchgeführt werden?**

- Blutkulturen
- Differentialblutkulturen bei intraluminärer Kolonisation (Keimzahl der Blutkultur aus ZVK mehr als das 5fache der Keimzahl aus dem peripheren Blut
- Abstriche vor der Einstichstelle

**4. Nennen Sie Möglichkeiten der Infektionsprävention!**

- Möglichst kurze Katheterliegedauer (Indikation täglich überprüfen)
- Katheterpflege
- Lokalanwendung von Mupirocin am Kathetereintritt und im Rachenraum des Patienten.



aus: Der Anaesthesist 11/96, S. 1126

**5. Welche Modifikationen am Katheter können der Infektionsprophylaxe/ -verminderung dienen?**

■ Cuff-Manschetten, die bakteriostatische Silberverbindungen enthalten, (z.B. Katheter nach Hickman und Broviac)
■ Katheterbeschichtungen mit Silber, Silberverbindungen oder Chlorhexidin
■ subkutane Tunnelung

**6. Was ist die wichtigste Therapie bei einer Katheterinfektion?**

Entfernung des Katheters und gegebenenfalls Antibiotikatherapie je nach Immunstatus des Patienten und Pathogenität des Erregers.

**7. Die Punktion welcher Venen birgt das größte Infektionsrisiko?**

■ Vena jugularis interna
■ Vena femoralis


## Literatur

1. Ascher DP, Shoupe BA, Maybee D, Fischer GW (1993) Persistent catheter - related bacteremia: Clearance with antibiotics and urokinase. J Pediatr Sur 28:627-629
2. Bach A, Böhrer H (1993) Infektionen durch intravasale Katheter. Anästhesiologie Intensivmedizin Notfallmedizin Schmerztherapie 7:404-414
3. Bach A, Schmidt H, Böttiger BW, Schreiber B, Böhrer H, Motsch J, Martin E, Sonntag HG (1996) Retention of antibacterial activity and bacterial colonization of antiseptic-bonded central venous catheters. J Antimicrob Chemother 37:315-322
4. Cobb DK, High KP, Sawyer RG, Sable CA, Adams RB, Lindley DA, Pruett TL, Schwenzer KJ, Farr BM (1992) A controlled trial of scheduled replacement of central venous and pulmonary-artery catheters. New Engl J Med 327:1062-1068
5. Eyer S, Brummitt C, Crossley K, Siegel R, Cerra F (1990) Catheter-related sepsis: prospective, randomized study of three methods of long-term catheter maintenance. Crit Care Med 18:1073-1079
6. Flowers R, Schwenzer KJ, Kopel RF, Fisch MJ, Tucker SI, Farr BM (1989) Efficacy of an attachable subcutaneous cuff for the prevention of intravascular catheter-related infection. A randomized, controlled trial. J Am Med Ass 261:878-883
7. Hoffmann KH, Weber DJ, Samsa GP, Rutala WA (1992) Transparent polyurethane film as an intravenous catheter dressing. A meta-analysis of the infection risks. J Am Med Ass 267:2072-2076
8. Jansen B, Peters G (1991) Modern strategies in the prevention of polymer-associated infections. J Hosp Infect 19: 83-88
9. Jernigan JA, Farr BM (1993) Short-course therapy of catheter-related Staphylococcus-aureus bacteremia. A Meta-analysis. Ann Int Med 119:304-311
10. Kemp L, Burge J, Choban P, Harden J, Mirtallo J, Flancbaum (1994) The effect of catheter type and site on infection rates in total parenteral nutrition patients. J Parenteral Enteral Nutrition 18:71-74
11. Maki DG, Weise CE, Sarafin HW (1977) A semiquantitative culture method for identifying intravenous catheter-related infection. New Engl J Med 296: 1305-1309
12. Maki DG, Wheeler SJ, Stolz SM (1991) Study of a novel antiseptic-coated central venous catheter. Crit Care Med 19 [Suppl] S 99
13. Mermel LA, Maki DG (1994) Infectious complications of Swan Ganz pulmonary artery catheters. Am J Respir Crit Care Med 149:1020-1036
14. Messing B, Peitra CS, Debure A, Beliah M, Bernier JJ (1988) Antibiotic-lock technique: a new approach to optimal therapy for catheter-related sepsis in home-parenteral nutrition patients. J Parenteral Enteral Nutr 12: 185-189
15. Moro ML, Vigano EF, Lepri AC (1994) Risk factors for central venous catheter related infections in surgical and intensive care units. Infect Control a Hosp Epidemiol 15:25 -264
16. Parenti CM, Lederle FA, Impola CL, Peterson LR (1994) Reduction of unnecessary intravenous catheter use: Internal medicine house staff participate in a successful quality improvement project. Arch Inter Med 154: 1829-1832
17. Parras F, Ena J, Bouza E, Guerrero MD, Moreno S, Galvez T, Cercenado E (1994) Impact of an educational program for the prevention of colonization of intravenous catheters. Infect Control Hosp Epidemiol 15: 239-242
18. Raad II, Hohn DC, Gilbreath BJ, Suleiman N, Hill LA, Bruso PA, Marts K, Mansfield PF, Bodey GP (1994) Prevention of central venous catheter related infections by using maximal sterile barrier precautions during insertion. Infect Contr Hosp Epidemiol 15: 231-238
19. Raad II, Sabbagh MF, Rand KH, Sherertz RJ (1992) Quantitative tip culture methods and the diagnosis of central venous catheter-related infections. Diagn Microbiol Infect Dis 15:13-20
20. Sitges-Serra A, Linares J, Garau J (1985) Catheter sepsis: the clue is the hub. Surgery 97:355-357
21. Yonkman CA, Hamory BH (1984) Comparison of three methods of maintaining a sterile injectate system during cardiac output determinations. Am J Infect Control 12:276-281

Anaesthesist (1996) 45:1248-1267   © Springer-Verlag 1996

12/96

**Redaktion:**
H.J. Bardenheuer,
Heidelberg
O. Hilfiker, Aarau
R. Larsen, Homburg/Saar
J. Radke, Halle

# Die schwierige Intubation

*Die Beiträge der Rubrik „Weiterbildung" sollen dem Stand des zur Facharztprüfung für den Anästhesisten notwendigen Wissens entsprechen und zugleich dem Facharzt als Repetitorium dienen. Die Rubrik beschränkt sich auf klinisch gesicherte Aussagen zum Thema.*

P.P. Kleemann
*Klinik für Anästhesiologie, Johannes Gutenberg-Universität, Mainz*

## Definition der schwierigen Intubation

Für die Definition der schwierigen Intubation ist es sinnvoll, drei Teilvorgänge der Intubation zu unterscheiden.
• die direkte Laryngoskopie
• das Einführen des Tubus in den Kehlkopfeingang und
• das Vorschieben des Tubus in die Trachea.

Wenn es schwierig oder unmöglich ist, die direkte Laryngoskopie durchzuführen oder den trachealen Tubus in den Kehlkopfeingang oder in die Trachea vorzuschieben, liegt eine schwierige Intubation vor. Dabei wird vorausgesetzt, daß die tracheale Intubation nach geltenden Regeln (Lagerung des Kopfes, Anwendung des Laryngoskops u.a.) erfolgt.

*Schwierige Intubation: Direkte Laryngoskopie oder Vorschieben des Tubus in den Kehlkopfeingang oder die Trachea schwierig oder unmöglich.*

Die ▶ Definition nach Cormack und Lehane geht von den Bedingungen der direkten Laryngoskopie aus. Hierbei werden vier Grade unterschieden:

▶ **Definition nach Cormack und Lehane**

Grad I:     Der Larynxeingang ist vollständig sichtbar.
Grad II:    Der hintere Anteil des Larynxeingangs ist sichtbar.
Grad III:   Nur die Epiglottis ist sichtbar.
Grad IV:    Nur der weiche Gaumen ist sichtbar.

Die Grade III und IV werden der schwierigen Intubation zugeordnet. Die unvollständige Sicht auf den Larynxeingang kann durch eine Reihe von Maßnahmen verbessert werden, so daß eine Intubation nur dann als schwierig zu bezeichnen ist, wenn eine direkte Sicht des Larynxeingangs trotz optimaler Flexion des Halses und Extension des Kopfes, mehrerer Versuche, Anwendung verschiedener Laryngoskopspatel, Druck auf den Kehlkopfeingang von außen, vollständiger Relaxierung des Patienten und Hinzuziehung verschiedener Anästhesisten nicht möglich ist. In den Richtlinien der ASA für das Management des „difficult airway" wird vorgeschlagen, neben der schwierigen Laryngoskopie als ▶ weitere Kriterien der schwierigen Intubation die Zahl der Intubationsversuche (>3) und die Dauer des Intubationsversuchs (>10 min) zu verwenden: Häufig wird der Begriff „schwierige Intubation" mit dem der „schwierigen Laryngoskopie" gleichgesetzt.

▶ **Weitere Kriterien:**
• **Zahl der Intubationsversuche (>3)**
• **Dauer des Intubationsversuchs (>10 min)**

Prof. Dr. P.P. Kleemann, Klinik für Anästhesiologie, Johannes Gutenberg-Universität, Langenbeckstraße 1, D-55131 Mainz

*Schwieriger Atemweg (difficult airway)*

Die Diagnose schwierige Intubation bedeutet für den nüchternen Patienten keine unmittelbare Gefahr, wenn eine ausreichende ▸ Beatmung über die Maske möglich ist. Kritisch wird die schwierige Intubation dann, wenn weder die Beatmung noch die tracheale Intubation möglich sind („cannot ventilate – cannot intubate"). Diese Problematik wird im englischen Sprachraum mit dem Begriff „difficult airway" (schwieriger Atemweg) beschrieben. Entsprechend den Richtlinien der ASA wird als schwieriger Atemweg eine Situation definiert, in der ein durchschnittlich ausgebildeter Anästhesist Schwierigkeiten mit der adäquaten Beatmung über die Maske oder mit der trachealen Intubation oder mit beidem hat.

Der Schwierigkeitsgrad der Beatmung über die Maske kann anhand der erreichten ▸ arteriellen $O_2$-Sättigungswerte genauer beurteilt werden (>90% und <90% bei einer $FIO_2$ von 1,0). Zyanose, nicht meßbarer exspiratorischer Gasflow, Fehlen der Atemgeräusche, keine atemsynchronen Bewegungen des Thorax, auskultatorische Zeichen der schweren Atemwegsobstruktion, Eintritt von Luft in den Magen oder Dilatation des Magens sowie hämodynamische Veränderungen durch Hypoxie und Hyperkapnie, wie Hypertonie, Tachykardie, Bradykardie und Arrhythmie, können ebenfalls als Zeichen der ungenügenden Ventilation über die Maske angesehen werden. Zusätzlich kann weiter differenziert werden ob eine ausreichende Beatmung mit Unterstützung durch eine weitere Person möglich ist oder nicht, z.B. indem eine Person die Maske mit beiden Händen hält und eine andere den Atembeutel betätigt. Im deutschsprachigen Raum wird der Begriff des „difficult airway" häufig als Synonym für den der schwierigen Intubation gebraucht.

*Häufigkeit der schwierigen Intubation*

Je nach Definition findet man in der Literatur unterschiedliche Angaben für die Inzidenz der schwierigen Intubation oder des schwierigen Atemwegs. Bei Zugrundelegung der von Cormack festgelegten Kriterien wurden 10,1%, bei Zugrundelegung der Anzahl der Intubationsversuche (>3) 1,9% und für die nicht mögliche konventionelle Intubation 0,1% angegeben. Besonders hoch ist die Rate der schwierigen Intubation bzw. des schwierigen Atemwegs in der Geburtshilfe (ca. 3,5%). Es wird geschätzt, daß 30% der anästhesiebedingten Todesfälle Folge des nicht bewältigten Airway-Managements sind. Die Zahl der schweren Hirnschäden nach mißlungenem Airway-Management ist dabei nicht berücksichtigt.

## Vorhersagbarkeit der schwierigen Intubation

Wird die geplante tracheale Intubation rechtzeitig als schwierige Intubation erkannt, so können lebensbedrohliche Situationen („cannot ventilate – cannot intubate") vermieden werden. Die Evaluierung der schwierigen Intubation umfaßt die eingehende Anamnese der Atemwege, die sorgfältige körperliche Untersuchung und eventuell spezielle Untersuchungen. Bei Erhebung der ▸ Anamnese muß vor allem nach angeborenen oder erworbenen Erkrankungen gefragt werden, die mit einer erschwerten Sicherung des Atemwegs verbunden sind (Tabelle 1). Weitere wichtige Informationen liefern die Befragung des Patienten über frühere Narkosen und die Einsicht in Narkoseprotokolle.

Bei der ▸ körperlichen Untersuchung ist davon auszugehen, daß Einschränkungen der Beweglichkeit der Kiefer, des Kopfes und der Halswirbelsäule, Mißbildungen und erworbene Anomalien des Ge-

▸ **Beatmung über Maske**

▸ **Arterielle $O_2$-Sättigung**

▸ **Anamnese**

▸ **Körperliche Untersuchung**

*Difficult airway: Kritische Situation in der ein durchschnittlich ausgebildeter Anästhesist Probleme mit der adäquaten Beatmung über die Maske oder mit der trachealen Intubation oder mit beidem hat.*

*Besonders hoch ist die Rate der schwierigen Intubation und des difficult airway in der Geburtshilfe.*



aus: Der Anaesthesist 12/96, S. 1249

Tabelle 1
Angeborene und erworbene Erkrankungen, bei denen eine schwierige Intubation zu erwarten ist

**Gesichtsmißbildungen**
Mikrogenie (Vogelgesicht)
Kleiner Mund und hoher Gaumen
Prominente obere Schneidezähne
Prognathie
Protrusion der Maxilla
Lippen-Kiefer-Gaumenspalte
Robin-Syndrom
Treacher-Collins- bzw. Franceschetti-Syndrom
  (Dysostosis mandibulo-facialis)
Nager-Syndrom (Dysostosis acro-facialis)
Kampomelie Syndrom
Fetales Alkoholsyndrom
Engelmann-Krankheit
  (Osteopathia hyperostotica scleroticans multiplex infantilis)
Crouzon-Syndrom (Dysostosis cranio-facialis)
Goldenhar-Syndrom

**Erworbene Anomalien des Gesichts und der Mundhöhle**
Mukopolysaccharidosen (Hurler-Syndrom, Hunter-Syndrom)
Makroglossie (Akromegalie)
Narbenkontrakturen der Gesichtsweichteile und Kieferklemme
  nach Verbrennungen
Schwere Unterkieferfrakturen, Zustand nach schweren
  Gesichtsschädelfrakturen
Zustand nach ausgedehnten Weichteilverletzungen im
  Gesichts-Halsbereich
Zustand nach Unterkiefer-, Mundboden- und Zungen-
  resektion mit Neck dissection
Zustand nach Radiatio im Gesichtsbereich, Unterkieferverlust
Zustand nach Unterkieferrekonstruktion

**Einschränkung der Kieferbeweglichkeit**
Knöcherne Kiefergelenkankylose
Entzündlich bedingte Kieferklemme (submandibulärer Abszeß)
Intermaxilläre Verschnürung

**Störungen der Beweglichkeit der Halswirbelsäule**
Kurzer Hals (Stiernacken)
Frakturen und Luxationen der Halswirbelsäule

Spondylarthritis ankylopoetica (Morbus Bechterew)
Zustand nach chirurgischer Versteifung der Halswirbelsäule
Synostosen der Halswirbelsäule
Atlantoaxiale Instabilität (Morbus Morquio)
Achondroplasie
Angeborene Mißbildungen der Halswirbelsäule
  (Klippel-Feil-Syndrom)

**Raumfordernde Prozesse im Bereich der oberen Luftwege**
Tumoren
Hämangiome
Struma (maligna)
Mundbodenabszeß oder -phlegmone
Phlegmone der Halsweichteile
Peritonsillarabszeß

**Pathologisch-anatomische Veränderungen des Larynx und der Trachea**
Epiglottitis
Rekurrensparese beidseits
Larynxstenose
Laryngeale Papillomatose
Laryngeal web
Synechie im Bereich der Stimmbänder
Krupp
Trachealstenose
Tracheomalazie
Mediastinal mass syndrome
Larynx- und Tracheaverletzung

**Hochwertiger Zahnersatz im Bereich der Frontzähne**
Parodontose

Plastische Operation im Gesichtsbereich
Narkose zur definitiven Einlagerung von gestielten Hautlappen
  im Bereich der Lippen und der Mundhöhle

**Adipositas**

sichtes, der Kiefer, der Mundhöhle und des Halses sowie raumfordernde Prozesse der Mundhöhle, des Pharynx, des Larynx und der Trachea zu Schwierigkeiten bei der trachealen Intubation führen können. Bei der eingehenden ▶ Inspektion sollte auf die Kriterien geachtet werden, die in Tabelle 2 zusammengestellt sind. Als Minimalprogramm sollte folgendes beurteilt werden:

▶ **Inspektion**

- Zahnstatus
- Größenverhältnis Zunge/pharyngealer Raum (nach Mallampati)
- Größe des Unterkiefers und des submandibulären Raumes durch Vermessung bzw. Schätzung des Abstands zwischen Prominentia laryngica und Unterkieferrand
- Beweglichkeit der Halswirbelsäule

Tabelle 2
Hinweise auf die schwierige Intubation

- Adipositas
- Kurzer, dicker Hals (Stiernacken)
- Vorstehende obere Schneidezähne
- Lückenhaftes Gebiß, hochwertiger Zahnersatz
- Lockere Frontzähne
- Hoher Gaumen
- Lippen-, Kiefer-, Gaumenspalte
- Mikrostomie
- Makroglossie
- Fliehendes Kinn (Vogelgesicht)
- Mundöffnung <3 cm
- Dysfunktion der Kiefergelenke
- Eingeschränkte Beweglichkeit der Halswirbel-säule; sternomentaler Abstand ≤13,5 cm
- Instabile Halswirbelsäule
- Eingeschränkte Beweglichkeit des Larynx
- Hochstehender, anteklinierter Larynx
- Rigidität der Mund- und Halsweichteile
- Pathologisches Atemgeräusch

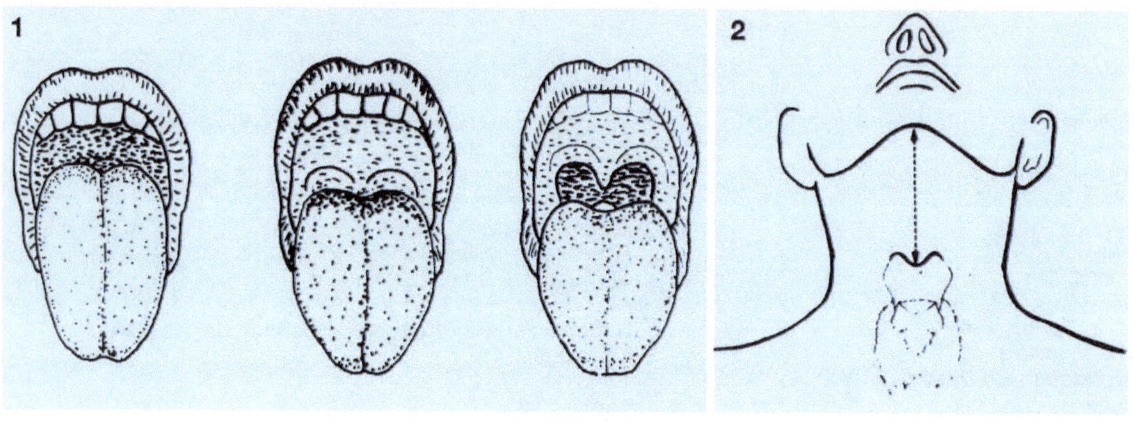

Abb. 1
Klassifikation für die Vorhersage der schwierigen Intubation nach Mallampati

Abb. 2
Vermessung des Abstands der Prominentia laryngica vom Unterkieferrand

*Klassifikation nach Mallampati*

▶ **Klassen nach Mallampati**

Mallampati hat ein sehr einfaches Verfahren angegeben, mit dem das Verhältnis zwischen Zungengröße und pharyngealem Raum überprüft werden kann (Abb. 1): Der sitzende Patient wird aufgefordert, den Mund maximal zu öffnen und die Zunge maximal herauszustrecken, ohne zu phonieren. Er sollte dabei aufrecht sitzen und den Kopf in Schnüffelposition (Flexion der Halswirbelsäule und Extension im Atlantooccipitalgelenk) halten. Entsprechend den für den Beobachter sichtbaren anatomischen Strukturen, werden 4 ▶ Klassen gebildet:

Klasse I: Gaumenpfeiler, weicher Gaumen und Uvula sichtbar.

Klasse II: Gaumenpfeiler und weicher Gaumen sichtbar; Uvula von der Zungenbasis verdeckt.

Klasse III: Nur weicher Gaumen sichtbar.

Klasse IV: Weicher Gaumen ebenfalls sichtbar.

Es hat sich erwiesen, daß der Test auch am liegenden Patienten durchgeführt werden kann und die Phonation von untergeordneter Bedeutung für das Ergebnis ist. Die Untersuchung nach Mallampati ist inzwischen weit verbreitet, obwohl der Vorhersagewert nur bei 50% liegt und der Test eine hohe Inzidenz falsch positiver Ergebnisse hat. Eine Ursache sind die erheblich voneinander abweichenden Befunde verschiedener Untersucher beim selben Patienten. Dabei sollte der intubierende Anästhesist die Untersuchung nach Mallampati selbst durchführen oder unmittelbar vor der Narkoseeinleitung wiederholen, zumal die Untersuchung im Liegen erfolgen kann. Auch ist zu beachten, daß im Verlauf der Schwangerschaft ab der 38. Woche die Anzahl der Befunde der Klasse IV signifikant ansteigt. Weiterhin sind durch Einlagerung von Flüssigkeit in das Gewebe Änderungen des Untersuchungsbefundes innerhalb weniger Stunden möglich. Die Klassen III und IV deuten auf eine schwierige Intubation hin.

*Mallampati-Klassifikation: hohe Inzidenz falsch-positiver Befunde!*

*Mallamati III und IV: Hinweis auf schwierige Intubation!*

*Im Verlauf der Schwangerschaft Zunahme der Klasse IV nach Mallampati.*

*Abstand Larynx-Unterkieferrand*

▶ **Thyreomentale Distanz (Test nach Patil)**

Beim ▶ Test nach Patil (Abb. 2) wird die Größe des submandibulären Raumes zwischen Larynx und Unterkiefer überprüft. Hierzu wird bei maximaler Extension des Kopfes die Strecke zwischen Prominentia laryngica und dem Unterkieferrand in der Mittellinie vermessen. Der Wert beträgt im Normalfall über 6,5 cm. Bei einer Distanz von 6-6,5 cm ist mit einer schwierigen direkten Laryngoskopie zu rechnen, vor allem wenn der Patient gleichzeitig vorstehende Zähne hat oder die Beweglichkeit der Kiefergelenke und/oder der Halswirbelsäule eingeschränkt ist. Beträgt die Distanz weniger als 6 cm, ist eine direkte Laryngoskopie in der Regel nicht möglich. Die Untersuchung wird

*Wenn die thyreomentale Distanz weniger als 6 cm beträgt, ist die direkte Laryngoskopie nicht möglich.*



aus: Der Anaesthesist 12/96, S. 1251

durch die Extension des Kopfes, die Position des Larynx sowie durch Länge und Tiefe der Mandibula beeinflußt. Bei Kindern kann die Untersuchungstechnik nicht angewandt werden. Die Diagnose Mikrogenie wird bei den kleinen Patienten aufgrund des gemessenen Abstands der Alveolarfortsätze in Sagittalebene gestellt (zum Beispiel bei Pierre-Robin- oder Franceschetti-Syndrom).

*Beweglichkeit der Halswirbelsäule*

Die Untersuchung der Beweglichkeit der Halswirbelsäule als drittes Kriterium für die schwierige Intubation sollte zwei verschiedene Bewegungen umfassen: Die ▶ Flexion der gesamten Halswirbelsäule und die ▶ Extension des Kopfes im Atlantooccipitalgelenk (Abb. 3). Eine ausreichende Beweglichkeit der Halswirbelsäule ist für die direkte Laryngoskopie von entscheidender Bedeutung, weil durch Flexion der Halswirbelsäule und Extension im Atlantooccipitalgelenk der Larynxeingang nach hinten bewegt und die direkte Laryngoskopie wesentlich erleichtert wird. Bei der Reklination des Kopfes sollte die sternomentale Distanz gemessen werden. Ein Abstand von 13,5 cm oder weniger bei geschlossenem Mund und maximaler Extension weist mit hoher Wahrscheinlichkeit auf eine schwierige Intubation hin. Es ist zu berücksichtigen, daß die Schnüffelposition für die direkte Laryngoskopie in der Regel zwar optimal, für die Intubation mit dem flexiblen Fiberendoskop jedoch völlig ungeeignet ist.

    Unter klinischen Bedingungen ist nur eine sehr grobe Beurteilung der Beweglichkeit der Halswirbelsäule möglich. Die Prüfung der Extension des Kopfes kann durch Untersuchung der Rotation im Atlantooccipitalgelenk ergänzt werden, weil beide Bewegungen voneinander abhängen. Für eine exakte Vermessung ist aber eine Röntgenuntersuchung erforderlich.

*Kombination verschiedener Vorhersagekriterien*

Eine ▶ Vorhersage der schwierigen Intubation mit hinreichender Sicherheit ist wegen der Vielzahl der Einflußfaktoren schwierig und kann keinesfalls aufgrund nur eines Kriteriums getroffen werden. Von ▶ Wilson wurde deswegen ein Score angegeben, der insgesamt 5 Risikofaktoren umfaßt:
• Gewicht,
• Beweglichkeit des Kopfes und Halses,
• Beweglichkeit des Unterkiefers,
• Mikrogenie,
• vorstehende Oberkieferzähne.

Damit gelang es dem Autor, 75% der schwierigen Laryngoskopien vorherzusagen bei 12% falsch positiven Befunden. In mehreren Untersuchungen wurde versucht, die Verläßlichkeit der Vorhersage der schwierigen Intubation durch Kombination verschiedener Untersuchungsparameter zu verbessern. Die Bewertung der für die Routine vorgeschlagenen Screening-Verfahren (Mallampati, Abstand Prominentia laryngica-Unterkieferrand, Extension im Atlantooccipitalge-

▶ **Flexion der gesamten Halswirbelsäule**
▶ **Extension des Kopfes**

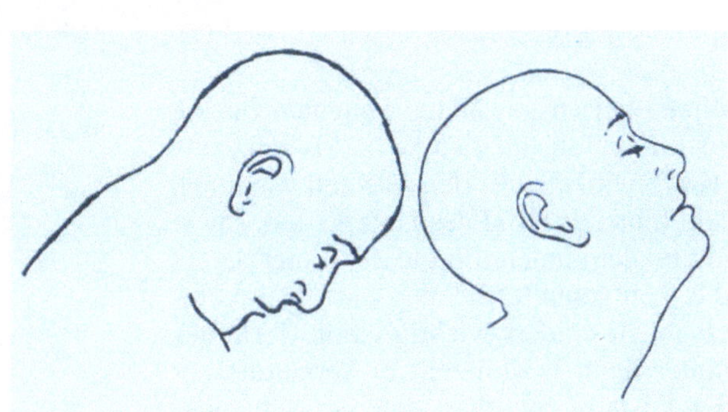

**Abb. 3**
Flexion der Halswirbelsäule;
Extension im Atlanto-
occipitalgelenk

▶ **Vorhersage der schwierigen Intubation**
▶ **Score von Wilson**

*Die ausreichende Beweglichkeit der Halswirbelsäule ist für die direkte Laryngoskopie von entscheidender Bedeutung.*

*Unter klinischen Bedingungen ist nur eine sehr grobe Beurteilung der Beweglichkeit der Halswirbelsäule möglich.*

*Vorhersagewert der schwierigen Intubation wird durch Kombination verschiedener Untersuchungsparameter verbessert.*

lenk) ergab eine Spezifität von 99%, eine Sensitivität von 5% und einen positiven Vorhersagewert von 38%.

Die für die Routine empfohlenen Untersuchungen haben also zwar eine hohe Spezifität, aber nur eine geringe Sensitivität und einen geringen positiven Vorhersagewert. Es wird bei einer größeren Anzahl von Patienten eine falsch positive Vorhersage getroffen, das heißt, die als schwierig eingestufte konventionelle Intubation kann entgegen der Erwartung ohne Probleme durchgeführt werden. Dennoch ist es ratsam, die Untersuchungen sorgfältig durchzuführen, weil aufgrund der hohen Spezifität der Screening-Parameter nahezu alle schwierigen Intubationen rechtzeitig erkannt werden. Die für die klinische Praxis wichtigen Untersuchungskriterien sind in Tabelle 3 zusammengestellt. Große Bedeutung für die direkte Laryngoskopie hat die regelrechte ▶ Funktion der Kiefergelenke. Es wird empfohlen, nicht nur die Mundöffnung zu prüfen, sondern auch, ob der Patient nur durch Protrusion des Unterkiefers den Mund öffnen kann.

*Die für die Routine empfohlenen Untersuchungen haben eine hohe Spezifität, aber nur eine geringe Sensitivität und einen geringen positiven Vorhersagewert.*

**▶ Funktion der Kiefergelenke**

*Röntgenuntersuchungen*

Röntgenuntersuchungen können bei ausgewählten Patienten für die Vorhersage der schwierigen Intubation nützlich sein. Als relevante Bezugsgrößen gelten der Kieferwinkel und der Abstand zwischen den Schneidezähnen und dem hinteren Rand des Unterkiefers sowie zwischen dem Alveolarrand und dem unteren Rand des Unterkiefers (Abb. 4). So kann durch die Röntgenuntersuchung eine Malokklusion der Kiefer erkannt werden. Besonders wichtig ist die Tiefe des Unterkiefers unmittelbar hinter dem 3. Molaren im Verhältnis zur Länge des Unterkiefers (der Distanz zwischen unterem Schneidezahn und Kiefergelenk). Das Verhältnis sollte nicht größer als 3,6 sein. Man nimmt an, daß bei zunehmender Tiefe des Unterkiefers die Weichteile bei der direkten Laryngoskopie weniger disloziert werden können. Von Bedeutung ist darüber hinaus die Messung des Abstands zwischen dem Os occipitalis und dem Processus spinosus des 1. Halswirbelkörpers zur Erfassung der atlantooccipitalen Extension.

*Präoperative Endoskopie*

In der Regel können die erforderlichen Untersuchungsbefunde auch durch eine ▶ präoperative Endoskopie mit dem flexiblen Fiberendoskop beim wachen Patienten erhoben werden. Dieses Verfahren ist besonders dann angezeigt, wenn bei der körperlichen Untersuchung oder in der Anamnese ein inspiratorischer oder exspiratorischer Stridor aufgefallen ist. Pathologische Atemgeräusche sind eine Indikation für die endoskopische Untersuchung und die Intubation mit dem flexiblen Fiberendoskop. Ein ▶ inspiratorischer Stridor deutet auf eine Obstruktion im supraglottischen Bereich, ein ▶ exspiratorischer oder ▶ biphasischer Stridor auf eine Enge im subglottischen Bereich hin. Die Ursachen sind vielfältig. Es muß sowohl an eine Obstruktion durch solide Tumoren im Bereich der Atemwege als auch an eine Kompression der Trachea von außen (zum Beispiel bei Mediastinal-mass-Syndrom) gedacht werden (Tabelle 4). Durch sorgfältige Anamnese und Untersuchung können fast alle Intubationsprobleme rechtzeitig erkannt werden. Die entsprechenden Befunde und Klassifizierungen sollten im Narkoseprotokoll vermerkt werden. Allerdings ist es bei einer kleinen Zahl von Patienten trotz sorgfältiger Untersuchung nicht möglich, die schwierige Intubation rechtzeitig vor Einleitung der Intubationsnarkose zu erkennen. In diesen seltenen Fällen ist pragmatisches Handeln erforderlich, um einen schweren Hirnschaden oder den Tod des Patienten zu verhindern.

**▶ Präoperative Endoskopie mit dem flexiblen Fiberendoskop**

**▶ Inspiratorischer, exspiratorischer oder biphasischer Stridor**

*Pathologische Atemgeräusche sind eine Indikation für die endoskopische Untersuchung und die Intubation mit dem flexiblen Fiberendoskop.*

*Durch sorgfältige Anamnese und Untersuchung können fast alle Intubationsprobleme rechtzeitig erkannt werden.*



aus: Der Anaesthesist 12/96, S. 1253

Tabelle 3
Verfahren und Kriterien zur Beurteilung der schwierigen
Intubation

1. Test nach Mallampati (I-II-III-IV)
2. Untersuchung nach Patil (> 6,5 cm; 6,5 cm; < 6 cm)
3. Extension im Atlantooccipitalgelenk (normal, eingeschränkt, nicht möglich)
4. Flexion der Halswirbelsäule (normal, eingeschränkt, nicht möglich)
5. Mundöffnung >5 cm, <4 cm, <2 cm
6. Maximale Protrusion; UK vor OK, UK = OK, UK hinter OK
7. Prominente Oberkieferfrontzähne (Abstand zwischen den Alveolarfortsätzen bei normaler Okklusion)
8. Gewicht < 90 kg, 90-110 kg, > 110 kg
9. Konstitution
10. Alter

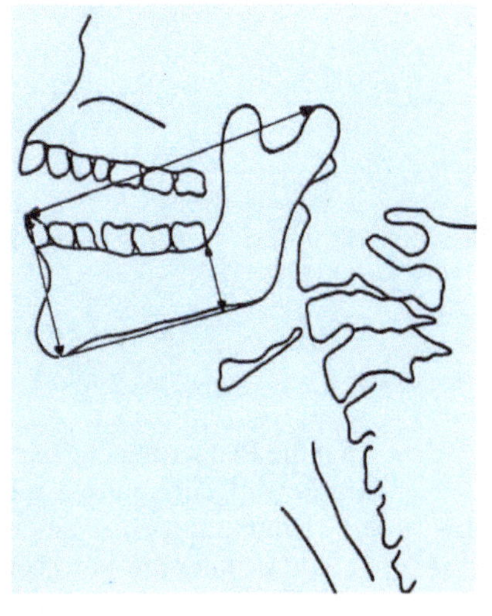

**Abb. 4**
Verhältnis der Tiefe des Unterkiefers zu dessen effektiver Länge

**▶ Entscheidungsrichtlinien für die unerwartet schwierige Intubation**

▶ Entscheidungsrichtlinien für die unerwartet schwierige Intubation müssen entsprechend der Situation, den verfügbaren Geräten und der Erfahrung des Anästhesisten angewendet werden. Eine Modifikation des Algorithmus der ASA für die unerwartet schwierige Intubation unter Einbeziehung der möglichen Anwendung der Larynxmaske ist in Abb. 4 dargestellt.

## Algorithmus für die schwierige Intubation

Wie aus Abb. 5 hervorgeht, hängt das Vorgehen bei der schwierigen Intubation entscheidend davon ab, ob das Problem rechtzeitig vor der Intubation erkannt wird. Wenn die schwierige Intubation aufgrund sorgfältiger Anamneseerhebung und Untersuchung rechtzeitig erkannt wird, sollte primär die fiberendoskopische Intubation des wachen Patienten vorbereitet werden, um den Patienten durch den Versuch der konventionellen Intubation nicht einem unnötigen Risiko auszusetzen. Denn selbst wenn vor der Zufuhr eines Muskelrelaxans die Beatmung über die Maske möglich ist, kann nach der Injektion des Muskelrelaxans in seltenen Fällen die Beatmung über die Maske unzureichend oder nicht mehr durchführbar sein.

*Bei zu erwartenden Intubationsschwierigkeiten primär fiberendoskopische Intubation!*

Besonders bei Zufuhr langwirkender Muskelrelaxanzien für die Intubation entstehen erhebliche Risiken, wenn weder ausreichend über die Maske beatmet, noch die Trachea intubiert werden kann.

**▶ Mainzer Adapter**

Die fiberendoskopische Intubation mit dem ▶ Mainzer Adapter oder der Larynxmaske kann in die Planung einbezogen werden, wenn die Beatmung des nüchternen, bereits anästhesierten Patienten über die Maske möglich ist. Besteht jedoch der geringste Zweifel an der Möglichkeit der suffizienten Beatmung über die Maske, sollte die fiberendoskopische Intubation des *wachen* Patienten durchgeführt werden. Bei Einleitung der Allgemeinanästhesie sollte nach Injektion des Hypnotikums zunächst überprüft werden, ob die Beatmung über die Maske möglich ist.

*Bei geringstem Zweifel an der Möglichkeit einer ausreichenden Maskenbeatmung: endoskopische Intubation des wachen Patienten!*

Es empfiehlt sich, sofort Hilfe herbeizuholen, wenn die Beatmung über die Maske nicht durchführbar ist und der erste Intubationsversuch mißlingt, weil u. U. die Beatmung über die Maske mit Hilfsmitteln oder die Beatmung über die Larynxmaske noch etabliert werden kann. Steht ein flexibles Fiberendoskop zur Verfügung, kann der

**▶ Fiberendoskopische Inbubation in Apnoe**
**▶ Larynxmaske**

Geübte eine ▶ fiberendoskopische Intubation in Apnoe versuchen, sofern der Patient vor Einleitung der Allgemeinanästhesie ausreichend präoxygeniert worden ist. Gelingt es, eine ▶ Larynxmaske zu plazieren, kann sie zunächst als Hilfsmittel für die Beatmung und später für die fiberendoskopische Intubation genutzt werden. Miß-

Tabelle 4
**Ursachen pathologischer Atemgeräusche**

| Supraglottisch | Glottisch | Subglottisch | Tracheal |
| --- | --- | --- | --- |
| Zysten | → | → | → |
| Granulome | → | → | → |
| Stenose | → | → | → |
| Akute Epiglottitis | Stimmbandlähmung | Akute Laryngo-Tracheobronchitis | Tracheomalazie |
| Laryngomalazie | Arytenoid-Fehlstellung | (Krupp) | Externe Kompression (Gefäße, Lymphangiom) |
| Laryngozele | | | |
| Papillomatose | | Hämangiom | Tracheo-oesophageale Fistel |
| Epiglottisanomalie | | Chondrom | |

- **Beatmung mit Combitube**
- **Notfallrohr**
- **Koniotomie**

- **Alternative Intubationstechniken**

- **Apnoische Oxygenierung**

lingt die Plazierung der Larynxmaske und ist eine Beatmung über die Maske mit Hilfsmitteln nicht möglich, kann versucht werden, die ▶ Beatmung mit Hilfe des Kombitubus (Combitube) sicherzustellen.

Als Utima ratio kommen der Versuch mit dem ▶ Notfallrohr, das nach Einführen eines Gummibougies die Intubation erlaubt oder die ▶ Koniotomie in Betracht. Ist die Beatmung über die Maske möglich, sollte eruiert werden, ob die Narkose ausgeleitet und der Patient am nächsten Tag unter anderen Bedingungen mit dem flexiblen Fiberendoskop intubiert werden kann. Bei möglicher Beatmung über die Maske kommt auch die fiberendoskopische Intubation über den Mainzer Adapter oder über die Larnyxmaske in Betracht. Schließlich können auch ▶ alternative Intubationstechniken eingesetzt werden. Mißlingt der erste Intubationsversuch und ist die Beatmung über die Maske nicht möglich, sollte sofort Hilfe herbeigeholt werden. Die Wahl der Mittel und Methoden hängt nicht zuletzt von den vorhandenen Geräten und der persönlichen Erfahrung ab. Atraumatische Verfahren sollten bevorzugt angewandt und unnötige Versuche mit dem Laryngoskop rechtzeitig abgebrochen werden.

*Bei schwieriger Intubation bevorzugt atraumatische Verfahren anwenden und unnötige Versuche mit dem Laryngoskop rechtzeitig abbrechen.*

*Bei Mißlingen des 1. Intubationsversuchs und der Maskenbeatmung sofort Hilfe herbeiholen.*

### Sicherstellung der Sauerstoffversorgung während der schwierigen Intubation

*Präoxygenierung*

Vor allem wegen der schwierigen Intubation, die auch aufgrund sorgfältiger Voruntersuchung nicht mit letzter Sicherheit ausgeschlossen werden kann, sollte der Patient routinemäßig präoxygeniert werden. Wertvolle Zeit wird so in den Fällen gewonnen, in denen weder intubiert noch über die Maske beatmet werden kann (difficult airway). Für die in dieser Situation mögliche fiberendoskopische Intubation des apnoischen Patienten oder alternativen Maßnahmen ist eine möglichst große intrapulmonale $O_2$-Reserve erforderlich. Durch optimale Präoxygenierung kann die Apnoezeit beim Erwachsenen ohne Hypoxiegefahr auf etwa 10 Minuten, bei einer schwangeren Patientin auf 6 Minuten und beim Kleinkind auf 3,5 Minuten verlängert werden. Der Effekt der Präoxygenierung kann durch Zufuhr von 100% Sauerstoff unter den Bedingungen der Apnoe verlängert werden (▶ apnoische Oxygenierung).

*Beatmung über die Maske*

Die Beatmung über die Maske hat für das Management der schwierigen Intubation entscheidende Bedeutung. Für die Überdruckbeatmung ist ein dichter Sitz der Maske erforderlich. Die notwendige Dichtheit der Maske ist bei zahnlosen Patienten und bei Veränderung der anatomischen Strukturen, wie zum Beispiel bei vorspringender Nase oder Retrognathie, Veränderung des knöchernen Skeletts und

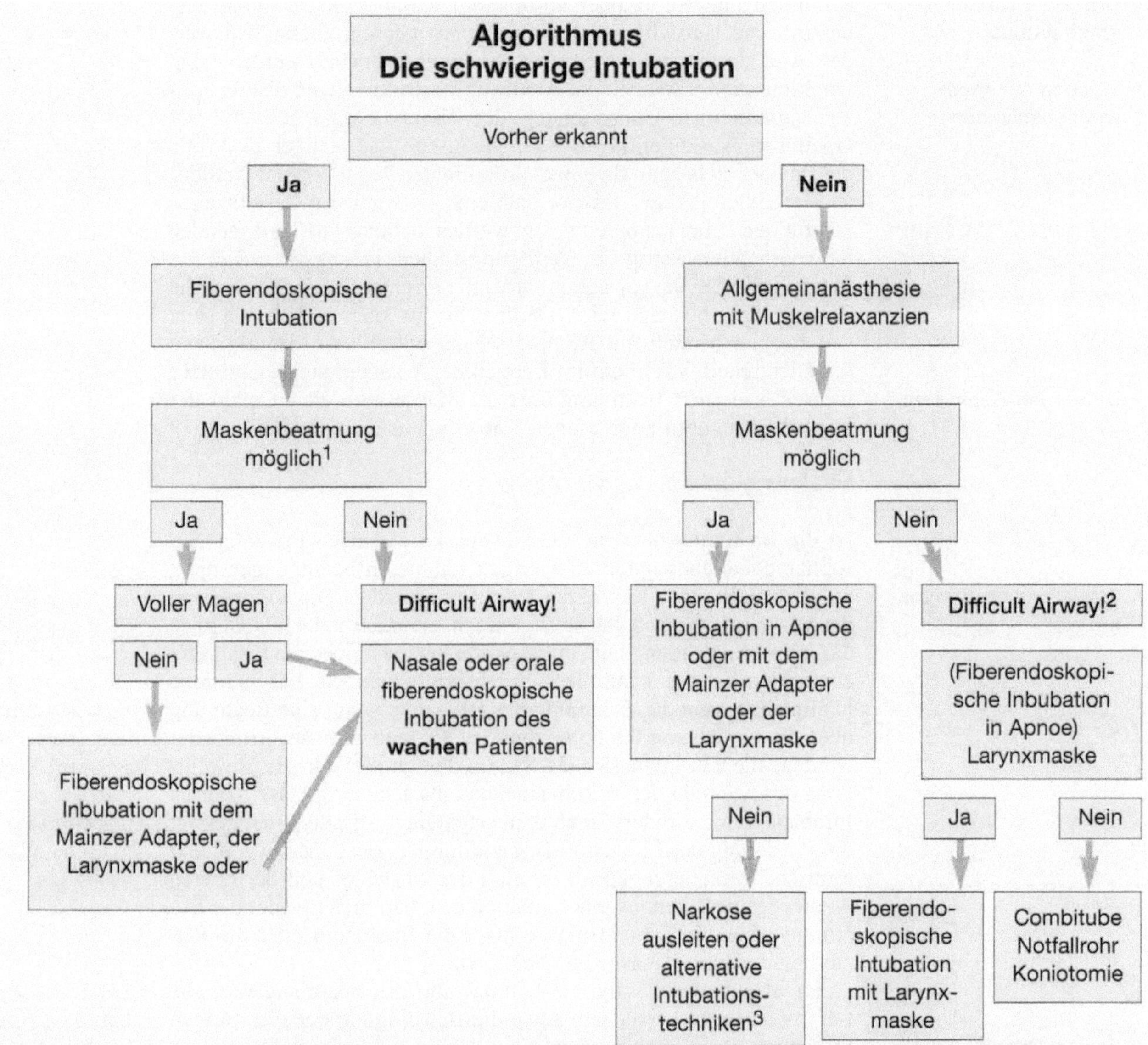



[1] Bei geringstem Zweifel: fiberendoskopische Intubation des **wachen** Patienten
[2] Folgende Optionen sind zu bedenken: Rückkehr zur Spontanatmung, Ausleitung der Narkose und Notruf (Hilfe herbeiholen)
[3] Alternative Intubationstechniken sind: „blinde" nasale Intubation, retrograde Intubation, Verwendung von speziellen Laryngoskopen, Notfallrohr und Gummibougie, Intubationsstilett (Trachlight)

**Abb. 5.** Algorithmus für die schwierige Intubation

der Weichteile des Gesichts, bei Patienten mit Nasensonde oder Augenverband, schwer zu erreichen. Eine lebensbedrohliche Situation entsteht, wenn weder die Beatmung über die Maske noch die tracheale Intubation nach Injektion langwirkender Muskelrelaxanzien und potenter Anästhetika möglich sind. Wenn die Beatmung über die Maske vorhersehbar schwierig oder unmöglich ist, kann zumeist nicht konventionell intubiert werden. Deshalb sollte bei geringstem Zweifel die fiberendoskopische Intubation des wachen Patienten bevorzugt werden.

▶ **Muskelrelaxanzien**

Vor Zufuhr der ▶ Muskelrelaxanzien muß immer die Beatmung über die Maske versucht werden. Dabei ist zu bedenken, daß wegen des Tonusverlustes der Muskulatur der oberen Atemwege nach Muskelrelaxierung die primär mögliche Beatmung über die Maske sich dramatisch verschlechtern oder nicht mehr durchgeführt werden kann. Oft wird durch Lagerung des Kopfes in Schnüffelposition und

*Vor Zufuhr von Muskelrelaxanzien immer Maskenbeatmung versuchen.*

Einführen eines ▶ Oro- oder Nasopharyngealtubus die Beatmung verbessert. Die Halswirbelsäule sollte nur vorsichtig überstreckt werden, weil hierdurch die Atemwegsobstruktion verstärkt werden kann. Die klinischen ▶ Zeichen der Atemwegsobstruktion sind diskret. Unter engmaschiger Überwachung der Thoraxbewegungen und der Hautfarbe, Auskultation der Atemgeräusche und stetiger Kontrolle des Atembeutels kann die Obstruktion in der Regel erkannt werden.

Vor Einleitung der Narkose muß eine Auswahl von Gesichtsmasken für den Patienten bereit gelegt werden, damit sie bei auftretenden Schwierigkeiten sofort zur Verfügung stehen. Ein besserer Sitz der Maske kann bei ausgewählten Patienten erreicht werden, indem die Zahnprothese belassen wird. Darüber hinaus kann es hilfreich sein, den Leckagebereich mit Kompressen zu unterfüttern. Häufig kann die Dichtigkeit, vor allem im Bereich der Wangen, nicht hergestellt werden. Bei jeder Beatmung über die Maske muß die ▶ Gefahr der Aspiration regurgitierten Magen-Darm-Inhalts bedacht werden.

*Beatmung über die Larynxmaske*

Ist die Beatmung über die Gesichtsmaske und den Oro- oder Nasopharyngealtubus unter schwierigen Intubationsbedingungen nicht möglich, sollte eine Larynxmaske plaziert werden. Die ▶ Plazierung der Larynxmaske ist zwar meist einfach, erfordert jedoch Übung, so daß deren Anwendung nur Anästhesisten mit ausreichende Erfahrung empfohlen werden kann. Tatsächlich ermöglicht die Larynxmaske häufig auch dann die Beatmung des Patienten, wenn eine Beatmung über die Gesichtsmaske unmöglich ist. Es muß aber davor gewarnt werden, die Larynxmaske als Standardhilfsmittel für die Bewältigung der während der Voruntersuchung als schwierig klassifizierten Intubation anzuwenden. Auch dem erfahrenen Anästhesisten gelingt die Plazierung der Larynxmaske nicht immer! Besonders wenn anatomische Veränderungen im Bereich des Gesichtes und der oberen Atemwege bestehen, ist eine Situation denkbar, in der weder die Beatmung über die Gesichtsmaske noch die Intubation oder die Plazierung der Larynxmaske möglich sind.

Es ist jedoch zulässig, als Ultima ratio die Beatmung über die Larynxmaske zu versuchen. Auch die Bewältigung der schwierigen Intubation des Kleinkinds und Säuglings mit ▶ fazialen Dysplasien unter Verwendung der Larynxmaske ist wiederholt beschrieben worden. Dabei ist zu bedenken, daß zwar die Beatmung über die Larynxmaske in vielen Fällen gelingt, die tracheale Intubation durch die Larynxmaske mit dem flexiblen Fiberendoskop jedoch nur dann, wenn die Larynxmaske korrekt plaziert worden ist. Dies ist aber nur in 60% der Fälle zu erwarten. Vor allem unter den Umständen, die eine fiberendoskopische Intubation des wachen Patienten erfordern, sollte die Larynxmaske nur als Ultima ratio benutzt werden.

*Aspirationsrisiko und schwierige Intubation*

Patienten, bei denen eine schwierige Intubation und ein erhöhtes Aspirationsrisiko vermutet wird, sollten primär wach (sediert) fiberendoskopisch intubiert werden. Die Beatmung über die Maske darf bei diesen Patienten nicht durchgeführt werden. Möglichkeiten der ▶ Prävention der Aspiration sollten vor allem bei der schwierigen Intubation berücksichtigt werden. Zu den häufigsten Maßnahmen gehört die ▶ Crash-Einleitung mit Sellickschem Handgriff. Durch die Hochlagerung des Oberkörpers und den Sellickschen Handgriff wird die direkte Laryngoskopie bei Patienten mit primär schwieriger Intubation allerdings erschwert. Wenn die Intubationsschwierigkeit vor Beginn

*Die Larynxmaske ist kein Standardhilfsmittel für die Bewältigung der während der Voruntersuchung erkannten schwierigen Intubation.*

*Es ist zulässig, als Ultima ratio die Beatmung über die Larynxmaske zu versuchen.*

*Patienten, bei denen eine schwierige Intubation und ein erhöhtes Aspirationsrisiko vermutet wird, müssen primär wach fiberendoskopisch intubiert werden.*

der Narkose erkannt wird und gleichzeitig ein voller Magen besteht, ist die konventionelle Intubation kontraindiziert.

*Beatmung über den Combitube*

Eine weitere Möglichkeit, in kritischer Situation (difficult airway) zumindest die Beatmung des Patients sicherzustellen, ist die Anwendung des Combitube. Er wurde als ▸ Notfalltubus entwickelt und zeichnet sich dadurch aus, daß sowohl bei ösophagealer als auch bei trachealer Lage eine Beatmung des Patienten erzielt werden kann (Abb. 6). Der Combitube ist ein „Doppellumentubus", der „blind"

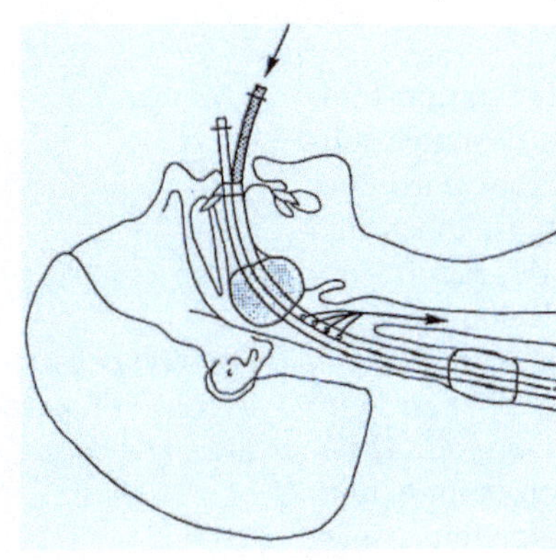

**Abb. 6**
Combitube in
ösophagealer
Position

transoral, wie eine Larynxmaske, vorgeschoben und entweder in der Trachea oder im Ösophagus plaziert wird. Der „ösophageale" Teil des Tubus weist im pharyngealen Bereich mehrere Perforationen auf und ist am unteren Ende verschlossen. Der tracheale Teil des Tubus ist, wie ein normaler endotrachealer Tubus, am unteren Ende offen. Die beiden Lumina des Tubus sind durch eine Zwischenwand voneinander getrennt. Sowohl der ösophageale als auch der tracheale Teil des Tubus kann über einen üblichen Konnektor an ein Beatmungssystem angeschlossen werden.

Oberhalb der pharyngealen Perforationen ist ein Oropharyngealcuff angebracht, der nach dem Aufblasen Mund- und Nasenhöhle abdichtet. Am unteren Ende des Combitube befindet sich ein Cuff, der zur Abdichtung des Ösophagus oder - bei trachealer Einführung- der Trachea dient. Zumeist liegt der Combitube nach dem Einführen im Ösophagus. Deshalb ist es sinnvoll, die Ventilation zunächst über den ösophagealen Teil des Tubus durchzuführen, wobei die Luft durch den Larynxeingang in die Trachea strömt. Eine Auskultation über beiden Lungen mit Gegenprobe über dem Epigastrium bestätigt eine adäquate Ventilation. Ist die Auskultation über den Lungen negativ und die Auskultation über dem Epigastrium positiv, liegt der Combitube in der Trachea. In diesem Fall wird die Beatmung über den „trachealen Tubus" durchgeführt.

Die Intubation mit dem Combitube hat im Gegensatz zur „blinden" nasalen oder oralen Intubation den großen Vorteil, daß in kritischer Situation sofort entweder die „tracheale" oder die „ösophageale" Beatmung begonnen werden kann. Die Einführung des Tubus ist technisch einfach. Neben einer geringen Komplikationsrate ist der weitgehende Schutz vor Aspiration hervorzuheben. Bei stenosierenden Prozessen im Bereich des Larynx und der Trachea kann der Combitube nicht angewendet werden.

*Perkutane transtracheale Jet-Ventilation*

Eine effektive und relativ sichere Methode der kurzfristigen Oxygenierung und der Elimination des $CO_2$ bei schwierigem Atemweg ist die perkutane transtracheale Jet-Ventilation. Empfohlen wird vor allem ein System, bei dem unter kontrollierten Bedingungen mit einem Druckregulator Sauerstoff aus der zentralen Sauerstoffversorgungsanlage entnommen wird. Die transtracheale Jet-Ventilation ist mit erheblichen Risiken verbunden und deshalb nur im äußersten Notfall und mit sehr guter Ausbildung in der praktischen Anwendung zulässig. Die Komplikationsrate beträgt etwa 30%; häufigste Komplikation ist der Pneumothorax. Der entscheidende Nachteil dieses invasiven Verfahrens besteht darin, daß die sichere Anwendung ein hohes Maß an technischem Wissen und Können erfordert, das in der klinischen Routine nur schwer erworben werden kann.

▸ **Notfalltubus**

*Durch die Hochlagerung des Oberkörpers und den Sellickschen Handgriff wird die direkte Laryngoskopie bei Patienten mit primär schwieriger Intubation zusätzlich erschwert.*

*Der Kombitubus liegt meist im Ösophagus. Daher zunächst Ventilation über den ösophagealen Teil!*

*Mit dem Combitubus kann sowohl bei ösophagealer als auch bei trachealer Lage eine Beatmung des Patienten erzielt werden.*

*Die transtracheale Jet-Ventilation ist mit erheblichen Risiken verbunden und deshalb nur im äußersten Notfall und mit sehr guter Ausbildung in der Technik zulässig.*

### Bewältigung der schwierigen Intubation

Für die sichere Kontrolle der Atemwege ist der korrekt in der Trachea plazierte Tubus unabdingbar. Methoden, mit denen die Beatmung des Patienten für eine gewisse Zeit aufrechterhalten werden kann, sind für eine längerfristige Sicherung der Atemwege nicht geeignet, so daß sich auch nach temporärer Sicherung der Oxygenierung des Patienten die Frage stellt, mit welcher Technik der tracheale Tubus plaziert werden kann, wenn die konventionelle Intubation nicht möglich ist.

#### „Blinde" nasale Intubation

Das älteste und populärste Verfahren ist die „blinde" nasale Intubation des spontan atmenden Patienten. Der Kopf des Patienten sollte dazu in Schnüffelpositon gelagert werden. Der Tubus wird über den geeigneten Nasengang in den Nasopharynx vorgeschoben und bei ▸ erhaltener Spontanatmung durch Bewegungen des Kopfes mit der freien Hand, den Atemgeräuschen folgend, in Richtung Kehlkopfeingang und Trachea bewegt. Der Erfolg wird durch die deutlich hörbaren Atemgeräusche kontrolliert. Die ▸ Kapnographie ist beim Einführen des Tubus und bei der Lagekontrolle eine wertvolle Hilfe. Vor der Anwendung der „blinden" nasalen Intubation beim ▸ relaxierten Patienten ist vor allem bei der schwierigen Intubation zu warnen: Nur in 30% der Fälle kann der Tubus beim relaxierten Patienten in der Trachea plaziert werden. Eine ausreichende Narkosetiefe oder eine sorgfältige Lokalanästhesie ist erforderlich, um laryngeale Reflexe und eine Aspiration zu vermeiden. Die Methode kann nur angewandt werden, wenn die Halswirbelsäule frei beweglich ist; selbst dann ist der Erfolg aber nicht sicher.

▸ **Erhaltene Spontanatmung**

▸ **Kapnographie**

▸ **Relaxierter Patient**

*Bei blind nasaler Intubation Spontanatmung erhalten!*

##### Vorteile der Methode

- Apparativ nicht aufwendig
- Kein Zeitdruck bei Durchführung in Oberflächenanästhesie
- Minimierung der Gefahr für den Patienten, da Spontanatmung erhalten
- Unkomplizierter Abbruch möglich

##### Nachteile der Methode

- Technisch anspruchsvoll und übungsintensiv
- Anwendung bei eingeschränkter Beweglichkeit der Halswirbelsäule schwierig
- Keine Einsicht in die Pharynx- und Glottisregion
- Gefahr der Verletzung in Nase, Pharynx, Larynx, Trachea und Ösophagus
- Gefahr der Aspiration

#### Retrograde Intubation

Bei diesem Verfahren wird eine Touhy-Nadel durch die Membrana cricothyroida eingestochen und die korrekte tracheale Lage durch Luftaspiration nachgewiesen. Dazu wird ein Katheter nach kranial durch die Touhy-Nadel vorgeschoben, bis er aus Mund oder Nase herausragt oder mit der Macgill-Zange von der Rachenhinterwand herausgezogen werden kann. Nach Lokalanästhesie der Schleimhaut wird der Tubus über den Katheter in die Trachea vorgeschoben. Vor Abschneiden des Katheters am distalen Ende muß der Tubus weit genug in den Larynxeingang vorgeschoben werden, um eine sichere Platzierung in der Trachea zu gewährleisten. Beim Abschneiden des Katheters sollte Druck auf den trachealen Tubus nach unten ausgeübt werden. Ein weiteres Problem besteht darin, den trachealen Tubus an der Spitze der Epiglottis vorbeizuführen. Alternativ kann die Trachea weiter distal im Bereich des ▸ Ligamentum cricotracheale punktiert werden. Die neuere Technik hat den Vorteil, daß der tracheale Tubus ohne Probleme an der Epiglottisspitze vorbeigeführt werden kann. Auch die Gefahr der Blutung oder des Emphysems soll beim Zugang durch das Ligamentum cricotracheale geringer sein.

▸ **Punktion im Bereich des Ligamentum cricotracheale**



aus: Der Anaesthesist 12/96, S. 1259

- Intubation des wachen, spontan atmenden Patienten
- Bei erhaltener Spontanatmung kein Zeitdruck
- Mobilität der Halswirbelsäule und der Kiefergelenke nicht erforderlich



- Invasives Verfahren
- Blutungen, Einreißen des Schildknorpels
- Ödem im Punktionsbereich
- Subkutanes Emphysem
- Übung erforderlich

### Anwendung spezieller Laryngoskope

▶ **Laryngoskop nach McCoy**
▶ **Bullard-Laryngoskop**

▶ **Laryngoskopmodifikation nach Bumm**

Laryngoskope mit optischen oder mechanischen Hilfsmitteln erlauben die Sicht auf den Kehlkopfeingang, wenn die direkte Laryngoskopie, das heißt die Herstellung der oropharyngo-laryngealen Achse, nicht möglich ist. Mit dem ▶ Laryngoskop nach McCoy kann durch Anheben der Spatelspitze die Einsicht auf die Stimmbänder verbessert werden. Das ▶ Bullard-Laryngoskop verbindet den mechanischen Anteil der Laryngoskope mit einer fiberoptischen Vorrichtung, die von der Spitze des Laryngoskops aus die Einsicht auf die Stimmbänder und die Kontrolle der Tubusführung erlaubt. Die Anwendung erfordert eine normale Mundöffnung. Ein wesentlicher Nachteil der Intubation mit dem Bullard-Laryngoskop ist der komplexe Intubationsablauf, für den eine längere Übung erforderlich ist.

Bei der ▶ Laryngoskopmodifikation nach Bumm handelt es sich um ein Zusatzinstrumentarium, das zusammen mit einem konventionellen Laryngoskop mit McIntosh-Spatel bei schwieriger Intubation eingesetzt werden kann. Mit dem Gerät wird auf indirektem Wege die Sicht auf den Kehlkopfeingang hergestellt. Es besteht aus mehreren Komponenten: einer Lichtquelle für die Kaltlichtversorgung, einer Hopkins-Weitwinkeloptik (30° oder 70°) und einer Spezialklammer. Die spezielle Hopkins-Optik besitzt einerseits einen größeren Blickwinkel, andererseits wird durch ein verlängertes Okular eine bessere Position des Anästhesisten während des Intubationsvorgangs gewährleistet. Die Optik wird in die Führungshülse eingeführt und mit der Lichtquelle verbunden. Nach Narkoseeinleitung wird der Laryngoskop-Spatel in das Cavum oris eingeführt, die Optik aufgesetzt und unter Sicht durch die Führungshülse in den Pharynx vorgeschoben. Der tracheale Tubus wird nur unter Sicht in den Kehlkopfeingang eingeführt.

*Laryngoskope mit optischen oder mechanischen Hilfsmitteln ermöglichen die Sicht auf den Kehlkopfeingang, wenn die Herstellung der oro-pharyngo-laryngealen Achse nicht möglich ist.*



- Intubation unter Sicht
- Verletzungsgefahr gering
- Einsatz auch bei Patienten mit Mikrogenie möglich



- Narkose und Relaxation erforderlich
- Möglichkeit der Maskenbeatmung unabdingbar
- Übung erforderlich
- Nicht für jeden Patienten geeignet

▶ **Prismen am McIntosh-Spatel**

Es wurde darüber hinaus versucht, durch Befestigung von ▶ Prismen am McIntosh-Spatel die Lichtstrahlen in einem Winkel zu brechen, so daß auf indirektem Wege der Larynxeingang eingesehen werden kann. Die Anwendung dieser Laryngoskope erfordert ebenfalls Übung und ist bei einer Vielzahl von Intubationsproblemen nicht möglich.

### Elastischer Bougie

Gelingt es trotz Anwendung verschiedener Laryngoskopspatel und besserer Lagerung des Kopfes nicht, den Kehlkopfeingang sichtbar zu machen, kann versucht werden, einen Gummibougie „blind" in die Trachea einzuführen. Der Gummibougie mit Lumen (z. B. Absaugkatheter) wird mit dem Kapnographen verbunden; nach der Passage des Larynxeinganges zeigt sich ein typisches Kapnogramm. Bei

Verwendung sehr flexibler Materialien ist das Vorschieben des trachealen Tubus schwierig. Wenn der Gummibougie in die Trachea gelangt, spürt man deutlich die Trachealringe. Eine andere Möglichkeit besteht darin, den Führungsstab des trachealen Tubus einige Zentimeter  vor das untere Tubusende und bei gerade noch sichtbarer Epiglottisspitze in Richtung auf den vermuteten Kehlkopfeingang unter die Epiglottis zu schieben. Über den im Kehlkopfeingang liegenden, kunststoffummantelten Führungsstab als Leitschiene kann dann der Tubus nach vorne geschoben werden. Bei sichtbarer Epiglottis ist dieses Verfahren in der Regel erfolgreich. Von Nachteil ist, wie bei alle „blinden" Techniken, die Verletzungsgefahr.

*Bei allen blinden Techniken besteht Verletzungsgefahr.*

*Transilluminationstechnik*

Eine alternative Technik zur konventionellen Intubation ist die seit langem bekannte tracheale Intubation mit Hilfe der Transillumination der Halsweichteile: Ein modernes Gerät zur Anwendung der Transilluminationstechnik (▸ Trachlight) besteht aus einem in der Länge an den Tubus adaptierbaren Führungsstilett mit entfernbaren inneren (steifen) Metalldraht, heller Lichtquelle, stabilen Handgriff mit Fixationsmöglichkeit des aufgezogenen Tubus und einer Zeitautomatik, die nach 30 s durch Blinken einer Lampe vor einer zu langen Intubationsdauer warnt. Die Umgebung wird abgedunkelt, das leuchtende Stilett durch den Mund in Richtung Larynx eingeführt und die krikothyroidale Membran aufgesucht. Wenn nach Einführen des Stiletts das helle Licht von außen gut im Bereich der krikothyroidalen Membran erkennbar ist, liegt die Spitze des Stiletts direkt dahinter. Der tracheale Tubus wird nach vorne über das Stilett geschoben und dieses zurückgezogen. Wenn der Transilluminationseffekt nicht auftritt, liegt das Stilett im Ösophagus.

▸ **Trachlight**

#### Vorteile der Methode

- Einfache Handhabung
- Verletzungsgefahr für Schleimhaut oder Zähne gering
- Stets korrekte Einführtiefe des Tubus

#### Nachteile der Methode

- Ausreichende Transillumination meist nur nach weitgehendem Abdunkeln des Raumes
- Keine pharyngeale Einsicht während des Intubationsvorgangs („blinde" Technik)
- Mißerfolg trotz vermeintlich korrekter Position häufig
- Plazierung bei Patienten mit ausgeprägter Struma nodosa oder extremer Adipositas nicht möglich

Der Wert der Transilluminationstechnik für die Bewältigung der schwierigen Intubation ist zweifelhaft.

*Starres Bronchoskop*

Ist eine direkte Laryngoskopie nicht möglich ist, so kann häufig mit dem ▸ Notfallrohr der Larynxeingang sichtbar eingestellt werden. Das Laryngoskop wird in situ belassen und das am distalen Ende abgeschrägte Notfallrohr auf retromolarem Wege in Richtung auf den Kehlkopfeingang vorgeschoben, um 90° gedreht, um Verletzungen im Bereich des Larynx zu vermeiden und in die Trachea eingeführt. Der Kopf des Patienten muß dazu, wie für die Bronchoskopie mit dem starren Rohr üblich, mit extrem überstrecktem Kopf gelagert werden. Diese Methode kann vor allem bei stenosierenden Prozessen im Bereich der oberen Atemwege und des Kehlkopfeingangs angewandt werden, wenn bereits eine Apnoe eingetreten ist. Durch das Notfallrohr kann der Patient vorübergehend beatmet und Sekret abgesaugt werden. Später wird über einen ▸ Gummibougie das Notfallrohr zurückgezogen und ein trachealer Tubus eingeführt. Die Anwendung des Notfallrohrs ist traumatisch und erfordert Erfahrung, um schwere Verletzungen oder Perforationen zu vermeiden.

▸ **Notfallrohr**

▸ **Intubation mit dem Gummibougie**

*Das starre Bronchoskop kann vor allem bei stenosierenden Prozessen im Bereich der oberen Atemwege und des Kehlkopfeinganges angewandt werden, wenn bereits eine Apnoe eingetreten ist.*



aus: Der Anaesthesist 12/96, S. 1261

Bei vollständiger Verlegung der oberen Atemwege, nicht möglicher Beatmung über die Maske, Intubation oder Atemwegssicherung durch andere Verfahren ist als ▶ Ultima ratio der chirurgische Zugang zum Atemweg zu wählen.

Als Notfallmaßnahme ist vor allem die ▶ Koniotomie geeignet. Sie ist schnell durchführbar und operativ wesentlich weniger aufwendig als die Tracheotomie. Sie ist dann indiziert, wenn alle anderen Maßnahmen einschließlich der trachealen Intubation erfolglos gewesen sind und der Tod des Patienten nur mit Hilfe dieser Technik abgewendet werden kann. Ist keines der im Handel befindlichen ▶ Instrumente greifbar, genügen zur Koniotomie ein Skalpell und ein Nasenspekulum. Der Patient wird mit maximal rekliniertem Kopf gelagert; die Haut, unter der das Ligamentum conicum zwischen dem Ringknorpel und dem Unterrand des Schildknorpels als Querrinne gut getastet werden kann, wird zwischen Daumen und Zeigefinger gespannt und längs inzidiert, das Ligamentum conicum mit dem Skalpell quer durchtrennt. Mit Hilfe des Nasenspekulums kann die Luftröhre offen gehalten und ein Trachealtubus eingeführt werden.

Die ▶ Notwendigkeit der Koniotomie kann sich bei massiver Schwellung im Bereich des Oro- oder Hypopharynx, entzündlich bedingter Raumforderung, massiver allergischer Reaktion und schwerem Mittelgesichtstrauma oder Verbrennungen des Gesichts und oberen Respirationstrakts ergeben. Die für die Koniotomie im Handel angebotenen Instrumentarien ermöglichen einen raschen Zugang zur Trachea und können in zwei Gruppen eingeteilt werden: Systeme, mit denen das Ligamentum conicum mit einer großlumigen Stahlkanüle (ähnlich einer Venenverweilkanüle) direkt punktiert und anschließend ein Kunststoffkatheter in die Trachea vorgeschoben wird sowie Systeme, bei denen ▶ Modifikationen der Seldinger-Technik eingesetzt werden (z.B. Minitrach).

Die Gefahr ▶ laryngealer Verletzungen mit Spätfolgen bei Anwendung der Koniotomie ist groß, daher muß die Koniotomie möglichst schnell in eine Tracheotomie umgewandelt werden. Bei Patienten mit bevorstehender Tumoroperation im Bereich des Gesichts und Halses und beabsichtigter Langzeitbeatmung sollte deshalb, sofern ausreichend Zeit zur Verfügung steht, eine ▶ elektive Tracheotomie in Lokalanästhesie vor der Operation durchgeführt werden.

*Nachweis der tranchealen Tubuslage*

Sofort nach Bewältigung der schwierigen Intubation muß – unabhängig von der Technik – die korrekte Lage des trachealen Tubus überprüft werden. Besonders bei „blinden Techniken" sollte eine der folgenden ▶ sicheren Methoden zur Kontrolle der endotrachealen Tubuslage angewendet werden:
1. Direkte Laryngoskopie
2. Kapnographie
3. flexible Fiberendoskopie

Alle anderen Methoden zur Feststellung der korrekten Tubuslage sind unsicher und müssen daher kritisch bewertet werden. Die Auskultation der Lungen sollte immer durch die Auskultation über dem Epigastrium ergänzt werden. Die ▶ endobronchiale Tubuslage kann zuverlässig nur mit dem flexiblen Fiberendoskop ausgeschlossen werden.

---

**Koniotomie als Ultima ratio**

**Instrumente**

**Notwendigkeit der Koniotomie**

**Modifikation der Seldinger-Technik**
**Laryngeale Verletzungen**

**Elektive Tracheotomie**

**Sichere Methoden zur Kontrolle der endotrachealen Tubuslage**

**Endobronchiale Tubuslage**

---

*Wenn keines der im Handel befindlichen Instrumente greifbar ist, genügen zur Koniotomie ein Skalpell und ein Nasenspekulum.*

*Vorsicht: Hohe Verletzungsgefahr bei der Koniotomie!*

*Die Auskultation der Lungen sollte immer durch die Auskultation über dem Epigastrium ergänzt werden.*

## Fiberendoskopische Intubation

Die Einführung flexibler fiberendoskopischer Geräte hat das Airway-Management und die Bewältigung der schwierigen Intubation in der Anästhesie und Intensivmedizin erheblich verbessert. Ein entscheidender Vorteil des flexiblen Fiberendoskops ist dessen breites ▶ Einsatzspektrum: Das flexible Fiberendoskop kann bei allen Patienten, die konventionell schwierig oder nicht zu intubieren sind, unabhängig von der Ursache, verwendet werden. Inzwischen gilt die fiberendoskopische Intubation als Verfahren der Wahl für die Bewältigung der vorher erkannten schwierigen Intubation. Sie kann jedoch auch bei der unerwarteten schwierigen Intubation in Betracht gezogen werden, wenn der Anästhesist über ausreichende Erfahrung verfügt. In den Händen des Erfahrenen ist die „Streßbelastung" des Patienten bei der fiberendoskopischen Intubation geringer als bei der konventionellen Intubation in Narkose.

*Die fiberendoskopische Intubation ist das Verfahren der Wahl für die Bewältigung der vorher erkannten schwierigen Intubation.*

### Fiberendoskopische Intubation des wachen Patienten

Die fiberendoskopische Intubation kann sowohl beim narkotisierten als auch beim wachen Patienten durchgeführt werden. In der Regel wird der Patient im Wachzustand fiberendoskopisch intubiert und der tracheale Tubus nach Injektion eines Hypnotikums in die Trachea geschoben. In bestimmten Situationen muß der wache Patient mit dem flexiblen Fiberendoskop intubiert werden: wenn weder die konventionelle Intubation noch die Maskenbeatmung (difficult airway) möglich sind, eine schwierige Intubation vorhersehbar ist und die Gefahr der Aspiration besteht, ein respiratorischer Notfall oder eine schwere Erkrankung vorliegt, in extremer Position des Patienten intubiert werden muß, die Koniotomie als Ultima ratio nicht möglich ist und schließlich, wenn nach der Intubation funktionell oder neurologisch untersucht werden soll.

*In bestimmten Situationen muß der wache Patient mit dem flexiblen Fiberendoskop intubiert werden.*

### Endoskopische Untersuchungen vor der Intubation

Erkrankungen mit pathologisch-anatomischen Veränderungen des Pharynx, des Larynx oder der Trachea erfordern eine endoskopische Untersuchung des wachen Patienten, weil dadurch Hindernisse, die das Einführen des trachealen Tubus zwischen die Stimmbänder und das Vorschieben in die Trachea erschweren, rechtzeitig erkannt und geeignete Maßnahmen ergriffen werden können.

*Erkrankungen mit pathologisch-anatomischen Veränderungen des Pharynx, des Larynx oder der Trachea erfordern eine endoskopische Untersuchung des wachen Patienten.*

### Plazierung und Lagekontrolle des trachealen Tubus

Mit dem Fiberendoskop kann der Tubus korrekt in der Trachea plaziert und außerdem die Lage kontrolliert werden. Mit Hilfe der Markierungen im Abstand von 5 cm, die an dem Einführungsteil des flexiblen Fiberendoskops angebracht sind, wird nach Vorschieben des Endotrachealtubus der Abstand zwischen Tubusspitze und Bifurkation bestimmt. Vor allem beim Patienten, der nach der trachealen Intubation umgelagert werden soll, ist trotz des großen Sicherheitsabstands (im Vergleich mit dem nach endobronchialer Intubation), die Lagekontrolle des Endotrachealtubus wichtig. Außerdem sollten ▶ Doppellumentuben grundsätzlich fiberendoskopisch plaziert und kontrolliert werden. Auch bei ▶ Säuglingen und Kleinkindern hat sich die endoskopische Kontrolle der Lage des Endotrachealtubus bewährt, weil bei diesen Patienten sowohl die Gefahr der Dislokation des trachealen Tubus aus dem Larynxeingang in den Ösophagus als auch die Gefahr der ▶ endobronchialen Fehlplazierung besteht. Die

*Lagekontrolle des Tubus nach Umlagerungsmanövern.*

*Doppellumentuben fiberoptisch plazieren und kontrollieren.*

▶ **Einsatzspektrum**

▶ **Doppellumentuben**
▶ **Säuglinge und Kleinkinder**

▶ **Endobronchiale Fehlplazierung**



aus: Der Anaesthesist 12/96, S. 1263

endoskopische Plazierung und Kontrolle der Tubuslage ist auch bei pathologischen Veränderungen, wie Tracheomalazie, Trachealstenose und Malformation des Bronchialsystems ratsam.

*Kontraindiziertes Überstrecken der Halswirbelsäule*

▸ **Instabile Halswirbelsäule**

Patienten mit ▸ instabiler Halswirbelsäule, bei denen die Gefahr der Tetraplegie durch Überstrecken der Halswirbelsäule droht, sollten fiberendoskopisch intubiert werden, weil die Reklination des Kopfes sicher vermieden werden kann. Die Instabilität der Halswirbelsäule kann angeboren oder durch ein Traum verursacht sein. Auch beim Patienten mit ▸ operativ stabilisierter Halswirbelsäule sollte die fiberendoskopische Intubation bevorzugt werden.

▸ **Operativ stabilisierte Halswirbelsäule**

*Bei instabiler Halswirbelsäule fiberoptische Intubation.*

*Technik der fiberendoskopischen Intubation*

▸ **Lokalanästhesie**

▸ **Größe des flexiblen Fiberendoskops**

Der Erfolg der fiberendoskopischen Intubation ist von der sorgfältigen Vorbereitung der Materialien und einer ausreichenden ▸ Lokalanästhesie abhängig. Die Gabe von Sedativa und Analgetika hat hingegen eine geringe Bedeutung. Die Wahl der ▸ Größe des flexiblen Fiberendoskops zur Intubation hängt vorrangig von der Größe des trachealen Tubus ab. Geeignete Endoskope stehen für alle im Handel erhältlichen Tubusgrößen zur Verfügung. Die neue Generation der ultradünnen flexiblen Fiberendoskope ermöglicht die Intubation mit kleinsten Tuben mit 2,5 und 3,0 mm ID. Besonders gut geeignet sind hochflexible und weiche Tuben (Spiraltuben).

*Ausreichende Lokalanästhesie vor der fiberoptischen Intubation.*

▸ **Präoxynenierung**
▸ **Überwachung des Herzrhythmus**
▸ **Vorbereitung auf die Endoskopie**

Auf eine ▸ Präoxygenierung über die Nasensonde sollte nicht verzichtet werden. Die ▸ Überwachung des Herzrhythmus mit dem EKG, des Blutdruckes und vor allem der arteriellen Sauerstoffsättigung (Pulsoxymetrie) ist zwingend. Als ▸ Vorbereitung auf die Endoskopie wird die Zufuhr von Benzodiazepinen und Fentanyl (0,1-0,2 mg) zur Dämpfung der laryngealen Reflexe beim Erwachsenen empfohlen, sofern der Zustand des Patienten dies erlaubt. Die Spontanatmung des Patienten sollte während der Endoskopie unbedingt erhalten werden. Zur Analgesie der Nasenschleimhaut eignet sich eine ▸ Kokainlösung 5-10%, 0,5 ml je Nasenöffnung. Wegen der sehr guten vasokonstringentischen Wirkung des Kokains bedarf es keiner zusätzlichen Gabe eines schleimhautabschwellenden Medikaments. Alternativ kann eine Lösung von ▸ Lidocain 4% und Phenylephrin 1% im Verhältnis 3:1, 0,5 ml je Nasenöffnung, oder auch eine Kombination von Lidocain mit Xylometazolin, Phenylephrin oder Nafazolinnitrat angewendet werden. In jedem Fall sollten der Kehlkopfeingang und die proximale Trachea durch eine gezielte Injektion von Lidocain über den Biopsiekanal des flexiblen Fiberendoskops anästhesiert werden. Bei der empfohlenen Dosis von 3-4 mg · kg-1 ist eine toxische Konzentration des Lokalanästhetikums im Plasma nicht zu erwarten.

*Überwachung von EKG, $O_2$-Sättigung (Pulsoxymeter) und Blutdruck während der fiberoptischen Intubation.*

▸ **Kokainlösung**

▸ **Lidocain 4% und Phenylephrin 1%**

*Während der Endoskopie Spontanatmung erhalten!*

*Intubation des wachen Patienten.* Die Endoskopie des wachen, sedierten Patienten ist vorzuziehen, weil sie auch unter schwierigen Umständen selbst vom Anfänger sicher durchgeführt werden kann. Der Tubus wird nach Plazierung des Fiberendoskops in der Trachea und Injektion eines ▸ Hypnotikums transoral oder transnasal in Narkose vorgeschoben, wobei das Endoskop als Führungsschiene dient. Um Risiken für den Patienten zu vermeiden, wird in besonderen Fällen sowohl das Plazieren des flexiblen Fiberendoskops in der Trachea als auch das Vorschieben des trachealen Tubus beim wachen (sedierten) Patienten in Lokalanästhesie vorgenommen.

▸ **Hypnotikum**

*Injektion des Hypnotikums erst nach Plazierung des Endoskops in der Trachea!*

Der ▸ nasale Zugang ist besser geeignet als der orale, weil die Handhabung des flexiblen Fiberendoskops einfacher ist und der Patient

▸ **Nasaler Zugang**
▸ **Orale fiberendoskopi-**

**sche Intubation**

▶ **Beißschutz**

▶ **Intubation des Säuglings oder Kleinkindes**

▶ **Mainzer Universal Adapter**

▶ **Oropharyngealtubus (Optosafe)**

▶ **Larynxmaske**

▶ **Beatmung während des Intubationsvorganges**

weniger beeinträchtigt wird. Vor der geplanten ▶ oralen fiberendoskopischen Intubation muß eine Lokalanästhesie des Mesopharynx und Hypopharynx durchgeführt werden. Die Lokalanästhesie des Larynxeinganges und der Trachea kann, sofern möglich, auch bei geplanter oraler fiberendoskopischer Intubation transnasal vorgenommen werden. Um einer schweren Beschädigung des flexiben Fiberendoskops vorzubeugen, ist es unbedingt erforderlich, einen ▶ Beißschutz einzulegen. Die orale fiberendoskopische Intubation erfordert mehr Geschicklichkeit, weil am Übergang vom Oro- zum Hypopharynx ein fast rechter Winkel überwunden werden muß.

Bei der ▶ Intubation des Säuglings oder Kleinkindes mit dem flexiblen Fiberendoskop muß einerseits eine motorische Ruhigstellung des kleinen Patienten gewährleistet sein, andererseits die Spontanatmung erhalten bleiben, damit für das behutsame Vorgehen genügend Zeit zur Verfügung steht. Neben der fiberendoskopischen Intubation des wachen (sedierten) Säuglings oder Kleinkindes ist die Ketaminnarkose bei erhaltener Spontanatmung eine mögliche Alternative.

*Intubation des narkotisierten Patienten.* Die fiberendoskopische Intubation kann beim nichtkooperativen Patienten und bei vorher nicht erkannter schwieriger Intubation nach Zufuhr eines langwirkenden Muskelrelaxans mit dem ▶ Mainzer Universal Adapter (Rüsch, Waiblingen) unter Beatmung über die Maske durchgeführt werden. Die Möglichkeit der Maskenbeatmung muß dabei sichergestellt sein. Bei oraler Intubation kann zusätzlich ein ▶ Oropharyngealtubus (Optosafe, Rüsch, Waiblingen) verwendet werden, durch den das flexible Fiberendoskop und der Tubus in die Trachea eingeführt werden.

*Intubation über Larynxmaske.* Wenn zur Sicherstellung der Beatmung bei unerwartet schwieriger Intubation die ▶ Larynxmaske eingeführt worden ist, kann dieser Zugang (Abb. 7) für die fiberendoskopische Intubation genutzt werden. Bei Erwachsenen wird zuerst eine Kehlkopfmaske der Größe 3 oder 4 plaziert und anschließend die Trachea mit dem Fiberendoskop und einem aufgeschobenen Tubus mit 6 mm Innenduchmesser durch das zentrale Gitter der Kehlkopfmaske intubiert. Danach wird der Cuff des Tubus geblockt und aus der Kehlkopfmaske die Luft abgelassen. Nach der Extubation kann der Patient für eine Übergangsphase noch über die Kehlkopfmaske beatmet werden. Durch eine Kehlkopfmaske der Größe 2 kann ein Tubus ohne Cuff mit 4,5 mm ID und durch eine Kehlkopfmaske der Größe 1 ein Tubus ohne Cuff mit 3,5 mm ID geschoben werden.

Eine ▶ Beatmung während des Intubationsvorganges ist bei der beschriebenen Methode nicht möglich. Bei Verwendung des Mainzer Adapters kann auch während der fiberendoskopischen Inspektion und Intubation beatmet werden. Dazu wird die Version mit dem 15-mm-Innenkonus auf die Kehlkopfmaske aufgesetzt und seitlich mit dem Kreissystem konnektiert. Nun kann unter Beatmung eine fiberendoskopische Laryngoskopie, Tracheoskopie und Bronchoskopie durchgeführt werden. Problematisch bei diesem Verfahren ist, daß ohne aufwendige Wechselmanöver nur Tuben

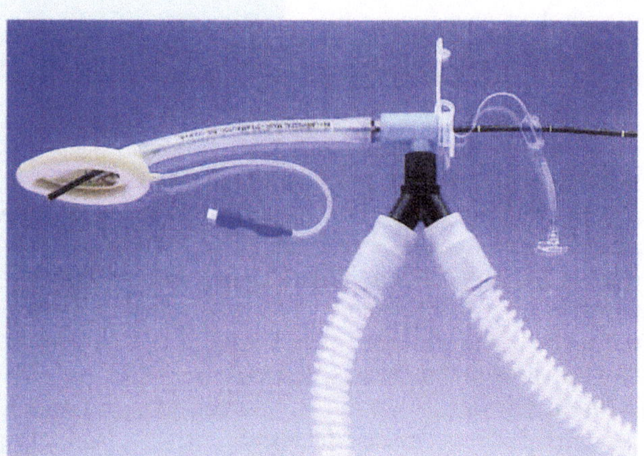

**Abb. 7.** Geräteanordnung für die fiberendoskopische Intubation durch die Larynxmaske

*Bei oraler Fiberendoskopie: Beißschutz verwenden.*

*Bei unerwartet schwieriger Intubation kann auch über eine Larynxmaske fiberoptisch intubiert werden.*

*Über den Mainzer Universaladapter kann auch während der fiberoptischen Intubation beatmet werden.*



aus: Der Anaesthesist 12/96, S. 1265

mit geringem Innendurchmesser benutzt werden können. Die Kehlkopfmaske sollte zentral liegen und die Epiglottis oder die Zunge darf die Öffnung nicht verlegen, damit die Intubation ohne Schwierigkeit möglich ist. Allerdings läßt sich eine zentrale Lage nur in etwa der Hälfte der Fälle erreichen.

*Mißerfolge der fiberendoskopischen Intubation*

**▸ Ungenügende Lokalanästhesie**

Vor allem durch eine ▸ ungenügende Lokalanästhesie werden beim Patienten subjektiv sehr unangenehme Reaktionen wie Husten, Pressen und Würgen, ausgelöst. Sie können bei der Endoskopie des wachen Patienten eine erhebliche Streßreaktion oder einen Laryngospasmus bewirken. Die Anästhesie der Schleimhäute muß gezielt erfolgen und die Einwirkungszeit des Lokalanästhetikums eingehalten werden. Besonders beim starken Raucher mit überempfindlichen Schleimhäuten und beim Asthmatiker muß die Lokalanästhesie sorgfältig durchgeführt werden. ▸ Unzureichende Sichtverhältnisse im Nasen-Rachenraum durch übermäßige Speichelsekretion oder Blutung zwingen den weniger erfahrenen Anästhesisten, die Endoskopie abzubrechen oder zu versuchen, den Kehlkopfeingang „blind" zu erreichen.

**▸ Unzureichende Sichtverhältnisse**

*Blutungen und übermäßige Speichelsekretion beeinträchtigen die Sichtverhältnisse im Nasen-Rachen-Raum.*

**▸ Freie Sicht**

▸ Freie Sicht kann erzielt werden, indem eine 0,9%ige Kochsalzlösung über den Biopsiekanal injiziert und mit einem Absauggerät transoral oder über die kontralaterale Nasenöffnung abgesaugt wird. Während der fiberendoskopischen Intubation sollte keinesfalls über den Biopsiekanal der flexiblen Optik abgesaugt werden, weil die Objektivlinse am distalen Ende verlegt wird. Anstelle atomischer Strukturen wird dann die Farbe Rot erkannt. Blutungen im Nasen-Rachenraum sollten grundsätzlich vermieden werden, weil sie die Endoskopie erheblich erschweren können.

*Grundsätzlich sollten Blutungen im Nasen-Rachenraum vermieden werden, weil sie die Endoskopie erheblich erschweren können.*

**▸ Raumfordernde Prozesse und Ödeme**

Darüber hinaus können Probleme entstehen, wenn die Sicht im Bereich der oberen Atemwege durch ▸ raumfordernde Prozesse und Ödeme verlegt wird. Mit flexiblen endoskopischen Geräten ist es möglich, Strukturen zu erkennen, die sich in gekrümmten Räumen befinden, nicht aber in engen Spalten. Es muß deshalb versucht werden, enge Spalten durch Manipulation zu erweitern, um ein Minimum an Sicht zu erreichen. Eine auf der Rachenhinterwand liegende Epiglottis kann für den Ungeübten ein unüberwindliches Hindernis sein. Dies läßt sich meist beseitigen, wenn der wache Patient zum Einatmen aufgefordert wird. In schwierigeren Fällen (zum Beispiel nach einer Operation im Bereich der Hals- und Mundbodenweichteile) wird das flexible Fiberendoskop zunächst in den Sinus piriformis und von dort durch Abwinkelung vor den Kehlkopfeingang geschoben. Durch Vorziehen des Unterkiefers oder der Zunge (mit der Zungenzange) richtet sich die Epiglottis auf, so daß die Sicht auf den Kehlkopfeingang frei wird.

*Mit flexiblen endoskopischen Geräten ist es möglich, Strukturen zu erkennen, die sich in gekrümmten Räumen befinden, nicht aber in engen Spalten.*

**▸ Vorschieben des trachealen Tubus über das flexible Endoskop**
**▸ Nasengänge**

Dem Anfänger mißlingt häufig das ▸ Vorschieben des trachealen Tubus über das flexible Endoskop als Führungsschiene durch den unteren oder mittleren Nasengang in die Trachea. Vor der Intubation sollten immer beide ▸ Nasengänge endoskopisch untersucht werden, damit der für das Einführen des Tubus geeignete Nasengang erkannt wird. Der im Umgang mit dem flexiblen Fiberendoskop weniger Erfahrene kann durch Sondieren mit einem weichen ▸ Nasopharyngealtubus den Nasengang erkennen, der für das Einführen des trachealen Tubus geeignet ist; ein Nachteil ist, daß die Sicht durch Blut oder Gel verschlechtert werden kann. Der Tubus kann nicht in die Trachea vorgeschoben werden, wenn die Tubusspitze entweder im Bereich der vorderen Kommissur oder der Arytaenoidknorpel hängen bleibt und bei forciertem Vorschieben nach hinten in den Ösophagus gleitet. Das flexible Fiberendoskop wird dabei aus dem Larynxeingang

*Vor der Intubation immer beide Nasengänge endoskopisch untersuchen.*

**▸ Nasopharyngealtubus**

in den Ösophaguseingang gezogen, so daß eine S-förmige Krümmung des Einführungsteils des Fiberendoskops entsteht.

Eine Korrektur ist nicht möglich; das Fiberendoskop muß vollständig zurückgezogen werden. Es sollte deswegen darauf geachtet werden, daß für den zu verwendenden Trachealtubus ein geeignetes Endoskop mit möglichst großem Durchmesser des Einführungsteiles gewählt wird, um das Tubuslumen mit dem flexiblen Fiberendoskop ohne größeren Spielraum auszufüllen. Für Geräte mit geringerem Durchmesser (LF 2) werden im Handel ▶ Zentrierhilfen für die fiberendoskopische Intubation angeboten, die ein großes Tubuslumen verkleinern und somit eine sichere Führung ermöglichen. Plazierungsschwierigkeiten können auch vermieden werden, wenn der Tubus bei auftretendem Widerstand nicht mit Gewalt weitergeschoben, sondern etwas zurückgezogen und nach Manipulation des Unterkiefers oder Kopfes unter drehender Bewegung wieder vorsichtig nach vorne geschoben wird. Dem Erfahrenen gelingt die Plazierung des großlumigen Tubus in der Regel auch über ein Endoskop mit sehr kleinem Durchmesser. Schwierigkeiten entstehen vor allem, wenn ein steifer Tubus verwendet wird. Das Fehlen theoretischer Kenntnisse sowie der Mangel an Übung und Erfahrung sind die häufigste Ursache von Mißerfolgen bei der fiberendoskopischen Intubation.

*Vorteile der fiberendoskopischen Intubation*

Die fiberendoskopische Intubation ist bei korrekter Technik ein atraumatisches, unblutiges und streßarmes Verfahren, das folgende Vorteile aufweist:

- Maximale Erfolgsrate
- Minimale Verletzungsgefahr
- Größtmögliche Sicherheit (Intubation des wachen [sedierten] Patienten)
- Keine Beatmung über die Maske
- Keine unerwünschte Wirkung von Medikamenten (z. B. von Muskelrelaxanzien)
- Endoskopische Untersuchung vor der trachealen Intubation
- Keine ösophageale oder endobronchiale Fehlintubation
- Definitive Kontrolle der Tubuslage
- Nasal und oral ausführbar bei Patienten jeden Alters
- Auch in extremer Position des Patienten (Seitenlage, Bauchlage, sitzende Position) möglich

## Fragen zur Erfolgskontrolle

**1. Was versteht man unter einem „difficult airway"?**

Weder Maskenbeatmung noch Intubation sind möglich.

**2. Wie sollte beim „difficult airway" nach Möglichkeit die Intubation erfolgen?**

Durch fiberoptische Intubation am wachen Patienten.

*Das Fehlen theoretischer Kenntnisse sowie der Mangel an Übung und Erfahrung sind die häufigste Ursache für Mißerfolge bei der fiberendoskopischen Intubation.*



aus: Der Anaesthesist 12/96, S. 1267

3. Nennen Sie die wich-
   tigsten in der Routine
   zu erhebenden
   Kriterien, um eine
   schwierige Intubation
   vorherzusagen!

- Zahnstatus
- Mallampati
- Abstand zwischen Prominentia laryngica und Unterkieferrand
- Beweglichkeit der HWS (Flexion der HWS und Extension im Atlanto-occipitalgelenk)
- Weitere Parameter: Gewicht, Mikrogenie, vorstehende Oberkieferzähne

4. Wie sollte nach
   schwieriger Intuba-
   tion die korrekte
   Tubuslage kontrolliert
   werden?

- Direkte Laryngoskopie
- flexible Fiberendoskopie

5. Welche Hilfsmittel
   und Techniken kön-
   nen bei der Durch-
   führung einer schwie-
   rigen Intubation ver-
   wendet werden?

Hilfsmittel:
- Spezialspatel
- elastischer Bougie
- Combitube
- Larynxmaske (darüber fiberopt. Intubation)

Techniken:
- blinde nasale Intubation
- fiberoptische Intubation
- Transilluminationstechnik

invasiv:
- retrograde Intubation
- Koniotomie, Tracheotomie

## Literatur


Anonymous (1993) Practice guidelines for the management of the difficult airway. A report by the American Society of Anesthesiologists. Task Force on management of the difficult airway. Anesthesiology 78:597

Benumof JL, Scheller MS (1989) The importance of transtracheal jet ventilation in the management of the difficult airway. Anesthesiology 71:769

Benumof JL (1991) Management of the difficult adult airway: with special emphasis on awake tracheat intubation. Anesthesiology 75:1087

Kawana S, Nakagayashi K, Kawashima F, Watanabe H, Namiki A (1995) Difficult intubation assisted by three-dimentional computed tomography imaging of the pharynx and the larynx. Anesthesiology 83:416

Kleemann PP (1996) Die fiberoptische Intubation, Thieme Stuttgart, New York

Latto IP, Rosen M (1985) Difficulties in tracheal intubation. Baillière Tindal, London

Ovassapian A (1996) Fiberoptic airway endoscopy in anesthesia and critical care. 2nd edition Ravens, New York

Ramadhani SAL, Mohamed LA, Roche DA, Gouws E (1996) Sternomental distance as the sole predictor of difficult laryngoskopy in obstetric anaesthesia. Br J Anaesth 77:312-316

Roberts JT (1994) Clinical management of the airway. Saunders, Philadelphia

Staudinger T, Tesinsky P, Klappacher G, Brugger S, Rintelen C, Locker G, Weiss K, Frass M (1995) Emergency intubation with the Combitube in two cases of difficult airway management, Eur J Anaesthesiol 12:189

Tse JC, Rimm EB, Hussain A (1995) Predicting difficult endotracheal intubation in surgical patients scheduled for general anesthesia: a prospective blind study, Anesth Analg 81:254

Anaesthesist
1997 · 46:65–77 © Springer-Verlag 1997

**Redaktion:**
H.J. Bardenheuer, Heidelberg
O. Hilfiker, Aarau
R. Larsen, Homburg/Saar
J. Radke, Halle

Die Beiträge der Rubrik „Weiterbildung" sollen dem Stand des zur Facharztprüfung für den Anästhesisten notwendigen Wissens entsprechen und zugleich dem Facharzt als Repetitorium dienen. Die Rubrik beschränkt sich auf klinisch gesicherte Aussagen zum Thema.



**J. Jage, H. Hartje** · Klinik für Anaesthesiologie, Johannes Gutenberg-Universität Mainz

# Postoperative Schmerztherapie

## Teil I

**Die postoperative Schmerztherapie ist ein relativ neues Feld der operativen Medizin. Für definierte Patientengruppen und Operationen stehen spezielle Therapieformen zur Verfügung. Starke Schmerzen nach einer Operation unterhalten und verstärken die Streßantwort des Körpers. Sie aktivieren das sympathische Nervensystem und können dadurch zu kardiozirkulatorischen Belastungen führen. Schmerzen behindern das Durchatmen und Abhusten und können dadurch pulmonale Störungen verursachen. Ein Patient mit Schmerzen ist schwieriger zu mobilisieren, die Rehabilitation ist verzögert. Der Einfluß der verschiedenen Analgesieverfahren auf den Heilungsprozeß wird kontrovers beurteilt. Zumindest bei Patienten mit hohem Risiko und umfangreicher Operation ist die epidurale segmentale Analgesie vom großem Vorteil. Es ist nicht das Therapieziel, mit allen Mitteln eine vollständige Schmerzbefreiung zu erzwingen. Dies erwarten die Patienten im allgemeinen auch nicht. Vielmehr soll die Schmerztherapie eine möglichst frühzeitige Mobilisation und orale Nahrungsaufnahme unterstützen. Chirurgische und neurologische Komplikationen dürfen nicht von einer Schmerztherapie verdeckt werden. Neben dem Wundschmerz, der während der Mobilisierung und Atemtherapie besonders stark sein kann, können auch operationsunabhängige Schmerzen den Patienten belästigen und behandlungsbedürftig werden.**

### 1. Pathogenese postoperativer Schmerzen und Möglichkeiten der Beeinflussung

▶ **Erregungsimpulse**

Bei jeder Operation werden verschiedene Gewebe durchtrennt, wodurch Nerven und Nozizeptoren erregt werden. Die ▶ Erregungsimpulse gelangen über die afferenten Nervenfasern (C-Fasern, A-delta u.a.) zum Hinterhorn des Rückenmarks. Der afferente Impulsstrom wird segmental zum kranial verlaufenden Tractus spinothalamicus umgeschaltet bzw. es wird eine gesteigerte efferente sympathische und motorische Aktivität ausgelöst. Der afferente Impulsstrom zum Rückenmark wird erhöht, die Schmerzen werden verstärkt.

### Somatische und viszerale Schmerzen

▶ **Somatische Schmerzen**

Durch Nozizeptorerregung entstehende Schmerzen werden in somatische und viszerale Schmerzen unterteilt. ▶ Somatische Schmerzen (nozizeptive Erregung z.B. in Haut, Skelettmuskel, Sehnen, Faszien, Periost, Gelenkkapsel) können besonders während der Mobilisierung und Atemtherapie stark sein. Gerade diese für die Rekonvaleszenz wichtigen Maßnahmen dürfen jedoch nicht durch zu starke Schmerzen behindert werden.

▶ **Lagerungsbedingte Rückenschmerzen**
▶ **Muskuloskelettale Schmerzen**

Nicht allein durch die Operation, sondern auch durch die intraoperative Lagerung können starke Schmerzen auftreten, die im muskuloskelettalen Bereich liegen. Oft können ▶ lagerungsbedingte Rückenschmerzen den Patienten stärker als Wundschmerzen belasten. ▶ Muskuloskelettale Schmerzen sprechen gut auf die

Prof. Dr. J. Jage, Klinik für Anaesthesiologie, Johannes-Gutenberg-Universität, Langenbeckstraße 1, D-55131 Mainz

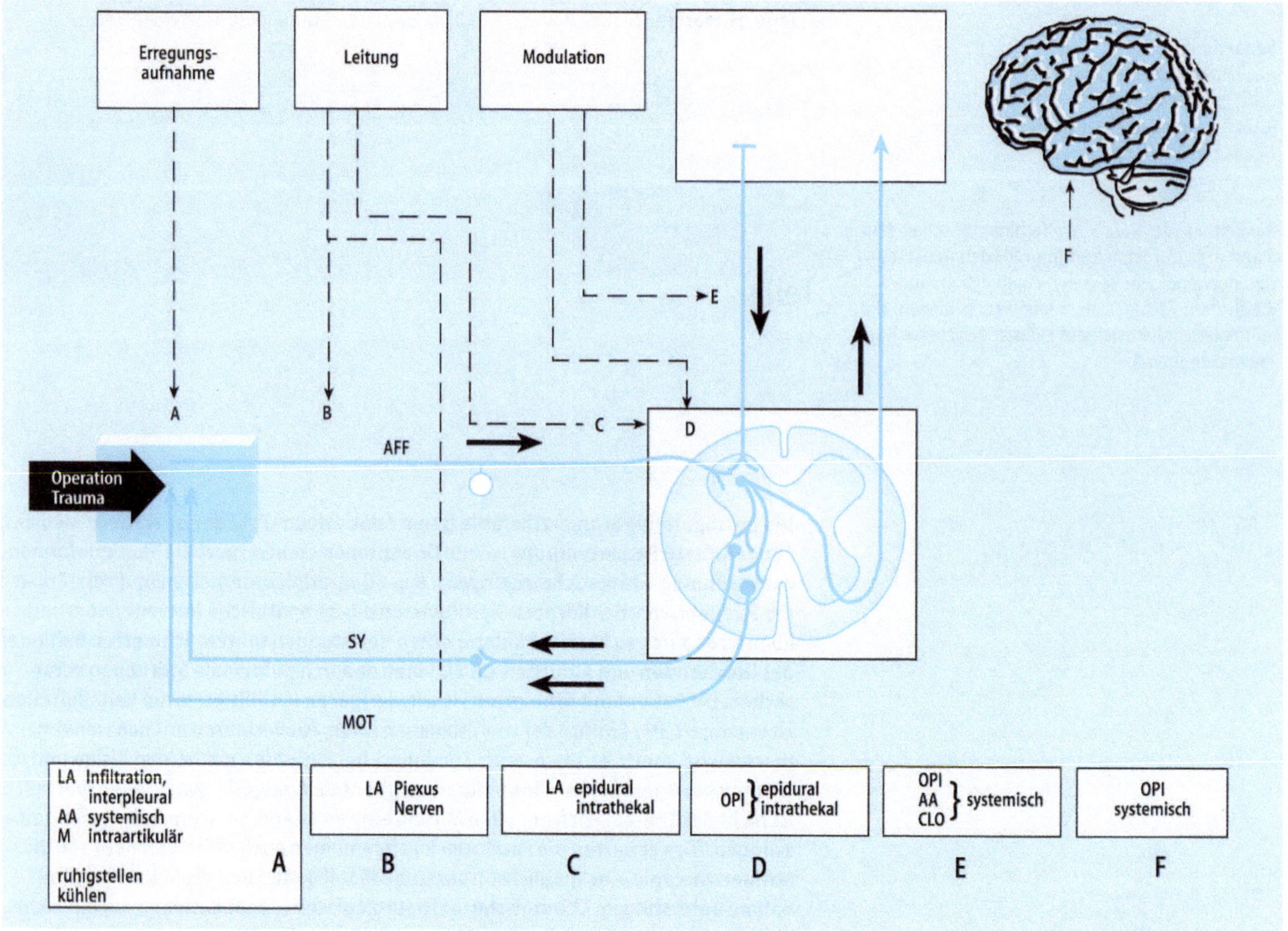



Abb. 1 ▲ Das Konzept der balancierten Analgesie durch Kombination verschieden wirksamer Pharmaka (AFF = afferente sensible Fasern; SY, MOT = sympathische, motorische efferente Fasern; LA = Lokalanästhetikum; AA = antipyretisches Analgetikum; M = Morphin; OPI = Opioid; CLO = Clonidin)

### ▶ Viszerale Schmerzen

**Muskuloskelettale Schmerzen lassen sich gut mit einem nichtsteroidalen Analgetikum behandeln.**

**Viszeral-spastische Schmerzen lassen sich gut mit Metamizol und/oder einem Spasmolytikum behandeln.**

### ▶ Sympathikusaktivität

antientzündliche und antiödematöse Wirkung eines nichtsteroidalen Analgetikums an, ein Opioid ist weniger wirksam.

▶ Viszerale Schmerzen entstehen nach Eingriffen in den Körperhöhlen (Abdomen, Thorax und im Retroperitonealraum), weil viszerale Nozizeptoren erregt werden. Es resultieren dumpfe, bohrende, oft nicht genau lokalisierbare, tiefliegende Schmerzen. Sie können gleichförmig sein oder nur kurzzeitig auftreten. Durch Dehnungen und Entzündungsvorgänge von Viszera (z.B. des Darmes, der Blase oder des Ureter) werden die sonst ruhenden Nozizeptoren aktiviert. Die Umschaltung des afferenten Impulsstroms im Rückenmarkssegment führt zu einer reflexartigen und schmerzverstärkenden Aktivierung somatischer (motorischer) und sympathischer Nervenbahnen [13,64]. Es imponieren kurzzeitig auftretende, heftige Schmerzen von kolikartigem Charakter. In diesen Fällen können Spasmolytika oder das auch spasmolytisch wirksame Analgetikum Metamizol sehr wirksam sein, weil sie im Gegensatz zu den starken Opioiden den Tonus der glatten Muskulatur senken. Nichtsteroidale, antiinflammatorische Analgetika (NSAID) wirken dann oft unzureichend. Symptome wie Übelkeit, Erbrechen und Schweißausbruch können viszerale, aber auch starke somatische Schmerzen begleiten.

#### Sympathikusaktivierung

Starke Schmerzen stimulieren die ▶ Sympathikusaktivität in der Nebennierenrinde und im Rückenmark (Abb. 1). Die spinalen Reflexe wirken schmerzverstärkend, Befunde deuten darauf hin, daß dadurch die Ausbildung von Hyperalgesie gefördert werden kann [65]. Darüber hinaus hat die sympathische Aktivierung negative Folgen für die Myokard- und Darmfunktion, die Homöostase und das Endokrinium [23].

### Myokard/Lunge

Die sympathikusstimulierte myokardiale Ischämie ruft Komplikationen wie Angina pectoris, Herzinfarkt oder plötzliches Herzversagen hervor. Durch eine intensive intravenöse Analgosedierung mit Morphin, noch mehr durch eine epidurale Analgesie mit Bupivacain und Morphin konnte das Auftreten ▶ postoperativer ischämischer Ereignisse erheblich reduziert werden [5, 74]. Eine effektive Schmerztherapie verbessert die ▶ pulmonale Funktion [10, 18, 23].

### Darmtätigkeit

Eine starke Sympathikusaktivität hebt die koordinierte propulsive Darmtätigkeit auf, so daß eine ▶ Magen-Darm-Atonie entsteht. Die Eröffnung des Peritoneums, ebenso eine peritoneale Reizung im Retroperitonealraum können die Atonie verstärken und deren Dauer verlängern. Hingegen kann die epidurale Gabe eines Lokalanästhetikums die Dauer der Magen-Darm-Atonie verkürzen. Vermutlich kommt durch die sympathikolytische Wirkung die den Darm stimulierende Vaguswirkung zum Tragen [23, 32]. Ein paralytischer Ileus kann durch epidurale Sympathikolyse nicht behandelt werden.

### Hyperalgesie: Auftreten und Möglichkeiten der Therapie

In den letzten Jahren haben die Grundlagenwissenschaften neue Erkenntnisse zur Hyperalgesie erbracht, die die modernen therapeutischen Konzepte beeinflussen. Die ▶ Hyperalgesie ist gekennzeichnet durch Schmerzverstärkung, Senkung der Erregungsschwelle und Spontanaktivität der Nozizeptoren [95]. Nicht schmerzhafte Reize werden unter Umständen außerhalb des Operationsgebietes als schmerzhaft empfunden. Man unterscheidet eine primäre von einer sekundären Hyperalgesie [48, 95]. Die ▶ primäre Hyperalgesie ist ein Ereignis im operativ geschädigten Nozizeptorbereich [41, 65], das durch pathobiochemische Prozesse auch umliegende, nicht traumatisierte Nozizeptoren erfaßt. Das Nozizeptorfeld ist keine starre und nozizeptive Signale weiterleitende Struktur, sondern es reagiert auf eine Verletzung dynamisch.

Infolge der steigenden peripheren Impulsrate werden im Rückenmark exzitatorische Rezeptoren wie die ▶ NMDA-Rezeptoren aktiviert, wodurch eine erleichterte Übertragung der Impulse aus der Peripherie auf nachgeschaltete spinale Neurone stattfindet [51, 103]. Durch diese spinale Sensibilisierung kommt es zu einer Vergrößerung der rezeptiven Felder, was gleichbedeutend mit einer Schwellenerniedrigung bisher unerregter Nozizeptoren und bestimmter Mechanorezeptoren ist. Die Folge dieser ▶ sekundären Hyperalgesie sind intensiver ablaufende segmentale Reflexe, eine stärkere Erregungsleitung zum Gehirn und zunehmende Schmerzen.

Das bedeutet, daß man die Schmerzentstehung nicht nur von der Nozizeptorseite, sondern auch im Wechselspiel mit der spinalen Sensibilisierung verstehen sollte. Je länger die nozizeptive Erregung andauert, desto stärker kann sich spinale Übererregbarkeit entwickeln. Das trifft nicht nur für somatische, sondern offenbar auch für viszerale Nozizeptoren zu [56a]. Therapeutische Implikationen im Sinne der Eindämmung dieses Circulus vitiosus sind offenkundig, aber noch zu wenig erforscht. Es muß Ziel der postoperativen Schmerztherapie sein, in diesen Kreislauf einzugreifen. Dazu werden mehrere Wege vorgestellt.

### Balancierte Analgesie

Die Vielschichtigkeit der Entstehung postoperativer Schmerzen verlangt in Analogie zur „balancierten Anästhesie" [22] die Verwendung verschieden wirksamer Medikamente (Abb. 1). Sie werden je nach Schmerzcharakter und Schmerzursache zu einer effektiveren Therapie kombiniert, als es mit einer Monotherapie möglich wäre [14, 18]. Es werden ▶ synergistische analgetische Effekte genutzt und gleichzeitig die Dosierungen der Medikamente reduziert, wodurch deren Nebenwirkungen verringert werden. Die epidurale Kombination eines Opioids mit einem Lokalanästhetikum [8, 15] oder dem alpha-2-Adrenozeptoragonisten Clonidin [27a, 75, 89a] ist trotz geringer Einzeldosierungen analgetisch überzeugend, Nebenwirkungen treten reduziert auf. Gegebenenfalls kann die antientzündliche Wirkung eines zusätzlich verabreichten NSAID, die spasmolytische Wirkung des Metamizol

---

**Randspalte (linke Marginalien):**

▶ **Myokardiale ischämische Ereignisse**
▶ **Lungenfunktion**

▶ **Magen-Darm-Atonie**

**Die epidurale Analgesie mit einem Lokalanästhetikum kann die Dauer einer Magen-Darm-Atonie verkürzen. Ein paralytischer Ileus ist damit nicht zu therapieren.**

▶ **Hyperalgesie**

▶ **Primäre Hyperalgesie**

▶ **NMDA-Rezeptor**

▶ **Sekundäre Hyperalgesie**

▶ **Synergistische analgetische Effekte**
**Individuell angepaßtes Vorgehen. Verschieden wirksame Analgetika verbessern die analgetische Effektivität. Dosisreduktion der Einzelkomponenten sind möglich, dadurch weniger Nebenwirkungen.**

[90b,c] oder auch nur eines Spasmolytikums eine weitere Verbesserung der analgetischen Effektivität erzeugen.

### Prophylaktische Analgesie

Es ist eine klinische Erfahrung, daß ein Analgetikum stärker wirkt, wenn es vor Eintritt eines schmerzhaften Ereignisses gegeben wird.

Durch ▶ prä- und intraoperative Maßnahmen kann das Auftreten postoperativer Schmerzen beeinflußt werden, indem der Zeitpunkt ihres ersten Auftretens hinausgezögert wird. Diese prophylaktische Analgesie kann z.B. durch die Prämedikation mit einem Opioid [24a, 70] oder einem nichtsteroidalen Analgetikum [36], durch die intraoperative Gabe von Methadon [59] oder durch das intraoperative Anwenden regionaler Anästhesieverfahren [24a] effektiv sein. Der postoperative Opioidbedarf kann dadurch beträchlich verringert werden [36, 59], und die Schmerzen sind schwächer [67].

Es gibt vereinzelte Befunde, die auf einen länger anhaltenden Effekt prophylaktischer Maßnahmen hinweisen. Das späte Entstehen chronischer ▶ Phantomschmerzen konnte dadurch verhindert werden, daß vor der Amputation eine drei Tage andauernde epidurale Analgesie der stark schmerzenden Extremität durchgeführt wurde [1], ebenso, indem eine konsequente prä-, intra- und postoperative regionale Analgesie betrieben wurde [87]. Eine ähnliche Wirkung hatte die mehrere Tage durchgeführte regionale postoperative Analgesie der Hauptnerven des amputierten Stumpfes [9]. Diese an relativ wenigen Patienten gemachten Beobachtungen legen nahe, eine Extremitätenamputation der unteren oder oberen Gliedmaße möglichst in einer Regionalanästhesie mit folgender regionaler Analgesie über mehrere Tage durchzuführen. Die Gliedmaßenamputation mit u.U. folgenden Phantomschmerzen verdeutlicht modellhaft die Folgen von Nervendurchtrennungen, die der anästhesiologische/analgetische Plan berücksichtigen muß.

### Präemptive Analgesie

Mit dem ursprünglichen Begriff der „preemptive analgesia" wird das Konzept der Analgesieprophylaxe unter dem Gesichtspunkt der Hyperalgesie [41, 103] vertieft. Darunter ist zu verstehen, daß eine analgetisch wirksame Substanz die posttraumatische Hyperalgesie stärker vermindern kann, wenn sie vor dem Beginn der Gewebsverletzung als danach gegeben wurde. Übergänge akuter Schmerzen in chronische Schmerzen werden diskutiert. Hierbei scheint eine in ihren Zusammenhängen noch weitgehend ungeklärte ▶ neuronale Plastizität im Nozizeptor- und Rückenmarkbereich sowie im Gehirn von entscheidender Bedeutung zu sein [48, 108]. Die Dauer dieser plastischen und die Erregung verstärkenden Veränderungen kann anhalten, wenn die Schmerzursache beseitigt ist [108], so daß sich chronische Schmerzen ausbilden [48] (siehe hierzu das Titelbild dieser Ausgabe).

Verschiedene ▶ tierexperimentelle Modelle werden angewendet, um einen dämpfenden Effekt antinozizeptiver Pharmaka auf die Hyperalgesie nachzuweisen. Es handelt sich jeweils um kurzzeitige Studien zur Dämpfung der Nozizeptoroder Nervenirritation, deren Ergebnisse nur bedingt auf die komplexe klinische Situation übertragbar sind. Analgetische Substanzen (Opioid, Lokalanästhetikum, NSAID, alpha2-Adrenozeptoragonisten, NMDA-Agonisten), die regional oder intrathekal gegeben wurden, verhinderten eindeutig die Ausbildung der sekundären Hyperalgesie und damit die spinale Sensibilisierung. Dazu mußten sie allerdings vor und nicht erst nach dem Beginn der Gewebstraumatisation verabreicht worden sein [6, 41, 73]. Erste klinische Überprüfungen sind bisher weniger eindeutig. Die Bestimmung der kutanen Hyperalgesie im Wundbereich [80, 96] kann, wie auch die Schmerzstärke oder die Höhe des postoperativen Analgetikabedarfs [69, 80, 96] zur Beurteilung herangezogen werden.

So ergibt die ▶ epidurale Fentanylgabe vor Operationsbeginn eine etwa 50%-ige Reduktion des postoperativen Opioidbedarfs, die jedoch erst 12-24 h nach Operationsende meßbar wird [69]. Die ▶ Lidocaininfiltration zur Herniotomie vor dem Schnitt verlängerte den mittleren Zeitraum bis zum ersten Anfordern eines Analgetikums um 36% im Vergleich zur Infiltration kurz vor dem Wundverschluß [55a]. Die überwiegend tierexperimentellen Ergebnisse konnten durch kontrollierte klinische Studien noch nicht überzeugend bestätigt werden.

### Schmerzstärke

Die Erfassung der Schmerzstärke in Zahlenkategorien oder verbalen Einstufungen ist unumgänglich, um ein vergleichbares Meßverfahren zur Therapie zu haben.

▶ NRS

▶ Numerische Schätzskala (numeric rating scale, NRS), für Routine nutzbar.
Der Patient wird aufgefordert, eine aktuelle Schmerzzahl zwischen Null (kein Schmerz) und 100 (maximal vorstellbarer Schmerz) anzugeben (auch eine Skala mit den Werten 0-10 ist üblich).

▶ VRS

▶ Verbale Schätzskala (verbal rating scale, VRS), für Routine nutzbar.
0  kein Schmerz
1  leichter Schmerz
2  mäßiger Schmerz
3  starker Schmerz
4  unerträglicher Schmerz

▶ VAS

▶ Visuelle Analogskala (VAS), für die frühpostoperative Phase nur bedingt nutzbar, weil der Patient motorisch, visuell und von Seiten der Vigilanz eingeschränkt ist. Der Patient wird aufgefordert, auf einer Skala mit den Endpunkten: Null= kein Schmerz und 100= maximal vorstellbarer Schmerz eine Markierung zu machen; dies ergibt dann einen ausmeßbaren Wert (eine Skala mit den Endpunkten 0-10 ist ebenfalls üblich).

▶ **Skalierungen zur Messung der Schmerzstärke**

Die ▶ Skalierungen VAS, NRS und VRS korrelieren miteinander, sie sind in ihrem Informationsgehalt austauschbar. Welches der Systeme man in der klinischen Routine verwendet, ist daher im Prinzip nicht wichtig. Aber ein System sollte zur Qualitätskontrolle der Schmerztherapie angewendet werden.

▶ **Grenzwerte zur Schmerztherapie**

Die ▶ Schmerzzahlen sind Ausgangspunkt der Schmerztherapie, denn vegetative Schmerzreaktionen (Hypertension, Tachykardie, Unruhe, Schweißausbruch, Abwehrspannung) sind nicht zuverlässig und können demzufolge nur mit Vorsicht zur Bewertung herangezogen werden. Nach eigenen Erfahrungen sind Patienten, bei denen im Verlauf der Schmerztherapie keine oder nur wenige Schmerzzahlen $\geq$ 40 aufgetreten sind, mit der Therapie zufrieden [15], so daß eine Einstellung der Schmerzstärke auf $\leq$30 sinnvoll ist [78]. Ohne Schmerzbefragung ist eine Schmerztherapie im wortwörtlichen Sinn unmöglich. Pflegekräfte und Ärzte müssen lernen, damit umzugehen und die Schmerzwerte gleichrangig mit anderen in die Krankenakte eingetragenen Befunden zu sehen. Manche Patienten wünschen erst bei höheren Werten eine Schmerztherapie. Die Schmerzen sind beim Husten und während der Mobilisierung höher als in Ruhe. Spätestens oberhalb einer Schmerzzahl von etwa 50-60 sollte auch der Bewegungsschmerz behandelt werden, um die Mobilierung zu verbessern. Dies geschieht z.B. durch die rechtzeitige Gabe des zusätzlichen Analgetikums vor Beginn einer Mobilisierung.

**Eine Skalierung zur Bestimmung der Schmerzstärke sollte man auswählen und einheitlich in der Klinik anwenden.**

**Oberhalb von Grenzwerten der Schmerzstärke muß eine analgetische Therapie erfolgen, solange, bis die Zahlen wieder untrhalb des Grenzwertes sind oder der Patient zufrieden geworden ist.**

Die ermittelten Schmerzzahlen sind nicht nur ein Richtwert für die Dosierung eines Analgetikums. Sie ermöglichen auch, die ▶ Schmerzstärke nach einer Therapie einzustufen und somit deren Wirksamkeit zu beurteilen. Der Zeitpunkt dieser Nachfrage muß derart gewählt werden, daß das Analgetikum sein analgetisches Wirkungsmaximum erreicht haben muß. Nach der intravenösen Opioidinjektion tritt die maximale Analgesie etwa 5-10 min später, nach der subkutanen/intramuskulären Opioidinjektion etwa 45 min später auf, die maximale Analgesie nach 1 Supp. Diclofenac entsteht nach etwa 1-2 h – nur mit diesem Wissen kann eine effektive und nebenwirkungsfreie Dosistitration durchgeführt werden. Die Notwendigkeit einer Dosiserhöhung ist von der Therapiekontrolle abhängig. Niemand wird wohl eine Kreislauftherapie ohne nachfolgende Kontrolle durchführen.

▶ **Überprüfung der Schmerzstärke nach der Therapie**

**Zusätzlich muß nach dem Schmerzcharakter und der Lokalisation gefragt werden.**

### Schmerzcharakter und Schmerzlokalisation

Aus der Analyse des Schmerzcharakters und der Schmerzlokalisation können Rückschlüsse auf die Wahl der Medikamente und Verfahren gezogen werden. Im Zusammenhang mit dem Operationsgebiet werden oft bohrende, dumpfe, brennende oder stechende Schmerzen beschrieben. Sie können gut lokalisiert oder dif-

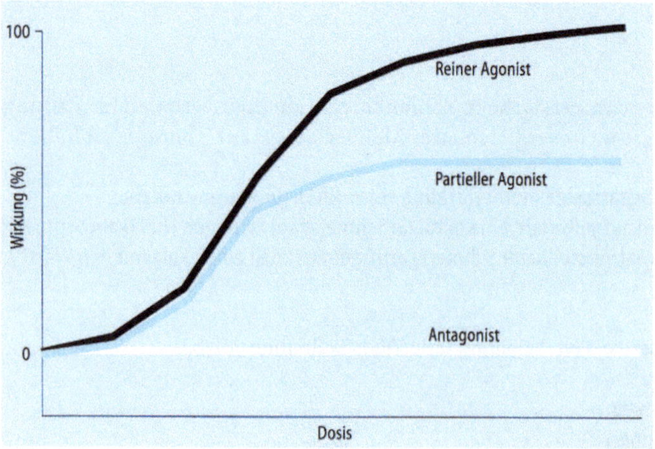


Abb. 2 ◄ **Hypothetische Dosis-Wirkungs-Beziehung von Opioiden. Die reinen μ-Rezeptoragonisten erzeugen eine maximale biologische Antwort, z.B. Analgesie (Morphin, Pethidin, Piritramid). Mit den partiellen Agonisten (Buprenorphin) bzw. gemischten Agonisten/Antagonisten (Pentazocin) gelingt es trotz Dosissteigerung schließlich nur, eine submaximale biologische Antwort zu erzeugen. Der Antagonist (Naloxon) kann trotz Bindung am Opioidrezeptor keine Analgesie erzeugen, dafür aber die Opioidwirkungen aufheben (nach Ferrante 1993, mit Erlaubnis) [Ferrante FM, VadeBoncouer TR (eds) Postoperative pain management. Churchill Livingstone, New York Edinburgh London]**

fus empfunden werden. Nach größeren trans- oder retroperitonealen Eingriffen sind spastische Schmerzen zu erwarten.

Nicht vernachlässigen sollte man die Frage nach Schmerzen an anderen Orten als im Wundgebiet. Patienten mit einer Kopf- oder Rückenschmerzanamnese können damit postoperativ mehr zu tun haben als mit Wundschmerzen. Eine Schmerzverstärkung durch das Betten, die Mobilisierung, das Husten oder die Atemtherapie ist fast immer zu beobachten. Die vorhergehende, d.h. rechtzeitige Behandlung dieser Schmerzverstärkungen mit einem geeigneten Analgetikum kann für den Patienten einen wesentlichen Fortschritt bringen – nun erst wird z.B. die Atemgymnastik sinnvoll. Das gilt auch für schmerzhafte Verbandswechsel. Starke Mobilisierungsschmerzen können hypothetisch die spinale Sensibilisierung verstärken.

### 2. Systemische Schmerztherapie

#### Starke Opioide

► **Reine μ-Opioidrezeptoragonisten**

► *Reine μ-Opioidrezeptoragonisten.* Sie sind bei starken postoperativen Schmerzen die Analgetika der 1. Wahl. In Deutschland wird vor allem Piritramid, weniger das Pethidin oder Morphin verwendet. Die erforderliche Dosis kann beliebig an die aktuellen Schmerzen adaptiert werden (Abb. 2), die analgetische Effektivität ist groß (Tabelle 1). Die μ-Agonisten erreichen nach intravenöser Injektion ihr analgetisches Wirkungsmaximum innerhalb weniger Minuten. Sie wirken damit wesentlich rascher als z.B. ein intravenös verabreichtes antipyretisches Analgetikum. Die verschiedenen pharmakokinetischen Daten streuen interindividuell erheblich, so daß sich aus deren alleiniger Kenntnis keine effektive Schmerztherapie ergeben kann. Die Dosis muß sich in erster Linie nach der ► Schmerzsituation

► **Individuelle Schmerzsituation**

richten und durch Befragen des Patienten angepaßt werden. Ein Patient benötigt vielleicht 15 mg Piritramid in 24 h, ein anderer jedoch 90 mg für eine adäquate Schmerzbefreiung.

► **Nebenwirkungen**

Die potentiellen ► Nebenwirkungen der μ-Agonisten können bei diesem adaptierten Vorgehen geringgehalten werden. Eine adäquate Opiatanalgesie gilt als respiratorisch sicher, solange die Dosis den Schmerzen folgt. Daher ist es besser, die Schmerzen nicht auf den Punkt „Null" einzustellen (s. Schmerzmessung). Selten ist die Übelkeit ein unbeherrschbares Problem. Ein zusätzlich gegebenes antipyretisches Analgetikum oder Spasmolytikum kann bei entsprechender Indikation wertvoll sein, indem es trotz Reduktion des Opioidverbrauchs zu einer besseren Analgesie kommt.

► **Gemischte Agonisten/Antagonisten**

► *Gemischte Agonisten/Antagonisten bzw. partielle Agonisten.* Bei allen gemischten Agonisten/Antagonisten (z.B. Buprenorphin, Pentazocin, Nalbuphin, Meptazinol) ist der Dosisspielraum gegenüber dem der reinen Agonisten begrenzt, d.h. schon bei relativ niedrigen Dosierungen ist die maximale analgetische Wirkung erreicht. Eine weitere Dosiserhöhung führt lediglich zu Nebenwirkungen. Eine den reinen μ-Rezeptoragonisten vergleichbare und weitergehende Dosistitration ist somit nicht möglich (Abb. 2).



aus: Der Anaesthesist 1/97, S. 70

Tabelle 1
**Dosierungen einiger Opioide zur postoperativen Analgesie**

| Opioid | | Einzeldosis | Infusion | i.v.-PCA-Bolus Dosis (Sperrzeit) |
|---|---|---|---|---|
| Piritramid | i.v. | 3-7,5 mg | 1,5-3 mg/Std. | 1-2 mg |
| | s.c. | 15 mg 4 bis 6 stdl. oder 7,5 mg alle 2-3 Std. | (= 0,02-0,04 mg/kg/Std.) | (5 bis10 Min.) |
| Morphin | i.v. | 2-5 mg | 0,7- 2 mg/ Std. (=0,01 bis 0,03 mg /kg/Std.) | 0,5-1,5 mg (5-10 Min.) |
| | s.c. | 10 mg 4 stdl. oder 5 mg alle 2-3 Std. Supp. 10-20 mg 4 stdl. | | |
| Pethidin | i.v. | 25-50 mg | 20-40 mg/Std. | 5-25 mg |
| | s.c. | 50-100 mg | (= 0,3-0,6 mg/kg/Std.) | (5-10 Min.) |
| Bupre-norphin | i.v. | 0,15 mg | - | 0,03-0,1 mg (10 Min.) |
| | s.c. | 0,3 mg 6-bis 8 stdl. oder 0,15 mg alle 3-4 Std. | | |
| | subling. | 0,2-0,4 mg 6-bis 8 stdl. | | |
| Tramadol | i.v. | 50-100 mg | 0,2-0,3 mg/kg/Std. | 20-30 mg |
| | s.c. | 50-100 mg 3- bis 4 stdl. | (0,20-0,33 mg/kg/Std.) | (5-10 Min.) |
| | oral | 75-100 mg 3- bis 4 stdl. (30-40 Trpf./ 1-2 Kps.) | | |
| | rektal | 100 mg 6 stdl. | | |
| Tilidin | oral | 50-100 mg max. 4-6 stdl. (20-40 Trpf.) | – | |
| Dihydro-codein retard | oral | 60-120 mg 8-12 stdl. | – | – |

*Anmerkung: Die angegebenen Zeitintervalle sind Durchschnittsangaben und müssen durch die Analgesiekontrolle angepaßt werden. Es ist ratsam, bei alten und sehr kranken Patienten die Dosierungen vorerst um 50% zu reduzieren. Es wird aus Gründen, die im Text erläutert sind, die subkutane anstelle der intramuskulären Injektion aufgeführt. Die subkutane und intramukuläre Dosis sind identisch*

Möglicherweise kann durch eine weitere Dosissteigerung der antagonistische Opioidanteil wirken, so daß die Analgesie sogar abnimmt. Dieser Effekt wurde z.B. für Buprenorphin nachgewiesen. Man kann mit diesem Opioid durchaus eine effektive Analgesie erzeugen. Jedoch ist mit Dosierungen höher als etwa 3-4 mg/24 Stunden keine weitere Steigerung der analgetischen Wirkung möglich. Pentazocin erzeugt neben ▶ ungünstigen Kreislaufwirkungen (Erhöhung des pulmonalen Widerstandes und Tachykardie) unangenehme psychomimetische Wirkungen bis zu Halluzinationen, so daß es gegenüber allen derzeit verfügbaren Analgetika als ungeeignet zur Schmerztherapie angesehen werden kann. Die gemischten Agonisten/Antagonisten sind den reinen μ-Agonisten zur Therapie wechselnd starker postoperativer Schmerzen unterlegen. Der Vorteil dieser Opioide kann allerdings darin gesehen werden, daß bei ihrer akzidentellen Überdosierung durch das Überwiegen der antagonistischen Wirkung das Auftreten einer bedrohlichen Atemdepression weitgehend vermieden wird.

Bei einer ausreichenden Analgesie- und Nebenwirkungskontrolle ist die Schmerztherapie mit einem reinen Agonisten effektiv und sicher.

▶ **Nebenwirkungen**

### Schwache Opioide

▶ **Tramadol**
▶ **Dihydrocodein**
▶ **Tilidin**

Zu den schwachen Opioiden gehören ▶ Tramadol, ▶ Dihydrocodein und ▶ Tilidin. Tramadol kann als einziges dieser Opioide parenteral genutzt werden (Tabelle 1). Tramadol ist ein schwacher μ- und k-Rezeptoragonist. Stärker sind offenbar seine Wirkungen auf das deszendierende, noradrenerge und serotoninerge antinozizeptive System [19]. Die kontinuierliche intravenöse Infusion kann eine effektive Analgesie erzeugen. Die Tageshöchstdosis liegt bei 500-600 mg, evtl. auch darüber

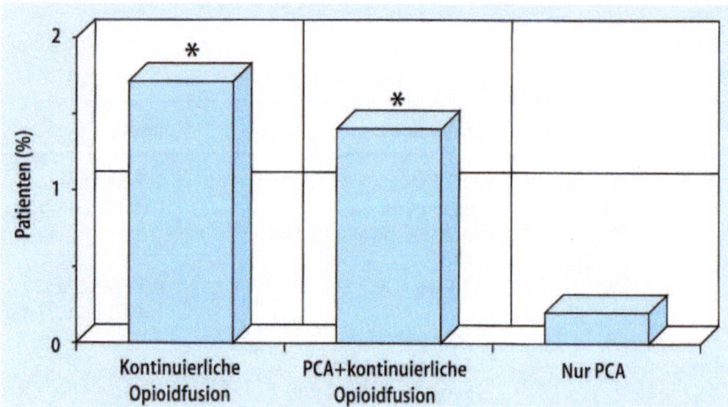


Abb. 3 ▲ **Respiratorische Zwischenfälle während der intravenösen Opioidanalgesie bei insgesamt 3108 Patienten (* p<0,05 vs. PCA allein) [nach 30, 88]**

[16, 35]. Die zusätzliche Gabe eines antipyretischen Analgetikums (Metamizol oder nichtsteroidales Analgetikum) ist bei viszeral-spastischen Schmerzen hilfreich.

Eine besondere Überwachung der Atmung kann während der intravenösen Tramadolinfusion entfallen, weil Tramadol in therapeutischen Dosierungen extrem selten eine Atemdepression verursacht. Die ▶ sedierende und aktivitätshemmende Nebenwirkung ist zu beachten. Daher sollte vorsichtshalber bei alten und Risikopatienten die initiale Dosis um 30-50% reduziert werden. Weitere Nebenwirkungen können sein: Übelkeit, Erbrechen, Schwindelgefühl und Schwitzen. Übelkeit und Erbrechen treten erheblich seltener auf, wenn man die Initialdosis von 1-1,5 mg/kg in 15-20 min langsam infundiert (Tabelle 5). Durch eine intravenöse Injektion von 10 mg Metoclopramid vor Therapiebeginn, die eventuelle therapeutische Metoclopramidinfusion (50 mg in 24 h) oder die Gabe anderer Antiemetika kann das Problem der tramadolbedingten Übelkeit meist gelöst werden. Tramadol kann nach stark belastenden Operationen nicht die Analgesie starker Opioide erreichen, insbesondere dämpft es ▶ Mobilisierungsschmerzen schlecht. Es ist ein alternatives Analgetikum zu starken Opioiden in der späteren postoperativen Phase.

### Verabreichungswege

Zur Behandlung starker postoperativer Schmerzen ist der Weg der 1. Wahl die intravenöse Zufuhr durch Injektion oder Infusion. Die intravenöse Injektion erzeugt auf dem schnellsten Wege eine Schmerzreduktion. Zur Aufrechterhaltung des erreichten niedrigen Schmerzniveaus ist die intravenöse Infusion gut geeignet. Die Infusion eines starken Opioids ist jedoch nur zu rechtfertigen, wenn dessen Nebenwirkungen ausreichend kontrolliert werden können. Opioide können auch subkutan injiziert werden, ebenso ist in Abhängigkeit von den individuellen Bedingungen die orale bzw. rektale Verabreichung möglich. Während jeder Schmerztherapie mit einem starken Opioid müssen die postoperativen Funktionsänderungen der Organsysteme (Lunge, Herz-Kreislauf, Niere, Darm, Gehirn) ggfs. durch Dosisreduktion berücksichtigt werden.

▶ *Intravenöse Injektion.* Starke Opioide wirken innerhalb weniger Minuten, weil das Analgetikum in hoher Initialkonzentration durch die Blut-Hirn-Schranke diffundiert. Auch das Eintreten dosisabhängiger Nebenwirkungen wie Sedierung, Übelkeit/Erbrechen und Atemdepression ist unmittelbar zu erwarten. Die ▶ Reduktion der Schmerzen mit gering dosierten, aber wiederholten Opioidinjektionen gelingt optimal und meist rasch. Das Eintreten der Analgesie und der Nebenwirkungen ist bei Beachten von Injektionsintervallen von etwa 5-10 Minuten übersichtlich. Hält man dieses Zeitintervall zum Erreichen der maximalen Analgesie nicht ein, kann über- oder unterdosiert werden. Solange der Patient im Aufwachraum liegt, können die Schmerzen unproblematisch mit intermittierenden Einzelboli von 3 mg Piritramid titriert werden.

---

**▶ Tramadol-Nebenwirkungen**

**▶ Mobilisierungsschmerzen unter Tramadol**

**▶ Intravenöse Injektion**

**▶ Reduktion starker Schmerzen mit einem Opioid**

**Die intravenöse Injektion mit verdünnten Lösungen ist ratsam, um exakt dosieren zu können.**

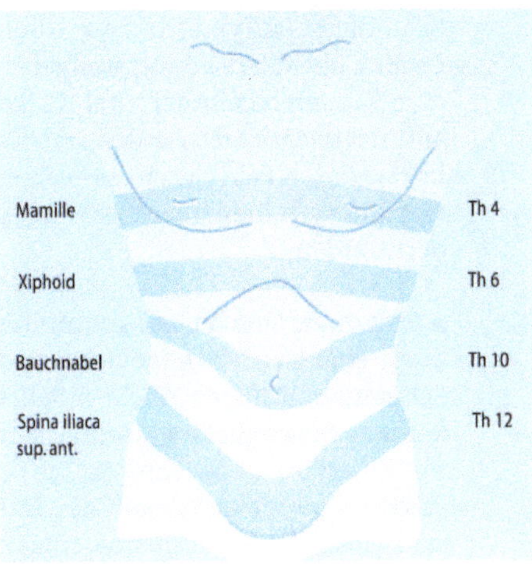

Abb. 4 ◀ **Torso zur Kontrolle der segmentalen Analgesie während der rückenmarknahen: Gabe eines Lokalanästhetikums (epidural, intrathekal). Anmerkung: Die Überprüfung des segmentalen Hautniveaus durch „Pin-Prick" ist nötig, um eine unbeabsichtigte kraniale Ausdehnung durch z.B. Überdosierung oder eine akzidentelle intrathekale Gabe zu bemerken. Für eine lumbale Analgesie kann als obere Ausdehnungsgrenze das Xiphoid dienen (Th 6), eine thorakale Analgesie kann bis zu den Mamillen (Th 4) ausgedehnt werden. Sowohl Ärzte als auch Pflegekräfte müssen in diese Kontrolle eingewiesen sein, wenn eine kontinuierliche epidurale Infusionsanalgesie stattfindet; eine Überprüfung sollte alle 4 Stunden stattfinden**



**Beispiel:**
- 15 mg Piritramid + 8 ml NaCl 0,9% ( 1 ml = 1,5 mg Piritramid);
- Injektionen von 2 ml (= 3 mg) alle 5 Minuten, bis die Schmerzen einen Wert von unter 40 erreicht haben
- Falls zunehmende Sedierung, darf nur in größerem Zeitabstand (> 5 -10 Minuten) injiziert werden

Ein starkes Opioid allein kann trotz Dosissteigerung nicht immer starke Schmerzen ausreichend dämpfen. Deshalb kann man bei viszeralen Schmerzen zusätzlich auf ein Spasmolytikum (z.B. Buscopan®) bzw. ein spasmolytisches Analgetikum (z.B. Metamizol), bei starken muskuloskeletalen Schmerzen auf ein NSAID (z.B. Salicylat, Aspisol®) zurückgreifen.

▶ *PCA-Methode.* Eine spezielle Therapieform ist die intravenöse „patient controlled analgesia" (PCA) mit einem mikroprozessorgesteuerten Gerät (z.B. der Firmen Abbott, Braun, Fresenius, Hoyer, Pharmacia). Nach einer initialen Beladungsdosis injiziert sich der Patient selbst bei Bedarf das Opioid. Die Einzeldosis ist gering (Tabelle 1), ein programmierbares Sperrintervall verhindert Überdosierungen. Es sind auch mechanisch betriebene Geräte gebräuchlich, deren Sperrintervall zwischen zwei Injektionen sich lediglich aus der allmählichen Füllung eines Reservoirs ergibt (z.B. das Gerät der Fa. Baxter). Die Erkenntnisse durch die PCA haben gleichermaßen die akute und die chronische Schmerztherapie bereichert.

Die Akzeptanz dieser Therapieform durch den Patienten und das medizinische Personal ist außerordentlich groß [20]. Das Verfahren ist technisch sicher, opioidbedingte Zwischenfälle sind sehr selten [89]. Die Inzidenz respiratorischer Zwischenfälle kann um 0,3% während einer mehrtägigen Therapiedauer liegen (Abb. 3). Niedrige ▶ Bolusdosierungen und kurze Sperrintervalle sind günstiger als hohe Dosierungen und lange Sperrintervalle, weil dadurch Boluseffekte hinsichtlich der Opioidnebenwirkungen vermieden werden. In der Praxis bedeutet dies, daß ein Patient sich beispielweise 1-1,5 mg Piritramid mit einer Sperrzeit von 5-10 Minuten verabreicht; Bolusdosierungen >2 mg führen häufiger zu Übelkeit und Sedierung. Die Erfahrungen mit der i.v.-PCA wurden auf andere Verabreichungswege übertragen, z.B. auf die epidurale, subkutane oder transnasale Gabe [7, 57, 92, 94, 101].

Eine kontinuierliche, zusätzliche ▶ Hintergrundinfusion währen der i.v.-PCA ist nach heutigem Erkenntnistand nicht zu empfehlen. Trotz höheren Opioidverbrauchs ist die Analgesie nicht stärker, atemdepressorische Ereignisse treten jedoch bis etwa 6mal häufiger auf als während des alleinigen PCA-Verfahrens [29, 30]. Ausnahme sind opioidgewohnte Patienten, z.B. Patienten mit Tumorschmerzen und Morphintherapie. Sie benötigen ihre bis dahin gewohnte Opioiddosis als Hintergrundinfusion, der PCA-Modus dient der aktuellen Schmerzlinderung. In Deutschland wird zur i.v-.PCA meist das Piritramid verwendet, aber auch Morphin, Pethidin, Fentanyl, Buprenorphin und andere Opioide sind ausreichend effektiv [20] (Tabelle 1). Zur Durchführung der PCA sind Kontrollen der Vigilanz ob-

---

**Tramadol ist analgetisch nicht immer ausreichend wirksam, ergänzende Medikamente sind dann nötig.**

▶ **„Patient controlled analgesia" (PCA)**

▶ **Bolusdosierung**

**Die i.v.-PCA ist ein sicheres und effektives Verfahren, wenn man geringe Bolusdosen ohne zusätzliche Hintergrundinfusion anwendet.**

▶ **Hintergrundinfusion bei i.v.-PCA**

ligat. Die pulsoxymetrische ▶ Überwachung während der PCA mit einem starken Opioid, ebenso die Sauerstoffgabe per Nasensonde werden nicht generell bei jedem Patienten gefordert. Bei Risikopatienten und großen Operationen sollte darauf nicht verzichtet werden [15]. Tramadol ist als schwach wirkendes Opioid zur intravenösen PCA durchaus geeignet (Tabelle 1) [16, 35], jedoch können starke postoperative Schmerzen erwartungsgemäß mit einem starken Opioid besser gelindert werden.

▶ *Intravenöse Infusion.* Die kontinuierliche Opioidinfusion eines starken Opioids erzeugt eine gleichförmige Schmerzdämpfung. Eine Anpassung an die wechselnde Schmerzintensität ist nicht möglich, so daß Überdosierungen zustandekommen können. Bedrohliche ▶ Atemdepressionen wurden häufiger als während der PCA mit Einzelboli beobachtet [29, 30] (Abb. 3). Daher ist die kontinuierliche Infusion starker Opioide außerhalb der Intensivstation und des Wachzimmers nicht ratsam. Auch die Kurzinfusion eines starken Opioids führt nicht daran vorbei, daß eine ausreichende Überwachung auch während der nachfolgenden 30 Minuten gewährleistet werden muß.

Vor Beginn der Infusion soll eine analgetisch ausreichend hohe Konzentration des Opioids im Gehirn erreicht werden. Das geschieht durch Gabe vereinzelter intravenöser Boli oder durch Gabe einer höheren Initialdosis (loading dose) (Tabellen 1, 5). Unterläßt man die Beladungsdosis, dann wird erst nach mehreren Stunden das therapeutische Fenster erreicht – der Patient behält bis dahin seine Schmerzen. Im Verlauf der Infusion muß die Opioiddosis den aktuellen Schmerzen durch wiederholte Kontrollen angepaßt werden. Nur so ist es möglich, das therapeutische Fenster einzuhalten und ein Hinübergleiten in den toxischen Bereich zu vermeiden.

▶ *Intramuskuläre, subkutane Injektion.* Die intramuskuläre Injektion eines starken Opioids ist weit verbreitet. Die intramuskuläre und die subkutane Injektion gelten aus pharmakokinetischer und pharmakodynamischer Sicht als fast identisch. Die Opioidresorption nach intramuskulärer oder subkutaner Injektion differiert interindividuell erheblich, besonders dann, wenn die periphere Gewebsdurchblutung kritisch gemindert ist; es entstehen zusätzliche Nebenwirkungsrisiken. Im Schockzustand sind die intramuskuläre und die subkutane Injektion kontraindiziert. Die ▶ Nachteile der intramuskulären und der subkutanen Verabreichung liegen zum einen im langsamen Wirkungseintritt, so daß ein Titrieren starker Schmerzen in einem Zeitraum von Minuten unmöglich ist. Zum anderen sind Boluseffekte (Sedierung, Unruhe) sowie analgetische Lücken beschrieben worden [7]. Die häufig und mit Recht erwähnten intramuskulären Injektionsfolgen (Nervenschäden, großes Hämatom) sind jedoch durch die subkutane Injektion zu umgehen [44]. Es wäre nicht im Sinn der Patienten, die subkutane Injektionspraxis zur postoperativen Schmerztherapie generell abzulehnen. Der Pflegebereich ist bisher nicht für die intravenöse Injektion ausgebildet. Aufgrund der personellen Situation kann eine intravenöse Opioidtherapie auf der Normalstation nicht immer genügend überwacht werden. Die 45-60 Minuten nach der s.c.-Injektion erfolgende Wirkungs- und Nebenwirkungskontrolle ist hingegen praktikabel.

Konzentriert man sich auf die intravenöse Opioidtherapie und fordert die allgemeine Anwendung der zweifellos hocheffektiven PCA, geht man an der Realität vorbei. Auch in anderen Ländern hat man das längst erkannt und empfiehlt eine optimierte Anwendung der s.c./im.-Verabreichungsformen auf der Basis der PCA-Erfahrungen [44, 58, 78].

*Orale und rektale Verabreichung.* Sobald als möglich sollte postoperativ auf die orale Verabreichung der Analgetika umgestellt werden. Der Zeitpunkt hängt nicht nur von chirurgischen Argumenten ab. Das Ausmaß von Übelkeit, Erbrechen und der ▶ Magen-Darm-Atonie mit verzögerter Magenentleerung muß berücksichtigt werden. Nach einem transabdominellen Eingriff, insbesondere am Darm, ist mit einer Magen-Darm-Atonie von mindestens 2-3 Tagen zu rechnen. Geeigenete oral bzw. rektal verabreichbare Opioide sind Tramadol, Tilidin, Buprenorphin und Dihydrocodein. Sie sollten initial mit einer Standarddosis angewandt werden, wobei

**Die orale Gabe eines Analgetikums darf nicht zu früh erfolgen.**

**▶ Tramadol**

**▶ Tilidin**

**▶ Buprenorphin**

**▶ Dehydrocodein retard**

**▶ Antinozeptive Wirkung**
**▶ Einteilung**

**▶ Wirkungsprofil**

**▶ Basisanalgesie mit NSAID**

gegebenfalls eine Adaptation der folgenden Dosen nötig ist. Die orale oder rektale Gabe starker und schwacher Opioide ist nach kleineren bis mittleren oder extraabdominellen Eingriffen einschließlich ambulanter Operationen als Weg der 1. Wahl möglich. Um die Effektivität des Opioids zu verbessern, ist die zusätzliche perioperative Gabe eines NSAID bzw. eines antipyretischen Analgetikums sinnvoll.

Die orale Verabreichung des ▶ Tramadol kann nach abdominellen Eingriffen effektiv sein (Tabelle 1). Kürzlich konnte nach orthopädischen Eingriffen allerdings keine analgetische Wirkung des Tramadol gefunden werden [39]. Das Verabreichungsintervall beträgt 8-12 Stunden (Retardform) bzw. 4 Stunden (nichtretardierte Form). ▶ Tilidin wirkt schon etwa 10-15 Minuten nach der oralen Einnahme und kann bei plötzlich starken Schmerzen eingesetzt werden. Die Einzeldosis beträgt 50-100 mg (20-40 Tropfen). Es ist wegen seiner kurzen Wirkungsdauer von 2-3 Stunden zur Behandlung anhaltender Schmerzen ungeeignet., außerdem soll es wegen seines Naloxonanteils nicht zusätzlich zum starken Opioid gegeben werden. Bei gleichbleibenden mäßigen bis starken Schmerzen eignet sich ▶ Buprenorphin sublingual (0,2-0,4 mg entsprechend 1-2 Tbl.) [102]. Das protrahierte Zeitprofil (langsamer Wirkungsbeginn, verzögertes Wirkungsmaximum nach 1-2 Stunden) schränkt die Indikation ein. Buprenorphin soll nicht gleichzeitig mit einem reinen Agonisten gegeben werden, weil die Wirkung des Agonisten an den Opioidrezeptoren behindert wird.

Erste gute Erfahrungen mit ▶ Dihydrocodein retard (P. Steffen, persönliche Mitteilung 1996) liegen vor. Es ist allerdings ungeeignet, plötzliche Schmerzen zu mindern. Das analgetische Maximum ist erst nach 2-3 h erreicht, das Einnahmeintervall beträgt 8-12 h.

### Antipyretische Analgetika

In Anlehnung an Jurna [68] wird im folgenden der Begriff „antipyretische Analgetika" anstelle anderer Bezeichnungen wie „periphere Analgetika" gewählt. Sie haben sowohl eine ▶ periphere als auch eine zentral antinozizeptive Wirkung.

▶ Einteilung der antipyretischen Analgetika

| | |
|---|---|
| • Nichtsteroidale antiinflammatorische Analgetika (NSAID) | z. B. Diclofenac, Azetylsalizylsäure Naproxen, Ibuprofen, Diflunisal |
| • Pyrazolon | Metamizol |
| • Anilinderivate | Paracetamol |

Die Vertreter der 3 Gruppen wirken antipyretisch [68]. Typisch für die NSAID ist die antientzündliche Wirkung, die die anderen antipyretischen Analgetika nicht haben.

*Indikationen.* Die antipyretischen Analgetika haben in der postoperativen Phase einen festen Stellenwert (Tabelle 2), offenbar ist aber auch die prä- oder intraoperative Anwendung von NSAID günstig [4, 36, 90b,c]. Die antipyretischen Analgetika müssen nach dem heutigen Wissensstand der vielschichtigen Schmerzentstehung als eine der Säulen der balancierten Analgesie bezeichnet werden [18]. Ihre Anwendung sollte auf nur wenige Tage beschränkt bleiben. Sie erzeugen je nach Medikament eine ▶ analgetische, antientzündliche, antiödematöse und antipyretische Wirkung (Tabelle 3). Ein antipyretisches Analgetikum kann in Abhängigkeit vom operativen Eingriff und der Art der entstehenden Schmerzen [2, 4] die Wirkung eines Opioids verstärken. Dosisgrenzen und Kontraindikationen [34] müssen bedacht werden (Tabelle 4), sonst wird die postoperative Anwendung dieser Analgetika diskreditiert.

Bei starken muskuloskeletalen oder muskulofaszialen Schmerzen ist die Gabe eines antipyretischen Analgetikums aus der Gruppe der NSAID als ▶ Basisanalgesie sinnvoll, nach Gelenk- und Weichteiloperationen zum Beispiel. Starke Opioide allein wirken in diesen Fällen oft nicht genügend analgetisch. Sie können zusätzlich, in geringeren Dosierungen als üblich, die Effektivität der NSAID verbessern. Nach Kniegelenkeingriffen führt die prä- und postoperative Gabe von Naproxen im Plazebovergleich zu einer annähernden Halbierung des postoperativen Piritramidverbrauchs in den ersten 24 Stunden [36]. Bei starken viszeralen Schmerzen sind die NSAID hingegen nicht effektiv genug [2]. Das Pyrazolonderivat Metamizol ist jedoch hochwirksam und kann Opioidwirkungen verstärken [90b].

▶ *Wirkung.* Die antipyretischen Analgetika wirken auf verschiedene Weise. Die Gruppe der NSAID wirkt hemmend auf die Prostaglandinsynthese im traumatisierten und entzündlichen Bereich, wodurch die Reizschwelle der Nozizeptoren erhöht wird (Abb. 1). Die Hemmung der Prostaglandinsynthese (PGE2) findet auch an anderen Orten statt; deshalb sind neben der Analgesie Nebenwirkungen auf Magen, Darm, Niere, Lunge oder Thrombozyten möglich.

Metamizol und Paracetamol induzieren in klinisch üblicher Dosis keine Hemmung der Zyklooxygenase. Sie haben daher nicht die typischen Nebenwirkungen der NSAID und sind bei Vorliegen einer Kontraindikation für die Gabe des NSAID (Tabelle 4) eine Alternative. Ihr vollständiger Wirkungsmechanismus ist noch ungeklärt. Sie haben deutliche zentrale antinozizeptive Wirkungen, z.B. im Thalamusbereich und anderen Orten des deszendierenden schmerzmodulierenden Systems. Das konnte im übrigen auch für Diclofenac, Salizylate oder Indometacin [17, 46] gezeigt werden. Das tierexperimentell intrathekal verabreichte NSAID Ketorolac verhindert die Entwicklung einer Hyperalgesie [73].



▶ *Dosierung.* Die analgetisch wirksamen Dosierungen eines antipyretischen Analgetikums sollen eingehalten werden (Tabelle 3). Niedrigere Dosierungen erbringen keine Analgesie, höhere Dosierungen machen keine stärkere Analgesie. Der Maximalwert der Tagesdosis sollte aus Nebenwirkungsgründen nicht überschritten werden. Für das gewählte antipyretische Analgetikum muß die mittlere analgetische Wirkungsdauer berücksichtigt werden. Es gibt Analgetika mit einer Wirkungsdauer von 8-12 Stunden (Diclofenac in der Retardform, Naproxen, Diflunisal, Ibuprofen retard) und von 4-6 Stunden (Metamizol, Paracetamol, Ibuprofen, Azetylsalizylsäure) (Tabelle 3). Die Dauerinfusion von Metamizol (4-5 g/24 Std.) in Kombination mit Tramadol (400-500 mg/24 Stunden) ist in Deutschland als Basisanalgesie weitverbreitet. In einer kontrollierten Untersuchung nach abdomineller Hysterektomie konnte ein Vorteil dieser Analgetikakombination nicht nachgewiesen werden [38]. Im Falle spastisch-viszeraler Schmerzen kann jedoch das Metamizol von hohem Wert sein [90b], auch in Kombination mit Tramadol.

Das analgetische Wirkungsmaximum der NSAID wie Azetylsalizylsäure, Ibuprofen, Diclofenac ist frühestens nach einer Stunde erreicht. Daher ist es günstig, diese Analgetika möglicherweise noch auf dem Operationstisch, evtl. auch präoperativ zu geben, stabile Kreislauf- und Nierenfunktion bei wenig blutenden Operationen vorausgesetzt.



▶ *Nebenwirkungen.* Während der Anwendung der NSAID können sich dosisunabhängige Nebenwirkungen auf den Magen-Darm-Trakt (Blutungen, Ulzera), die

---

**Tabelle 2**

**Indikationen zur Gabe eines antipyretischen Analgetikums**

- Knochen- und gelenkchirurgische Eingriffe (NSAID[a])
- Operationen an der Körperoberfläche, im kieferchirurgischen und HNO-Bereich (NSAID[a])
- Muskuloskelettale Schmerzen, Rückenschmerzen (NSAID[a])
- Krankengymnastische Übungsbehandlung (NSAID[a])
- Viszerale Schmerzen, insbesondere bei spastischer Komponente (Metamizol, Paracetamol)
- Ergänzung einer systemischen Opioidanalgesie
- Ergänzung einer regionalen Analgesie
- Übergang der parenteralen oder epiduralen Verabreichung auf die orale Gabe

[a] *Paracetamol ist eine Alternative zur Gabe eines NSAID, falls dieses kontraindiziert ist*

---

**Tabelle 3**

**Dosis, Wirkungszeit ( = Dosierungsintervall ) und Wirkungsspektrum geeigneter antipyretischer Medikamente**

| Medikament | Diclofenac | Azetylsalizylsäure | Metamizol | Paracetamol |
|---|---|---|---|---|
| **Dosis ( mg )** | | | | |
| • Oral | 50-75 | 500-1000 | 500-1000 | 500-1000 |
| • i.v.[a] | - | 1000 | 500-1000 | - |
| • Rektal | 50-100 | - | - | 500-1000 |
| **Wirkungszeit ( Std. )** | 6-8 (12) | 4-6 | 4-6 | 4-6 |
| **Wirkungsspektrum** | | | | |
| • Analgetisch | ++ | ++ | ++ | + |
| • Antipyretisch | + | ++ | ++ | ++ |
| • Antiphlogistisch | +++ | + | - | - |
| • Spasmolytisch | - | - | + | - |

[a] *Anmerkung: Die Arzneimittelkommission der Deutschen Ärzteschaft warnt vor der intramuskulären Injektion von Diclofenac. Keinesfalls ist es subkutan injizierbar.*

---

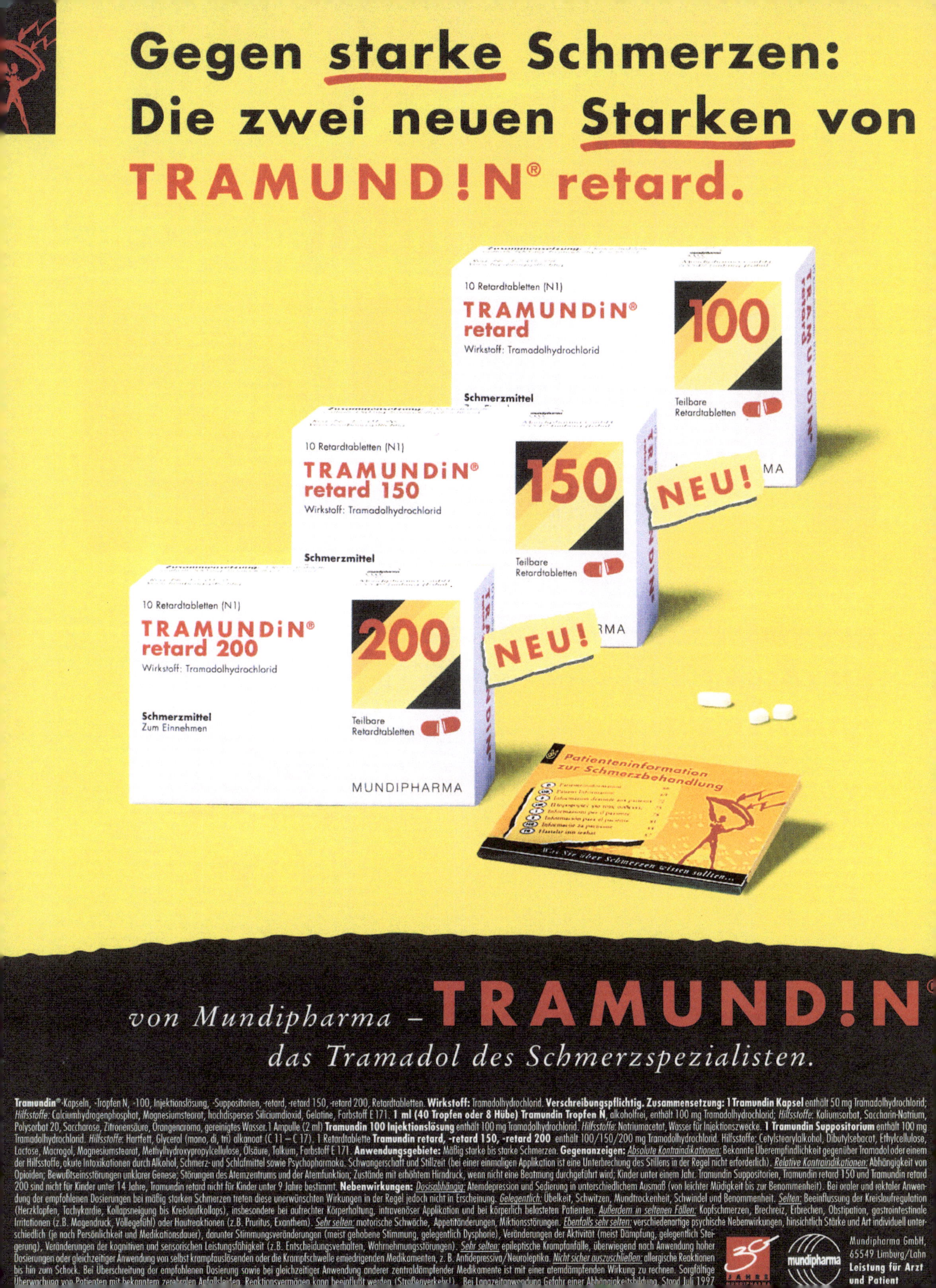

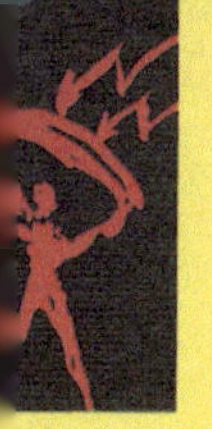

Gegen starke Schmerzen:
Die zwei neuen Starken von
TRAMUND!N® retard.
10 Retardtabletten (N1)
TRAMUNDiN® retard
Wirkstoff: Tramadolhydrochlorid
100
Schmerzmittel
Teilbare Retardtabletten
10 Retardtabletten (N1)
TRAMUNDiN® retard 150
Wirkstoff: Tramadolhydrochlorid
150
Schmerzmittel
Teilbare Retardtabletten
NEU!
10 Retardtabletten (N1)
TRAMUNDiN® retard 200
Wirkstoff: Tramadolhydrochlorid
200
Schmerzmittel
Zum Einnehmen
Teilbare Retardtabletten
MUNDIPHARMA
NEU!
Patienteninformation zur Schmerzbehandlung
Was Sie über Schmerzen wissen sollten…
von Mundipharma – TRAMUND!N®
das Tramadol des Schmerzspezialisten.
**Tramundin®**-Kapseln, -Tropfen N, -100, Injektionslösung, -Suppositorien, -retard, -retard 150, -retard 200, Retardtabletten. **Wirkstoff:** Tramadolhydrochlorid. **Verschreibungspflichtig. Zusammensetzung: 1 Tramundin Kapsel** enthält 50 mg Tramadolhydrochlorid; *Hilfsstoffe:* Calciumhydrogenphosphat, Magnesiumstearat, hochdisperses Siliciumdioxid, Gelatine, Farbstoff E 171. **1 ml (40 Tropfen oder 8 Hübe) Tramundin Tropfen N**, alkoholfrei, enthält 100 mg Tramadolhydrochlorid; *Hilfsstoffe:* Kaliumsorbat, Saccharin-Natrium, Polysorbat 20, Saccharose, Zitronensäure, Orangenaroma, gereinigtes Wasser. 1 Ampulle (2 ml) **Tramundin 100 Injektionslösung** enthält 100 mg Tramadolhydrochlorid. *Hilfsstoffe:* Natriumacetat, Wasser für Injektionszwecke. **1 Tramundin Suppositorium** enthält 100 mg Tramadolhydrochlorid. *Hilfsstoffe:* Hartfett, Glycerol (mono, di, tri) alkanoat (C 11 – C 17). 1 Retardtablette **Tramundin retard, -retard 150, -retard 200** enthält 100/150/200 mg Tramadolhydrochlorid. Hilfsstoffe: Cetylstearylalkohol, Dibutylsebacat, Ethylcellulose, Lactose, Macrogol, Magnesiumstearat, Methylhydroxypropylcellulose, Ölsäure, Talkum, Farbstoff E 171. **Anwendungsgebiete:** Mäßig starke bis starke Schmerzen. **Gegenanzeigen:** *Absolute Kontraindikationen:* Bekannte Überempfindlichkeit gegenüber Tramadol oder einem der Hilfsstoffe, akute Intoxikationen durch Alkohol, Schmerz- und Schlafmittel sowie Psychopharmaka. Schwangerschaft und Stillzeit (bei einer einmaligen Applikation ist eine Unterbrechung des Stillens in der Regel nicht erforderlich). *Relative Kontraindikationen:* Abhängigkeit von Opioiden; Bewußtseinsstörungen unklarer Genese; Störungen des Atemzentrums und der Atemfunktion; Zustände mit erhöhtem Hirndruck, wenn nicht eine Beatmung durchgeführt wird; Kinder unter einem Jahr. Tramundin Suppositorien, Tramundin retard 150 und Tramundin retard 200 sind nicht für Kinder unter 14 Jahre, Tramundin retard nicht für Kinder unter 9 Jahre bestimmt. **Nebenwirkungen:** *Dosisabhängig:* Atemdepression und Sedierung in unterschiedlichem Ausmaß (von leichter Müdigkeit bis zur Benommenheit). Bei oraler und rektaler Anwendung der empfohlenen Dosierungen bei mäßig starken Schmerzen treten diese unerwünschten Wirkungen in der Regel jedoch nicht in Erscheinung. *Gelegentlich:* Übelkeit, Schwitzen, Mundtrockenheit, Schwindel und Benommenheit. *Selten:* Beeinflussung der Kreislaufregulation (Herzklopfen, Tachykardie, Kollapsneigung bis Kreislaufkollaps), insbesondere bei aufrechter Körperhaltung, intravenöser Applikation und bei körperlich belasteten Patienten. *Außerdem in seltenen Fällen:* Kopfschmerzen, Brechreiz, Erbrechen, Obstipation, gastrointestinale Irritationen (z.B. Magendruck, Völlegefühl) oder Hautreaktionen (z.B. Pruritus, Exanthem). *Sehr selten:* motorische Schwäche, Appetitänderungen, Miktionsstörungen. *Ebenfalls sehr selten:* verschiedenartige psychische Nebenwirkungen, hinsichtlich Stärke und Art individuell unterschiedlich (je nach Persönlichkeit und Medikationsdauer), darunter Stimmungsveränderungen (meist gehobene Stimmung, gelegentlich Dysphorie), Veränderungen der Aktivität (meist Dämpfung, gelegentlich Steigerung), Veränderungen der kognitiven und sensorischen Leistungsfähigkeit (z.B. Entscheidungsverhalten, Wahrnehmungsstörungen). *Sehr selten:* epileptische Krampfanfälle, überwiegend nach Anwendung hoher Dosierungen oder gleichzeitiger Anwendung von selbst krampfauslösenden oder die Krampfschwelle erniedrigenden Medikamenten, z. B. Antidepressiva/Neuroleptika. *Nicht sicher auszuschließen:* allergische Reaktionen bis hin zum Schock. Bei Überschreitung der empfohlenen Dosierung sowie bei gleichzeitiger Anwendung anderer zentraldämpfender Medikamente ist mit einer atemdämpfenden Wirkung zu rechnen. Sorgfältige Überwachung von Patienten mit bekanntem zerebralen Anfallsleiden. Reaktionsvermögen kann beeinflußt werden (Straßenverkehr!). Bei Langzeitanwendung Gefahr einer Abhängigkeitsbildung. Stand Juli 1997
30 JAHRE
mundipharma
Mundipharma GmbH,
65549 Limburg/Lahn
Leistung für Arzt und Patient

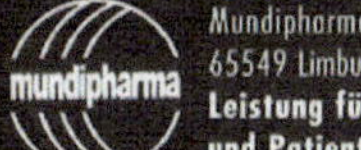

**Tabelle 4**

**Kontraindikationen zur postoperativen Anwendung eines NSAID (nichtsteroidales antiinflammatorisches Analgetikum)**

- Erkrankungen des Magen-Darm-Traktes
  - Rezidivierende Magen-Darm-Beschwerden
  - Magen-Darm-Ulzera
- Asthma bronchiale
- Gerinnungsstörungen
- Nierenerkrankungen mit Minderung der Ausscheidung (Kreatinin >1,5 mg/dl)
- Schock
- Postoperativer Volumenmangel, Oligurie
- Herzinsuffizienz, Aszites
- Schwere arteriosklerotische Perfusionsminderung der Niere
- Gleichzeitige Gabe potentiell nephrotoxischer Pharmaka (einige Antibiotika)
- Gleichzeitige Verwendung von Diuretika
- Allergie
- Alter (nichtsteroidale Analgetika restriktiv einsetzen)

**Bei der Gabe antipyretischer Analgetika, besonders der NSAID, müssen Kontraindikationen berücksichtigt werden.**

▶ **Infusion von Metamizol**

**Spasmolytika sind eine wertvolle Ergänzung nach trans- und retroperitonealen Eingriffen.**

**Tabelle 5**

**Tramadol- und Metamizolperfusor[a]**

*Anmerkung: Die Anwendung von Schwerkraftinfusionen ist bei zusätzlicher Verwendung spezieller Tropfen-Regulationssysteme ebenso möglich*

**A. Tramadolperfusor:** Füllung einer 50 ml-Spritze mit 500 mg Tramadol + NaCl 0,9% (1 ml enthält dann 10 mg)
1. Start mit Beladungsdosis (rund 1,5 mg/kg): Einstellen des Perfusors auf jeweils 15 Minuten, um die errechnete Dosis zu geben
   - 40 ml für 15 Minuten = 100 mg
   - 30 ml für 15 Minuten = 75 mg
2. Erhaltungsdosis: Nach Infusion der Beladungsdosis umstellen auf 2 ml/Std. (= 20 mg)
   Cave: Bei reduziertem AZ, ASA III-IV und Müdigkeit Dosis reduzieren (bis auf 1 ml/Std. (= 10 mg) oder Tramadol nicht anwenden und z.B. durch Metamizolinfusion ersetzen

*Die Autoren geben vor Beginn der Tramadolinfusion Metoclopramid (Paspertin) 10 mg i.v.. Diese Dosis wird bei Übelkeit noch einmal gegeben, evtl. gefolgt von einer Dauerinfusion von Metoclopramid (50 mg in 24 Std.). Selten sind weitere Antiemetika wie Dehydrobenzperidol, Dimenhydrinat u. a. oder ein Abbruch der Tramadoltherapie nötig.*

**B. Metamizolperfusor:** Füllung einer 50 ml-Spritze mit 5000 mg Metamizol + NaCl 0,9% (1 ml enthält dann 100 mg)
Infusion von 2 ml/Std. (= 200 mg)

[a]*Die Autoren verwenden die Kombination beider Analgetika erst, wenn die Analgesie durch Tramadol unzureichend ist*

Lunge (Asthma bronchiale), die Niere oder eine Hemmung der Thrombozytenaggregation entwickeln. Blutungsrisiken werden diskutiert, aber bei intakter Blutgerinnung und ausreichender chirurgischer Blutstillung als klinisch nicht relevant angesehen. Die seit langem bekannte ungünstige akute Auswirkung eines NSAID auf die Nierenfunktion (Nierendurchblutung, glomeruläre Filtration) ist in neuerer Zeit wieder betont worden. Eine Nierenvorschädigung, ein hochgradiger Volumenmangel, eine akute Herzinsuffizienz, die gemeinsame Verabeichung mit Furosemid und einem nephrotoxischen Antibiotikum können zum Nierenversagen führen (Tabelle 4). Die apodiktische Forderung, nichtsteroidale Analgetika in der Frühpase nach einer Operation zu verwenden, ist jedoch nicht haltbar.

Ebenso unhaltbar ist die Forderung, Metamizol nicht anzuwenden. Es ist auch unter Berücksichtigung der Agranulozytoseinzidenz ein wertvolles Analgetikum [69a], das bei entsprechender Indikation die akute Schmerztherapie bereichert. Bei thrombozytären Störungen, Leukopenie und allergischer Diathese sollte kein Metamizol verwendet werden. Hepato- und nephrotoxische Wirkungen des Paracetamols in klinisch ungebräuchlichen hohen Dosierungen werden diskutiert.

### Verabreichungswege

Azetylsalizylsäure (ASS), Metamizol und Diclofenac sind in Deutschland zur parenteralen und oralen Gabe zugelassen. ASS und Metamizol können intravenös gegeben werden. Diclofenac und Paracetamol sind als Suppositorien verabreichbar. ▶ Metamizol kann als eine 20-30minütige Kurzinfusion von 1g in 100 ml NaCl 0,9% gegeben werden. Günstig ist eine kontinuierliche Infusion von 4-5 g Metamizol über 24 Stunden, um eine gleichmäßige Wirkung zu erreichen (Tabelle 5). Akute, vermutlich anaphylaktoid bedingte Kreislaufzwischenfälle treten gehäuft nach der intravenösen Injektion auf, so daß die Indikation streng gestellt und die Injektion sehr langsam ausgeführt werden muß.

### Spasmolytika

Die Spasmolytika haben als adjuvante Pharmaka einen wichtigen Stellenwert in der postoperativen Analgesie. Sie senken den Tonus der glatten Muskulatur des Magen-Darm-Trakts, des Ureter, der Blase sowie des Uterus und können im Konzept der balancierten Analgesie bedarfsgerecht eingesetzt werden.

**Dieser Beitrag wird im nächsten Heft (Band 46, Heft 2, Februar 1997) fortgesetzt.**

**1. Definieren Sie den Begriff „präemptive Analgesie".**

1. Schmerztherapeutisches Konzept, das von der Annahme ausgeht, durch Zufuhr von Analgetika vor Beginn des operativen Eingriffs könne der postoperative Schmerzmittelbedarf reduziert werden. Die klinischen Ergebnisse dieser prophylaktischen Analgesie sind bisher nicht eindeutig.

**2. Mit welchen Verfahren wird versucht, die Schmerzstärke beim Patienten klinisch einzustufen?**

Hierfür werden die numerische und die verbale Schätzskala und die visuelle Analogskala eingesetzt.

**3. Bei welchen Schmerzen sind starke Opioide indiziert und auf welchem Weg sollten sie verabreicht werden?**

Bei allen starken Operationsschmerzen sind in den ersten Tagen Opioide indiziert. Die Zufuhr sollte durch intravenöse Injektion oder Infusion erfolgen. Bei viszeralen Schmerzen kann zusätzlich ein Spasmolytikum oder spasmolytisches Analgetikum (z.B. Metamozol) verabreicht werden, bei starken muskuloskeletalen Schmerzen ein NSAID.

**4. Welche Substanzen kennzeichnet der Begriff „antipyretische Analgetika"?**

Dieser Begriff umfaßt Substanzen mit peripherer und zentraler antinozizeptiver Wirkung und sollte anstelle älterer Bezeichnungen wie „periphere Analgetika" verwendet werden. Zu den antipyretischen Analgetika gehören nichtsteroidale antiinflammatorische Analgtika (NSAID), Pyrazolon und Anilinderivate. NSAID wirken zusätzlich antientzündlich.



aus: Der Anaesthesist 1/97, S. 77

# Paracefan® Clonidin

## i.v. 0,15 mg   und   i.v. 0,75 mg

## Bei Alkoholentzugs-Syndrom

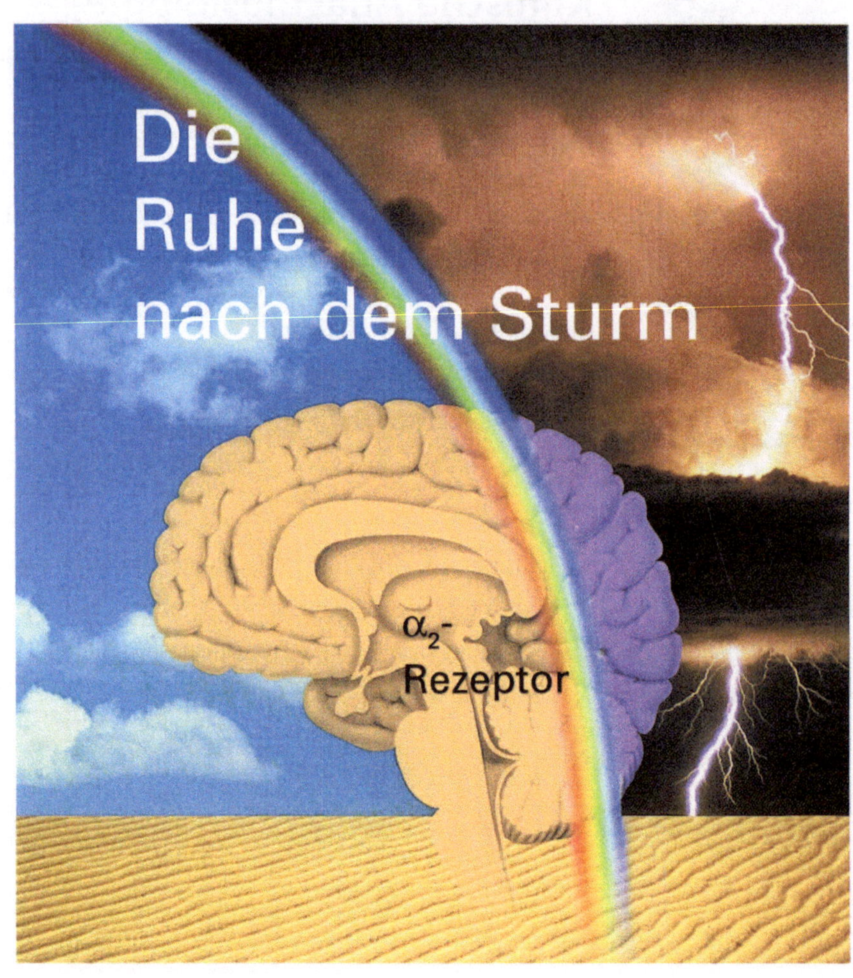



**Verschreibungspflichtig**
**Zusammensetzung:** 1 Ampulle mit 1 ml/5 ml Injektionslösung enthält 0,15 mg/0,75 mg Clonidinhydrochlorid, entsprechend 0,13 mg/0,65 mg Clonidin sowie Natriumchlorid, Salzsäure und Wasser. **Indikationen:** In der Intensivmedizin zur Behandlung der Symptome sympathoadrenerger Hyperaktivität (Tremor, Tachykardie, Hypertonie, Schwitzen, Unruhe, Tachypnoe) im Rahmen des akuten Alkoholentzugssyndroms. Hinweis: Eine Therapie mit Paracefan i.v. darf nur unter kontinuierlicher EKG-Monitorüberwachung und regelmäßiger sorgfältiger Überwachung der gastrointestinalen Motilität durchgeführt werden. **Gegenanzeigen:** Überempfindlichkeit gegen den Wirkstoff Clonidinhydrochlorid oder einen der sonstigen Bestandteile, Erkrankung des Sinusknotens (Sick-Sinus-Syndrom), Bradykardie unter 50 Schläge/min, ausgeprägte Hypotonie, endogene Depressionen, Schwangerschaft und Stillzeit, vorbestehende Erkrankungen des Erregungsleitungssystems des Herzens (AV-Block II. und III. Grades). Relative Kontraindikationen sind: Koronare Herzkrankheit (insbesondere bei frischem Herzinfarkt), schwere Herzinsuffizienz, fortgeschrittene arterielle Verschlußkrankheit, Raynaud-Syndrom, Thrombangiitis obliterans, Niereninsuffizienz, zerebrovaskuläre Insuffizienz, Obstipation und Polyneuropathie. **Nebenwirkungen:** Häufig treten auf: Mundtrockenheit, dosisabhängige Sedierung, Müdigkeit, Benommenheit, Darmträgheit, Hypotonie, Bradykardie. Gelegentlich können auftreten: Übelkeit und Erbrechen, Kopfschmerzen, Abnahme von Potenz und Libido, Verminderung des Tränenflusses, Schwindel, orthostatischer Kollaps, Parästhesien, Raynaud-Syndrom, Parotisschmerz, Austrocknen der Nasenschleimhäute sowie Allergien in Form von Exanthem, Urtikaria, Pruritus und Alopezie. Clonidin kann zu einer Verstärkung bereits bestehender Herzrhythmusstörungen (AV-Blockierungen, AV-Dissoziation) sowie selten zu Schlafstörungen, depressiver Verstimmung, Wahrnehmungsstörungen, Sinnestäuschungen, Alpträumen, vorübergehendem Anstieg des Blutzuckerwertes, Verwirrtheitszuständen, Gewichtsabnahme, Gewichtszunahme (Natrium- und Wasserretention), Gynäkomastie, Akkommodationsstörungen und einer Minderperfusion der Niere führen. In Einzelfällen sind Miktionsstörungen, eine Verstärkung einer bestehenden Herzinsuffizienz, eine Beeinflussung des Coombs-Tests und der Leberfunktionstests sowie initial für einige Minuten systolische Blutdruckerhöhungen beobachtet worden. Bei Patienten mit Alkoholentzugssyndrom kann spontan Darmträgheit bis hin zum paralytischen Ileus auftreten, die durch Paracefan i.v. verstärkt werden kann und ggf. Dosisreduktion/Absetzen erfordert. Nach plötzlichem Absetzen von Paracefan ist eine überschießende Sympathikusreaktion mit Kopfschmerzen, Übelkeit, Unruhe, Nervosität, Zittern, Herzrhythmusstörungen, Tachykardie und eventuell lebensbedrohlichem Blutdruckanstieg möglich. Diese Beschwerden sind durch ein Ausschleichen der Medikation zu verhindern.

Boehringer Ingelheim KG,
55216 Ingelheim am Rhein          3/96

**Boehringer Ingelheim**

Anaesthesist
1997 · 46:000–000 © Springer-Verlag 1997

Redaktion:
H.J. Bardenheuer, Heidelberg
O. Hilfiker, Aarau
R. Larsen, Homburg/Saar
J. Radke, Halle

Die Beiträge der Rubrik „Weiterbildung" sollen dem Stand des zur Facharztprüfung für den Anästhesisten notwendigen Wissens entsprechen und zugleich dem Facharzt als Repetitorium dienen. Die Rubrik beschränkt sich auf klinisch gesicherte Aussagen zum Thema.

▶ **Frühe postoperative Phase**

**Regionale Blockaden sollten häufiger angewendet werden, auch wenn der Eingriff in einer Allgemeinanästhesie durchgeführt wurde.**

▶ **Organisatorische Absprachen und Therapiekontrolle**



**J. Jage, H. Hartje** • Klinik für Anaesthesiologie, Johannes Gutenberg-Universität Mainz

# Postoperative Schmerztherapie

## Teil II*

### 3. Regionale Analgesie

Die peripheren und rückenmarknahen Analgesieverfahren haben in der postoperativen Phase einen wichtigen Stellenwert (Tabelle 7). Die einmalige periphere Bolusinjektion erzeugt eine Schmerzfreiheit in der frühen postoperativen Phase, Kathetertechniken erlauben eine mehrtägige Analgesie. Der in einer Allgemeinnarkose operierte Patient ist in der ▶ frühen postoperativen Phase gegenüber dem in Regionalanästhesie operierten Patienten unter Umständen benachteiligt. Er benötigt wesentlich früher ein Analgetikum [24a]. Sein Zustand bewegt sich nicht selten zwischen einem Überhang an sedierenden Narkotika und schmerzbedingter Unruhe, Hypertonie und Tachykardie. In dieser Phase muß die Opioidgabe besonders vorsichtig erfolgen. Andererseits wird der Patient durch starke Schmerzen belastet [53], kardiale Vorschädigungen können sich gravierend auswirken. Die epidurale Analgesie in Kombination mit einer Allgemeinanästhesie [31, 86] bietet beispielhaft den Vorteil, die Narkose bei gleichzeitig bestehender optimaler Analgesie auszuleiten. Der Gesamtsauerstoffverbrauch in der Aufwachphase ist im Vergleich zu dem nach alleiniger Allgemeinanästhesie reduziert [11], der Patient ist schmerzfrei und zufrieden. Günstige Auswirkungen einer effektiven epiduralen Analgesie auf den Gesundungsprozeß sind aus vielen Gründen zu erwarten [3, 5, 15, 18, 23, 29, 32].

Vor der Anwendung von Katheterverfahren zur längerdauernden Schmerztherapie müssen Kompetenz- und Überwachungsprobleme geklärt sein. Ohne eine ▶ Absprache mit dem Operateur und ohne die Einweisung der Pflegekräfte in die besonderen Probleme einer vielleicht tagelangen Epiduralkatheteranalgesie (Beeinträchtigung von Motorik, Kreislauf, Blasen- und Darmfunktion, Minderung der Hautempfindlichkeit mit der Möglichkeit des nicht bemerkten Entstehens von Druckstellen an den Fersen, Verschleierung neurologischer oder operativ bedingter Komplikationen) sollte diese nicht durchgeführt werden. Die postoperative Betreuung der epiduralen Analgesie erfordert anästhesiologische Verantwortlichkeit, die nur im Ausnahmefall auf die operativen Fachkollegen übertragbar ist [5a].

#### Periphere regionale Analgesie

Durch die periphere Blockade kann eine exzellente Analgesie für die Frühphase nach der Operation erzielt werden, wenn sie zusätzlich zur Allgemeinanästhesie und noch auf dem Operationstisch angelegt wird (Tabellen 8, 9). Dies ist jedem Kliniker bekannt, dennoch wird die periphere Blockade leider viel zu selten genutzt. Die Analgesie durch die einmalige, noch intraoperative Verabreichung eines Lokalanästhetikums ist zeitlich begrenzt.

Die einfachste Maßnahme seitens des Chirurgen ist die schichtweise Wundinfiltration, z.B. mit Bupivacain 0,25%, unter Beachten von Grenzdosierungen

---

* Teil I siehe Der Anaesthesist, Band 46, Heft 1, 1997
Prof. Dr. J. Jage, Klinik für Anaesthesiologie, Johannes-Gutenberg-Universität, Langenbeckstraße 1, D-55131 Mainz

Tabelle 6
Dosis und Wirkungszeit ( = Dosierungsintervall )
geeigneter Spasmolytika

| Medikament | Dosis | | Wirkungszeit |
|---|---|---|---|
| Spasmo-Cibalgin® S | | | |
| Rektal | 1 Supp. | | 6-8 Std. |
| Oral | 1-2 Drg. | | |
| (1 Supp. enthält 40 mg Drofenin und 440 mg Propyphenazon; 1 Drg. enthält 20 mg Drofenin und 220 mg Propyphenazon) | | | |
| Butylscopolamin | i.v.ª | 1-2 Amp. (20-40 mg) | 6 Std. |
| (Buscopan®) | Oral | 1-2 Drg. (10-20 mg) | 6 Std. |
| | Rektal | 1-2 Supp. (10-20 mg) | 6 Std. |

ªAnmerkung: Es hat sich bewährt, bei stärkeren spastischen Schmerzen anstelle wiederholter i.v.Injektionen einen Perfusor zur i.v.Infusion anzuschließen [Dauerinfusion über 24 Std.: 50-100 mg/50 ml NaCl 0,9%]

Tabelle 7
Indikationen zur regionalen Katheteranalgesie mit einem
Lokalanästhetikum

| | |
|---|---|
| Postoperativ, Mobilisation und Atemtherapie | • Abdominelle Eingriffe (Mittel- und Oberbauch)<br>• Thorakale Eingriffe<br>• Große retroperitoneale Eingriffe<br>• Gelenkersatzoperationen der größeren Gelenke (Hüfte, Knie, Schulter)<br>• Andere größere Eingriffe an den Extremitäten |
| Perioperativ (prä-und postoperativ gegebenenfalls auch intraoperativ) | • Schwere AVK mit starken ischämischen Ruhe-, schmerzen und geplanter Gefäßoperation<br>• Geplante Amputation |
| Posttraumatisch | Thoraxtrauma/Rippenserienfraktur |
| Rehabilitation ohne Bezug zur Operation | Bei stark eingeschränkter Gelenkfunktion, z. B. posttraumatisch (oder längere Zeit nach Operation) |

(Tabelle 14) für die einmalige Injektion des Lokalanästhetikums. Auch das analgetisch wirksame Spülen der Wunde mit einem Lokalanästhetikum (0,25 ml/kg des Bupivacain 0,25%) [47] ist beschrieben worden. Diese Maßnahmen wie auch andere periphere Nervenblockaden können von Fall zu Fall variiert werden. Ungeklärt ist gegenwärtig, ob eine kurz vor der operativen Intervention durchgeführte Infiltration des Wundgebietes [55a, 67] im Sinne einer präemptiven Analgesie wirksam werden kann. Die bisherigen klinischen Studien sind hinsichtlich des überprüften Hyperalgesieverlaufs widersprüchlich und erlauben derzeit keine klare Forderung nach einer solchen Maßnahme im klinischen Alltag.

Periphere Blockaden können aber auch als ▶ Katheterverfahren genutzt werden. Ein axillärer Plexuskatheter kann nach langwierigen Handoperationen (Nerven- und Gefäßverletzungen) zu einer therapeutisch sinnvollen Sympathikolyse führen [45]; ein interskalenärer Katheter erleichtert den klinischen Verlauf nach schmerzhaften Schultergelenkeingriffen (Dosierungen s. Tabellen 9, 13). Ein Femoraliskatheter (3 in 1-Analgesie) kann den Verlauf nach größeren Kniegelenkoperationen analgetisch günstig beeinflussen, wenngleich eine epidurale Analgesie die Schmerzen stärker vermindert.

### Rückenmarknahe Verfahren: Epidurale Analgesie

*Epidurale Analgesie mit einem Lokalanästhetikum.* In der Regel wird das Lokalanästhetikum in einen Epiduralkatheter injiziert, der lumbal oder thorakal gelegt wurde (Tabellen 10, 12). Meist wird die lumbale Positionierung bevorzugt, wenngleich die thorakale Lage für bestimmte Indikationen eindeutige Vorteile hat (Tabelle 11). Der ▶ Epiduralkatheter ist optimal plaziert, wenn seine Spitze in der Mitte des zu analgesierenden Segmentbereichs liegt (Tabelle 12); das injizierte Analgetikum kann sich gleichmäßig nach kranial und kaudal ausbreiten. Sechs analgesierte Segmente genügen im allgemeinen [62]. Der Katheter soll nicht mehr als 3-4 cm, also etwa ein Segment, im Epiduralraum vorgeschoben werden. Schlingenbildung und Fehllagen treten sonst gehäuft auf.

Wegen ▶ anatomischer Varianten der Dura mater muß während der Kathetereinführung durch die Tuhoy-Nadel mit einer Abweichung des Katheters von der Mittellinie gerechnet werden. Eine einseitige Analgesie ist dann die Folge [83, 89]. Wenn die nichtoperierte Seite betroffen ist oder eine motorische ein- oder beidseitige Blockade besteht, kann der Patient erheblich beunruhigt sein. Er weiß aufgrund des Aufklärungsgesprächs um eventuelle neurologische Schädigungen durch die Punktion, so daß dieser Zustand kurzfristig behoben werden muß.

Es besteht keine Berechtigung, einen ▶ thorakalen Katheter generell abzulehnen [37]. Die bisher einzige prospektive Studie großen Umfangs zur Anästhesie mit einem thorakalen Epiduralkatheter ergab bei 1071 Patienten keine neurologi-

▶ **Katheterverfahren**

▶ **Plazierung eines Epiduralkatheters**

▶ **Anatomische Varianten im Epiduralraum**

▶ **Thorakaler Epiduralkatheter**

**Die thorakale balancierte Analgesie ist bei Risikopatienten und definierten Operationen vorteilhaft; daher ist eine generelle Ablehnung des thorakalen Epiduralkatheters ungerechtfertigt!**

▶ **Epidurale Injektion vs. Infusion**

**Eine kontinuierliche epidurale Analgesie ist hinsichtlich der Analgesie und des Auftretens von Nebenwirkungen günstiger als eine Bolusinjektion.**

▶ **Überwachung einer kontinuierlichen epiduralen Analgesie**

**Eine kontinuierliche epidurale Analgesie ist mit niedrig konzentriertem Bupivacain weitgehend nebenwirkungsfrei möglich. Vereinzelte Nachinjektionen sind jedoch zu erwarten (bei Zusatz eines Opioids, s. S.6).**

▶ **Kathetermigration**

▶ **Grenzdosierungen**

schen Komplikationen. Die Rate der versehentlichen Durapunktion war niedriger als bei der lumbalen Katheteranlage [86]. Nach großen Oberbaucheingriffen, abdominothorakalen Operationen sowie Thorakotomie kann eine Analgesie gewährleistet werden, die mittels eines lumbalen Katheters nicht erreichbar ist (Tabelle 11). Nach großen abdominellen Eingriffen kann die starke viszerale und sympathikotone Schmerzkomponente von Beginn an optimal gedämpft werden [5, 23, 32].

▶ *Intermittierende Injektion oder kontinuierliche Infusion in den Epiduralkatheter.* Vor- und Nachteile dieser Versorgung müssen gegeneinander abgewogen werden. Logistische Probleme im ärztlichen Bereich machen die intermittierende Analgesie rund um die Uhr problematisch. Einfacher zu betreuen sind kontinuierliche Katheterinfusionen, wobei dann eine Übertragung der Überwachungs- bzw. Durchführungsverantwortung auf den Pflegebereich nötig ist [5a]. Kontinuierliche Infusionen können mit geringeren Konzentrationen des Lokalanästhetikums als zur Bolusinjektion (z. B. Bupivacain 0,125% oder 0,06% gegenüber Bupivacain 0,25%) durchgeführt werden, so daß sich geringere herz-kreislaufwirksame, motorisch blockierende bzw. systemisch-toxische Risiken ergeben. Der Opioidzusatz zur Infusion von Bupivacain verstärkt die Analgesie, ohne daß Atemdepressionen auftreten [15, 30, 109]. Auch die epidurale Gabe von Bupivacain und Sufentanil als PCA ohne [89a] oder mit Hintergrundinfusion (van Aken, persönliche Mitteilung, Tabelle 13) ist analgetisch wirksam.

Die ▶ Überwachung einer Epiduralanalgesie mit einem Lokalanästhetikum obliegt Regeln, gleichgültig, ob eine intermittierende Injektion oder eine epidurale Infusionsanalgesie durchgeführt wird. Nach einer Bolusinjektion (Tabelle 9) müssen bis zu 30 Minuten der Kreislauf, die Vigilanz, die Motorik (Bromage-Skala) sowie das segmentale Hautniveau (pin-prick oder Kältespray) dokumentiert werden. Auf systemisch-toxische Symptome nach versehentlicher intravasaler Injektion muß geachtet werden (z. B. Unruhe, Verwirrtheit, Übelkeit/Erbrechen, Taubheitsgefühl von Mund und Zunge, Müdigkeit, Atemstörungen, Herz-Kreislauf-Wirkungen). Wird das Lokalanästhetikum kontinuierlich gegeben (Tabelle 13), sollten der Kreislauf, die Vigilanz und die Atmung zu Beginn stündlich für die Dauer von 8 Stunden, danach mindestens im Abstand von 3-4 Stunden kontrolliert werden. Stündliche Grenzdosierungen müssen eingehalten werden (Tabelle 14). Es muß darauf geachtet werden, daß das segmentale Hautniveau nur bis zum Xiphoid (lumbaler Katheter) oder bis in die Mamillengegend (Thorakalkatheter) reichen sollte (Abb. 4).

Wenn das segmentale Hautniveau allmählich höher steigt oder bei der Analgesie über einen Lumbalkatheter die motorische Blockade der unteren Extremität zunimmt, ist die Dosis oder die Konzentration des verabreichten Lokalanästhetikums zu hoch. Möglicherweise besteht auch eine Katheterfehllage. Die ▶ Kathetermigration aus dem Epidural- in den Intrathekalraum tritt höchstens in etwa 0,1% der Fälle auf [15, 24, 27, 30]. Die Beine sollten während einer epiduralen Infusionsanalgesie voll beweglich sein. Diesem Ziel dient die Analgesie über einen thorakalen Katheter, die Morphingabe in einen lumbalen Katheter sowie die Verabreichung gemischter Lokalanästhetika-Opioid-Lösungen mit niedrigen Lokalanästhetikakonzentrationen [15]. Auslaßversuche zum Testen evtl. neurologischer Probleme (z.B. epidurales Hämatom) müssen rechtzeitig erfolgen, wenn dazu ein Verdacht besteht. Während der epiduralen Infusion von Bupivacain 0,06% mit Fentanyl sind routinemäßige Auslaßversuche nicht nötig, weil motorische oder sensible Beeinträchtigungen selten auftreten [15].

*Auswahl des Lokalanästhetikums und verwendete Konzentration.* Das langwirksame Bupivacain gilt als das Lokalanästhetikum der ersten Wahl. Andere Lokalanästhetika (Mepivacain, Prilocain) sind zur längerdauernden Therapie ungeeignet, weil dadurch systemisch-toxische Gefahren entstehen. Die ▶ Grenzdosierungen für Bupivacain (Tabelle 14) resultieren aus Berechnungen der Clearance und der systemischen (kardialen, zerebralen) Toxizität [25]. Sie werden jedoch bei einer Therapie mit niedrigkonzentrierten Bupivacain extrem selten erreicht. Bei der praktischen Durchführung sowohl der intermittierenden als auch der kontinuierlichen Regionalanalgesie ist zu berücksichtigen, daß man keine Anästhesie erreichen will.

Tabelle 8
**Periphere Verfahren zur regionalen Analgesie (Beispiele)**

Wundinfiltration, Wundspülung (einmalig)

Körperstamm
- Interkostalblockade (intermittierend, intra- und postoperativ)
- Interpleuralkatheter (kontinuierlich postoperativ)
- Ilioinguinalis-Block (einmalig)
- Peniswurzelblock (einmalig)

Obere Extremität
- Handwurzelblock (einmalig)
- Plexusanalgesie (einmalig oder kontinuierlich als Katheter)

Untere Extremität
- Fußwurzelblock (einmalig)
- Femoraliskatheter (kontinuierlich als Katheter)

Tabelle 9
**Dosierungen von Bupivacain für Bolusinjektionen**

| Applikationsort | Konzentration | Volumen | Dosis | Zeitabstand |
|---|---|---|---|---|
| Epidural | 0,25% | 10-20 ml | 25-50 mg | 4-6 stdl. |
| Axillär, interskalenär | 0,25% | 20-30 ml | 50-75 mg | 8-12 stdl. |
| Femoral (3-in-1-Katheter) | 0,25% | 30-40 ml | 75-100 mg | 4-6 stdl. |
| Interpleural | 0,25%[a] | 20-30 ml | 50-75 mg | 4-6 stdl. |
| **Interkostalblock** | | | | |
| • z.B. 4 Segmente mit je 3-5 ml bei einseitiger Blockade | 0,5%[a] | 12-20 ml | 60-100 mg | 8 stdl. |
| • oder bei beidseitiger Blockade | 0,25%[a] | 24-40 ml | 60-100 mg | 8 stdl. |
| • Infiltrationen verschiedener Gebiete | 0,25% | 20-40 ml | 50-100 mg | Nur intra-operativ |

[a] *Die Verwendung von Adrenalin 1:200 000 (5 µg/ml, Maximaldosis 250 µg) kann bei höheren Bupivacaindosierungen oder einer Regionalanalgesie in gut durchblutetem Gewebe, z.B. als interpleurale Analgesie, ein langsameres Entstehen der maximalen Blutplasmakonzentration bewirken. Die Adrenalingabe ist nicht als zwingend, die hierzu vorliegenden Untersuchungen sind widersprüchlich.*

Hierzu wären hohe Konzentrationen nötig, z.B. Bupivacain 0,5%. Die Analgesie ist mit niedrigeren Konzentrationen erreichbar, z.B. Bupivacain 0,06% bis maximal 0,25%. Die Nebenwirkungen der Lokalanästhetika hängen unter anderem von diesen Determinanten ab, so daß auch während einer kontinuierlichen Katheterinfusion (epidural oder an anderem Ort) starke Nebenwirkungen der Lokalanästhetika sehr selten beobachtet werden [15, 24, 30].

Ohne die initiale Gabe einer ▶ Beladungsdosis (loading dose, z.B. 1-1,5 ml/ Segment Bupivacain 0,25%-0,5%) ist die epidurale lumbale Infusionsanalgesie mit 0,125% – oder 0,06%igem Bupivacain nicht ausreichend analgetisch wirksam. Das ist auch zur Therapie des Schmerzdurchbruchs zu beachten; in dieser Situation muß eine Bolusinjektion mit höherkonzentriertem Lokalanästhetikum, z.B. 5-15 ml Bupivacain 0,25% oder Lidocain 1% erfolgen. Lidocain 1% wirkt schon nach 2-3 Minuten optimal, während nach der Injektion von Bupivacain 0,25% 5-10 Minuten vergehen. Ropivacain ist ein vielversprechendes neues Lokalanästhetikum, dessen epidurale Dosierungsempfehlungen bei 8-20 mg/h (Produktinformation).

### Epidurale Analgesie mit einem Opioid

Der Vorteil des Opioids gegenüber dem Lokalanästhetikum besteht in der fehlenden motorischen Blockade; Beeinflussungen des Kreislaufs sind relativ selten, die Propriozeption und Sensorik bleiben erhalten. Nur die Übertragung afferenter Impulse im Hinterhorn des Rückenmarks wird vermindert. Opioide spielen eine wichtige Rolle zur Prävention der spinalen Sensibilisierung [41]. Es gibt einige typische Nebenwirkungen (Tabelle 15). Zur epiduralen Analgesie gilt Morphin als Opioid der Wahl, auch Fentanyl wird häufig verwendet. Die Analgesie nach alleiniger rückenmarknaher Opioidgabe ist nicht immer befriedigend. Die gleichzeitige Gabe eines Lokalanästhetikums erhöht als balancierte Analgesie die analgetische Effizienz trotz reduzierter Dosis der Einzelkomponenten [8]. Die Analgesie durch Morphin und Fentanyl kommt durch deren Bindung an die µ-Opioidrezeptoren im Hinterhorn des Rückenmarks zustande. Die Dauer der Analgesie ist wegen der regionalen und systemischen Verteilung der beiden Opioide unterschiedlich [33, 42a].

▶ Morphin diffundiert langsam durch biologische Membranen. Beginn der Wirkung ist nach etwa 15-30 Minuten, das Maximum ist etwa nach 30-60 Minuten erreicht. Morphin bindet länger als ein lipophiles Opioid an den Rezeptoren, die Wirkungsdauer von 5 mg beträgt etwa 12-24 Stunden. Schon ▶ 2 mg Morphin erzeugen eine ausreichende, weniger als 12 Stunden anhaltende Analgesie [42, 71]. Die *International Association for the Study of Pain* (IASP) empfiehlt eine lumbale epidurale Morphindosis von 2-4 mg [26}. Höhere Dosierungen erzielen keine stärkere, sondern nur eine länger anhaltende Analgesie bei gleichzeitig höherem Ne-

**▶ Beladungsdosis**

**Morphin ist das epidurale Opioid der Wahl für Einzelinjektionen.**

**▶ Morphin**

**▶ Dosierung**

Tabelle 10



Punktion am wachen Patienten
Intakte Blutgerinnung, keine gerinnnungsaktiven Madikamente
Keine Punktion bei ausgeprägter Kyphoskoliose
Bei Punktionsproblemen Einlegen des Katheter nicht erzwingen
Beachten von Operationsindikationen für einen Thorakalkatheter
- Ösophagus-Extirpation und Magenhochzug oder Koloninterposition
- Magen-, Pankreas-, Gallengangschirurgie
- Abdominelle Aortenaneurysmen
- Ausgedehnte Ober- und Mittelbaucheingriffe

Tabelle 12

Position des Epiduralkatheters in Abhängigkeit vom Operationsgebiet

| Operationsgebiet | Punktionsstelle | Zu blockierende Segmente |
|---|---|---|
| Thorax | Th 6-8 | Th 4-10 |
| Oberbauch | Th 8-10 | Th 6-12 |
| Abdominothorakal | Th 7-9 | Th 4-12 |
| Sectio | L3/4 | Th 8-12 |
| Unterbauch | Th 10-12 | Th 8-L2 |
| Hüftgelenk | L2-4 | Th 10-L4 |
| Untere Extremität | L3-4 | L1-5 |

Tabelle 11

Vor- und Nachteile eines lumbalen und thorakalen Epiduralkatheters

| Vorteile | Nachteile |
|---|---|
| **Lumbalkatheter** | |
| - Technisch einfach | - Begrenzte kraniale Ausbreitung |
| - Besserer Blutfluß im Becken- und Beinvenenbereich (Thromboseprophylaxe) | - Motorische Blockade<br>- Hypotension<br>- Blasenentleerungsstörung |
| **Thorakaler Katheter** | |
| - Keine motorische Blockade | - Technische Probleme bei der Punktion des Epiduralraums |
| - Optimale Analgesie im segmentalen Bereich | - Hypotension<br>- Blasenentleerungsstörung |
| - Viszerale Analgesie bzw. Sympathikolyse | - Möglichkeit einer unkontrollierten kranialen Ausbreitung mit kardialen und Ventilationsproblemen infolge Phrenikusparese |
| - Myokardprotektion | |
| - Optimierung der Lungenfunktion | |

benwirkungsrisiko [42a, 71]. Auch die kontinuierliche epidurale Morphininfusion von 0,2-0,4 mg/Std. gemeinsam mit Bupivacain wird erfolgreich angewandt [18, 49]. Die kleinste effektive Morphindosis ist immer vorzuziehen. Die wiederholte Injektion nach Bedarf und nicht die regelmäßige Injektion ohne Bedarf sind ein Weg zum Vermeiden von Zwischenfällen. Die geringsten Nebenwirkungen hat offenbar die kontinuierliche geringdosierte epidurale Morphininfusion [109].

> Fentanyl ist etwa 800fach stärker lipophil als Morphin. Es diffundiert wesentlich rascher durch biologische Membranen bis zu den Opioidrezeptoren des Rückenmarks. > Es wird stärker als Morphin resorbiert und mit dem Blutkreislauf verteilt. Die Dosis von 0,1 mg Fentanyl beginnt schon nach 5-10 Minuten zu wirken und erreicht nach 20 Minuten ihr analgetisches Maximum. Die Analgesie hält nur 2-4 Stunden an. Fentanyl diffundiert, bevor es die Dura durchquert, in stärkerem Ausmaß als Morphin in die Blutbahn bzw. es wird stärker an das epidurale Fettgewebe gebunden. Dadurch erreicht ein kleinerer Teil der injizierten Dosis die Opioidrezeptoren und bindet dort kürzere Zeit als Morphin. Um die kurze Wirkungsdauer des Fentanyls aufzufangen, ist eine epidurale Infusion günstiger als intermittierende Bolusinjektionen. Zur kontinuierlichen Infusion mit einem Lokalanästhetikum sind Dosierungen von 20-50 µg Fentanyl/Std. [15, 30] analgetisch ausreichend und respiratorisch sicher.

Schon seit längerem ist die Diskussion im Gange, ob die lipophilen Opioide über eine spinale oder supraspinale Wirkung ihre analgetische Wirkung entfalten. Mit Sicherheit wirken sie > spinal. Je höher die Dosis ist, desto größer ist der systemisch verteilte und supraspinal wirksame Anteil. Verabreicht man Fentanyl epidural, ist im Vergleich mit der intravenösen Gabe eine geringere Dosis für die gleiche Analgesie möglich [82, 101]. Andere Ergebnisse belegen trotz gleichen Fentanylverbrauchs keine bessere Analgesie nach epiduraler oder intravenöser Gabe, zeigen jedoch stärkere systemische Nebenwirkungen der intravenösen Fentanyl-

**► Fentanyl**

**► Zeitlicher Wirkungsverlauf**

Fentanyl ist das Opioid der Wahl zur kontinuierlichen epiduralen Infusion mit Bupivacain. Neuerdings wird auch Sufentanil genutzt.

**► Spinale Wirkung**

Tabelle 13

Empfehlungen für die Dosierung von Bupivacain zur kontinuierlichen Katheterinfusion

| Applikationsort | Volumen/h | Dosis/h |
|---|---|---|
| Epidural | | |
| 0,25% | 5-10 ml | 12,5-25 mg |
| 0,175%[a] | 5 ml | 8,75 mg |
| 0,125% | 10-15 ml | 12,5-18,8 mg |
| 0,06%[b] | 10-25 ml | 6-15 mg |
| Axillär, interskalenär | | |
| 0,25% | 6-8 ml | 7,5-12,5 mg |
| Femoral (3-in-1) | | |
| 0,125% | 10-15 ml | 12,5-19 mg |

[a] Hintergrundinfusion einer epiduralen (thorakalen) PCA mit Zusatz von Sufentanil 0,0001%) (1 µg/ml); Bolus 2 ml, Sperrzeit 20 min (H. van Aken, Münster, persönliche Mitteilung)

[b] Mit einem Fentanylzusatz von 1-2 µg/ml

Tabelle 14

Empfohlene Grenzdosierungen von Bupivacain für Erwachsene [25]

| | |
|---|---|
| • Einzeldosis | 2 mg/kg (70 kg: 150 mg) |
| • Tagesdosis | 9 mg/kg (70 kg: 600 mg) |
| • Dosis pro Stunde bei kontinuierlicher Infusion | 0,4 mg/kg (70 kg: 30 mg/Std.) |

Tabelle 15

Unzureichende analgetische Wirkung und Häufigkeit von Nebenwirkungen der epiduralen Opioidgabe [21, 60]

| | |
|---|---|
| • Analgesieversager | 5-35% |
| • Juckreiz | 15-28% |
| • Harnretention | 47% |
| • Frühe (< 4 Std.) auftretende Atemdepression | |
|   - Morphin | Selten |
|   - Fentanyl | Selten |
| • Späte (> 4 Std.) auftretende Atemdepression | |
|   - Morphin | 0,1-0,15% |
|   - Fentanyl | Keine |

gabe [61]. Das höher lipophile Sufentanil hat dem Fentanyl vergleichbare Eigenschafte; die epidurale PCA gemeinsam mit Bupivacain (Tabelle 13) ist effektiv und respiratorisch sicher.

► **Atemdepression**

**Während der rückenmarknahen Gabe eines Opioids müssen die Atmung und die Vigilanz sorgfältig überwacht werden.**

► *Atemdepression durch rückenmarknah verabreichte Opioide.* Die Möglichkeit einer Atemdepression ergibt sich aus der Dosis und anderen Faktoren (Tabelle 16). Werden diese berücksichtigt, grenzt man die Indikation sowie die Dosis ein und kontrolliert den Verlauf adäquat, ist die Therapie nicht riskant. Dennoch müssen einige Faktoren näher beleuchtet werden [42a]. Morphin hat eine längere Verweildauer im Liquor als Fentanyl und breitet sich langsam kranial aus. Das kann von Vorteil sein, weil durch die Morphingabe in einen lumbalen Epiduralkatheter eine Analgesie thorakaler Segmente erreicht werden kann [97]. Andererseits wird die kraniale Ausbreitung des Morphins für die noch Stunden nach der Injektion nachweisbare, klinisch irrelevante Erhöhung des arteriellen $pCO_2$ und für die in Einzelfällen noch 16 Stunden nach der Injektion beobachtete schwere Atemdepression angeschuldigt. Nicht in jedem Fall konnte eine Dosisabhängigkeit gefunden werden [27b].

► **Protrahierte Atemdepression**

Eine derartig ► protrahiert auftretende Atemdepression ist während der epiduralen Infusion niedrigdosierten Fentanyls mit Zusatz eines Lokalanästhetikums bisher nicht beobachtet worden [15, 29]. Fentanyl kann wegen des rascheren Abklingens von Wirkungen als das besser steuerbare Opioid angesehen werden [97].

► **Kontrolle von Ventilation und Vigilanz**

Die rückenmarknahe Opioidanalgesie verpflichtet zur ► Kontrolle von Ventilation und Vigilanz, so daß sie nur an Orten einer ausreichenden Therapieüberwachung durchgeführt werden sollte. Die Sauerstoffinsufflation per Nasensonde sowie die zusätzliche Überwachung durch eine kontinuierliche Pulsoxymetrie werden unterschiedlich beurteilt, in der Klinik der Autoren sind sie obligat. Ist es zu einer klinisch relevanten Atemdepression gekommen, muß ► Naloxon intravenös injiziert werden. Bei einer Apnoe sind Intubation und 0,4 mg Naloxon nötig; bei noch erhaltener Spontanatmung kann man in kleinen Schritten (0,04 mg alle 2-3 Minuten bis zur Normalisierung der Atmung) titrieren, ohne daß plötzlich Schmerzen ausbrechen. Naloxon hat eine wesentlich kürzere Halbwertzeit als das noch im Liquor befindliche Morphin, so daß die anschließende Naloxoninfusion nötig ist (5 µg/kg/Std.) [97].

► **Dosierung von Naloxon**

### Clonidin (epidural) und Cholinesterasehemmer

Die epidurale Anwendung des $\alpha_2$-Adrenozeptoragonisten Clonidin zur Analgesie ist noch nicht so verbreitet wie die Anwendung von Lokalanästhetika oder Opioiden, sie erfreut sich jedoch zunehmenden Interesses [27a]. Inzwischen liegen toxikologische Untersuchungen vor, die Bedenken hinsichtlich der epiduralen Applikation überflüssig machen [106]. Seitens des Bundesinstituts für Arzneimittel und Medizinprodukte (BAM) ist Clonidin nicht zur epiduralen Injektion freigegeben, das gilt aber auch für Fentanyl oder Buprenorphin. Zentrale $\alpha$-Adrenozeptoren sind für die Analgesie von großer Bedeutung. Die analgetische Wirkung des Clonidins beruht hauptsächlich auf dessen Angriff an den $\alpha_2$-Adrenozeptoren im Hinterhorn des Rückenmarks [6, 106]. Dadurch wird eine prä- und postsynaptische Übertragungshemmung vom primär afferenten auf das nachfolgende Neuron erzeugt. Auch aktivierende Wirkungen auf das deszendierende modulierende System sind beschrieben worden. Die Motorik wird nicht beeinflußt. Eine klinisch relevante Atemdepression ist bisher nicht beschrieben worden.

▶ **Nebenwirkungen von Clonidin**

Hohe epidurale Bolusdosierungen von 700-900 µg [55[ und 8 µg/kg [81] wirken ausreichend analgetisch, eine supraspinale Wirkung des lipophilen Clonidins ist damit anzunehmen. Die sedierende Clonidinwirkung ist dosisabhängig [55]. ▶ Die mitunter erhebliche Senkung des Blutdrucks und der Herzfrequenz entsteht durch die Dämpfung des zentralen Sympathikotonus [81, 93]. Aufgrund der Nebenwirkungen muß von einer epiduralen Monotherapie mit Clonidin abgeraten werden. Günstig ist die Kombination mit Morphin, Fentanyl oder einem Lokalanästhetikum [6, 27a, 75]. Boluseffekte treten ohnehin während einer kontinuierlichen Infusion nicht auf, so auch nicht während der epiduralen Infusion von Clonidin (etwa 20 µg/Std.) mit Morphin (etwa 200 µg/Std.) [75].

Ein neuer Gesichtspunkt für die Beurteilung der balancierten Analgesie ist die bisher noch experimentelle rückenmarknahe Anwendung des Cholinsterasehemmers Neostigmin [63, 105]. Es kommt zu einer ausgeprägten antinozizeptiven Wirkung. Seit langem ist bekannt, daß Acetylcholin eine solche Wirkung hat.

### Kombinationen

Kombinationen unterschiedlich antinozizeptiv wirkender Substanzen sind im Sinne der balancierten und individuell zugeschnittenen Schmerztherapie nutzbar [8, 18, 75, 109]. Dies gilt auch für die rückenmarknahe Analgesie mit Opioiden, Lokalanästhetika und Clonidin sowie Ergänzungen durch ein antipyretisches Analgetikum oder ein Spasmolytikum. Es ist jederzeit möglich, eine kombinierte regionale Analgesie bedarfsweise mit einem systemisch verabreichten antipyretischen Analgetikum zu ergänzen. Auf keinen Fall soll eine epidurale Schmerztherapie durch systemische Gabe eines starken Opioids supplementiert werden, weil dieses atemdepressiv wirken kann.

**Die rückenmarknahe Kombinationsanalgesie ist analgetisch wünschenswert, wenn dadurch die Dosen der Einzelkomponenten reduziert werden können.**

### Rückenmarknahe Verfahren: Intrathekale Analgesie

Die Analgesie wird durch die lumbale Injektion über die Spinalnadel oder einen länger verbleibenden Intrathekalkatheter [28-29G] erzeugt. Aufgrund des Infektionsrisikos hat sich die mehrtägige Therapie über einen Intrathekalkatheter bisher nicht durchgesetzt. Die Analgesie wird mit einem Lokalanästhetikum in einer Dosis von etwa 1/5 der epiduralen durchgeführt [62]. Wesentliche Vorteile gegenüber der epiduralen Analgesie ergeben sich u.E. nicht, abgesehen von der allerdings möglichen minimalen ▶ Dosierung des Analgetikums. Die Gabe z.B. von 1-2 ml Bupivacain 0,125%-0,25% in einen Intrathekalkatheter ist analgetisch wirksam. Eine motorische Beeinträchtigung ist zu erwarten, sie kann aber durch Anwendung von Bupivacain 0,06% bei allerdings kürzerer Analgesiedauer umgangen werden.

▶ **Dosierung**
**Die intrathekale Schmerztherapie mit Morphin sollte nur in minimalen Dosierungen durchgeführt werden. Die prophylaktische Morphinanwendung ist ohne besondere Überwachung nicht zu empfehlen.**

Tabelle 16
**Risiken der Atemdepression während einer rückenmarknahe Opioidtherapie**

- Alter
- Schlechter Allgemeinzustand
- Schlaf-Apnoe
- Opioiddosis
- (Opioidauswahl)
- Zusätzlich parenterale Gabe eines Opioids
- Zusätzliche Gabe anderer ZNS-dämpfender Pharmaka
- Versehentliche intrathekale anstelle einer epiduralen Gabe

Durch die intrathekale Morphingabe besteht die Möglichkeit, mit minimalen Dosierungen eine langanhaltende Analgesie ohne motorische Blockade zu erzeugen. Die Gabe von 0,06-0,08 mg Morphin führt zu einer Analgesie bis zu 24 Stunden [84, 107]. In einer umfangreichen schwedischen Untersuchung wurde die bedrohliche ▶ Atemdepression nach intrathekaler Opioidgabe etwa 4mal häufiger als nach epiduraler Verabreichung gefunden (0,36% vs. 0,09%) [79]. Eine neuere Befragung von Anästhesisten in 17 europäischen Ländern ergab, daß bei 55.117 Patienten mit einer rückenmarknahen Opiatanalgesie nur in 0,03% nach intrathekaler Gabe eine Atemdepression auftrat, während diese nach epiduraler Gabe bei 0,09% beobachtet wurde [77].

Die langanhaltende Analgesie ohne motorische Beeinflussung ist beeindrukkend, dennoch sollte intrathekal injiziertes Morphin eher die Ausnahme in der breiten Palette zur postoperativen Analgesie sein. Außerdem sollten die ▶ postoperativen Überwachungsmöglichkeiten geklärt werden, ehe man Morphin schon gleichzeitig mit dem Anlegen der Spinalanästhesie injiziert. In diesem Fall hat die Opioidgabe prophylaktischen Charakter, was angesichts der kaum vorhersagbaren individuellen postoperativen Schmerzstärke problematisch ist.

## 4. Organisation

Die Organisation einer postoperativen Schmerztherapie beginnt mit der Planung der individuellen Anästhesie, indem während des ▶ Aufklärungsgesprächs der Weg für eine regionale oder systemische Analgesie besprochen wird. Ob nun ein regionaler Katheter schon intraoperativ genutzt wird oder nicht: Spätestens im Aufwachraum beginnt die postoperative Analgesie. Der Patient sollte ihn erst verlassen, wenn durch eine Therapie die Schmerzen erträglich geworden sind und er dort keinen weiteren Bedarf eines Analgetikums hat. Problematisch muß dies werden, wenn der Patient direkt vom Operationssaal auf die Normalstation verlegt wird.

Meist liegt die Fortsetzung der im Aufwachraum begonnenen Schmerztherapie in der Hand der Kollegen der operativen Fächer. Nicht selten wird aus übertriebener Vorsicht die intramuskuläre Injektion eines gemischten Agonisten/Antagonisten wie Pentazocin oder Buprenorphin in zu großen Zeitabständen favorisiert; nicht immer ist auf den Normalstationen ein reiner µ-Rezeptoragonist verfügbar, Grundzüge der Schmerzmessung und -dokumentation in der Krankenkurve werden fast nirgendwo praktiziert. Therapie- bzw. Nebenwirkungskontrollen nach einer analgetischen Maßnahme fehlen. Es resultiert die hinlänglich bekannte ▶ analgetische Unterversorgung des Patienten. Antworten nach einem sachlichen, praktikablen und sicheren Therapieweg müssen gegeben werden. Die Anwendung der Tramadolinfusion, die Anwendung antipyretischer Analgetika, die gelegentliche Supplementierung durch subkutan injiziertes Piritramid sind Methoden, die auf jeder Normalstation ohne größeren Aufwand für die Mehrzahl operierter Patienten anwendbar sind. Für besondere Eingriffe können allerdings nur einige ▶ spezielle Analgesieverfahren (PCA, epidurale Analgesie) zur ausreichenden Analgesie führen. Diese Methoden sollten im allgemeinen in anästhesiologischer Verantwortlichkeit bleiben. Liegt der Patient auf einer anästhesiologisch geführten Intensivstation, sind die Kompetenzen klar verteilt.

Befindet sich der Patient nach bestimmten Operationen auf einer chirurgischen Normalstation, kann vorübergehend ein mitbehandelnder ▶ anästhesiologischer Akutschmerzdienst auf konsiliarischer Basis tätig werden und die speziellen und besonders effektiven Analgesieverfahren anwenden. Dies ist im Sinne der interdisziplinären Zusammenarbeit [99] wünschenswert, weil der Anästhesist über fachspezische Kenntnisse in der breiten Palette der systemischen und regionalen Analgesie verfügt. Anstelle eines anästhesiologischen Akutschmerzdienstes (ASD) kann die Betreuung spezieller Analgesieverfahren auch vom chirurgischen Fachkollegen wahrgenommen werden, jedoch nur dann, wenn er über ausreichende Kenntnisse des Verfahrens und der Komplikationen verfügt; nur in solchen Fällen ist die Wahrnehmung der Anordnungsverantwortlichkeit gewährleistet [5a].

Seit über 4 Jahren liegen eigene Erfahrungen zur Organisation eines ASD vor. Inzwischen wurden über 5.000 Patienten verschiedener chirurgischer Fachdisziplinen behandelt, davon etwa 2/3 mit der intravenösen Piritramid-PCA und 1/3 mit

Tabelle 17

**Grenzwert-Liste des Akutschmerzdienstes (ASD) der Klinik für Anästhesiologie (Universitätsklinik Mainz) für den die Schmerz-therapie überwachenden Pflegebereich**

Zeitabstand der Kontrollen: In den ersten 6-8 postoperativen Stunden stündl. Danach alle 3-4 Stunden
Checkliste: Der Arzt des ASD muß unverzüglich benachrichtigt werden, wenn sich eine oder mehrere Auffälligkeiten ergeben

| | |
|---|---|
| • Schmerz | Ab 50 (oder verbal „stark") |
| • Sedierung | Zunehmend schläfrig, schwer erweckbar |
| • Atemfrequenz | Wenn Sedierung zunimmt, dann über 1 Minute auszählen ( Grenze: < 8 pro Minute) |
| • Blutdruck | Unter 90 mm Hg |
| (systolisch) | Über 180 mm Hg |
| • Herzfrequenz | Unter 50/Minute |
| | Über 140/Minute |
| • Sauerstoffsättigung (fakultativ) | |
| - mit $O_2$-Sonde | Unter 90% |
| - ohne $O_2$-Sonde | Unter 85% |
| • Plötzliche Unruhe, Krämpfe | |
| • Starke Übelkeit, Erbrechen | |

Wenn ein Epiduralkatheter versorgt wird, dann zusätzlich:

| | |
|---|---|
| • Motorik (Beine) | Zunehmend schwer beweglich oder neuerliches Auftreten einer motorischen Blockade |
| • Taubheit am Körperstamm | Neuerliches Auftreten bzw. die Taubheit soll nicht höher als bis zum Rippenbogen gehen |
| • Metallischer Geschmack | |
| • Funktionsstörungen von Blase und Mastdarm | |

▶ **Dokumentation**
▶ **Empfehlungen für Pflegekräfte**

**Nicht überall ist ein Akutschmerzdienst möglich. Es ist aber überall möglich, eine zum Krankenhaus passende, einheitliche Schmerz-therapie durchzuführen.**

▶ **Verbesserungsvorschläge**

der epiduralen lumbalen Analgesie mit Bupivacain 0,125-0,187% oder Bupivacain 0,06% mit Fentanyl 0,0002% [15]. Die Indikation für ein spezielles Schmerzthera-pieverfahren (PCA, regionale Analgesie) ergibt sich aus der Art des operativen Ein-griffs. Das präoperative Aufklärungsgespräch erläutert die postoperative Schmerz-therapie. Die Orte, an denen die Therapie stattfindet, sind fast ausnahmslos die Wachzimmer und Intensivüberwachungseinheiten der chirurgischen Fächer. Die ▶ Dokumentation ist an allen Orten, an denen der ASD mit mehreren Visiten pro Tag tätig ist, einheitlich. Für die ▶ Pflegekräfte liegen Empfehlungen für die weitere Überwachung der Patienten aus, bei deren Über- oder Unterschreiten der ASD spätestens benachrichtigt werden muß (Tabelle 17).

Wenn der Patient – je nach Eingriff nach 24 bis 72 Stunden, selten auch darüber – auf die Normalstation verlegt wird, ändert sich die Behandlung. Sowohl die PCA als auch die Regionalanalgesie werden in eine alternative Analgesie, z.B. die syste-mische Tramadol- oder Metamizolinfusion, zusätzlich subkutane Piritramidinjekion sowie in eine orale oder rektale Analgesie mit NSAID, Tramadol oder Metamizol umgewandelt. Die analgetische Wirksamkeit der umgestellten Schmerztherapie wird bis zu 6 Stunden danach vom ASD überprüft. Ist das alternative Verfahren aus-reichend wirksam, wird die weitere Schmerztherapie der anderen Fachdisziplin übergeben. Die Tätigkeit des ASD ist damit beendet. Er steht jedoch bei Problemen zur Verfügung.

Nicht jede Klinik benötigt vermutlich einen ASD. Die eigenen Erfahrungen in der Zusammenarbeit mit den anderen Fachdisziplinen erlauben die Auflistung folgender Punkte zur ▶ Verbesserung der allgemeinen postoperativen Schmerz-therapie; ihre Ausführung verlangt eine enge und geduldige Kommunikation mit den Ärzten und dem Pflegebereich der beteiligten Fachrichtungen.

1. Kontrollstandards zur täglich mehrmals nötigen Schmerzbefragung durch An-gehörige des Pflegebereichs und den Arzt
2. Einheitliche Dokumentation der Schmerzmessung
3. Festlegung von Grenzdosierungen, um ggfs. einen Therapiewechsel vorzuneh-men
4. Kontrollieren der Analgesie und der Nebenwirkungen in einem angemessenen Zeitabstand, Festlegen von Handlungsschritten bei unzureichender Analgesie oder stärkeren Nebenwirkungen

**Tabelle 18**

Weiterführende Literatur zu interessanten Teilaspekten der postoperativen Analgesie

| Teilaspekt | Literatur |
|---|---|
| **Rückenmarknahe Analgesie** | |
| • Clonidin | 27a, 76, 81, 93, 106 |
| • Opioide | 52, 109 |
| • Neostigmin | 63, 105 |
| • NSAID | 73 |
| • Gerinnungsprobleme | 90, 98, 110 |
| Periphere analgetische Wirkung von Morphin | 61a, 91 |
| Transnasale Fentanylverabreichung | 92 |
| Subkutane PCA | 7 |
| Epidurale PCA | 7, 89a, 100, 109 |
| Spinalkatheter | 12, 62 |
| Postoperative Morbidität und Schmerztherapie | 3, 5, 23, 31 |
| Rechtliches | 40, 99a |
| Organisation | 5a, 24, 66, 90d, 104 |

5. Festlegen von Grenzwerten für Veränderungen des Kreislaufs, der Vigilanz und der Atmung, bei deren Über- oder Unterschreitung der Arzt benachrichtigt werden muß

6. Wenige, aber standardisierte Therapieformen (systemische und regionale Analgesieverfahren, balancierte Analgesie), die schrittweise und zügig bis zu einer ausreichenden Schmerzreduktion angewendet werden

7. Erreichbarkeit eines kompetenten Arztes rund um die Uhr, der mit den an der Klinik üblichen Analgesiestandards vertraut ist

## 5. Zusammenfassung

Starke postoperative Schmerzen induzieren vegetative Belastungen. Sie sind ohne Zweifel ein zusätzlicher Morbiditätsfaktor, sie behindern die Rehabilitation und Rekonvaleszenz. Eine standardisierte Schmerztherapie, die sich nach bestimmten Operationsindikationen und nach den Besonderheiten des Patienten richtet, ist überall möglich. Das Aufstellen von Richtlinien und die Durchführung der Qualitätskontrolle ist eine ärztliche Aufgabe, die Sicherstellung einiger organisatorischer bzw. apparativer Voraussetzungen ist Aufgabe des Krankenhausträgers. Nicht für jeden operierten Patienten ist eine apparative Schmerztherapie (z. B. die „patient controlled analgesia") möglich und nötig. Um eine zeitgemäße Schmerztherapie zu betreiben, müssen Ärzte und das Pflegepersonal lernen, mehrfach am Tage die Schmerzstärke messen und dokumentieren. Es gibt empirische Grenzwerte, bei deren Überschreiten Analgetika gegeben werden sollen. Auch deren schmerzdämpfender Effekt muß anschließend gemessen, als ausreichend oder unzureichend eingeschätzt und dokumentiert werden. Schlußfolgerungen für Nachinjektionen, Dosiserhöhungen, Medikamenten- und Verabreichungswechsel liegen nahe.

Die Grundlagenfächer haben Erkenntnisse zur Entstehung akuter Schmerzen gewonnen. Auf dieser Basis wird das Konzept der balancierten Analgesie erläutert. Die klinische Evidenz der balancierten Analgesie ist erheblich. Die unterschiedliche Wirkung der Analgetikagruppen auf die Schmerzentstehung und Schmerzleitung soll im Einzelfall zur Adaptation auf die aktuelle Schmerzsituation genutzt werden. Es können antipyretische Analgetika, schwache oder starke Opioide, Lokalanästhetika, auch Kombinationen von Lokalanästhetika mit Opioiden sowie Spasmolytika eingesetzt werden. Das Konzept der präemptive Analgesien, d.h. des Vermeidens von Hyperalgesie, ist vielversprechend, vorerst aber nur tierexperimentell gesichert. Die Übertragung auf die klinische Situation steht am Beginn. Die Zeitpunktfrage des Beginns einer Schmerztherapie aber ist schon entschieden: Je früher die Therapie stärkerer Schmerzen einsetzt, desto besser lassen sich die Patienten mobilisieren und rehabilitieren.

Für die tägliche Routine ist eine analgetische Stufentherapie günstig. Eine Basisanalgesie kann z.B. in Form einer Tramadolinfusion, einer i.v.-PCA oder einer regionale Analgesie erfolgen. Genügt dies nicht, muß ein Zusatzanalgetikum, z.B. ein nichtsteroidales antiphlogistisches Analgetikum verabreicht werden. Der Wechsel der Basisanalgesie bzw. eines zuerst angewendeten Verabreichungsweges muß rechtzeitig erfolgen, wenn dieser trotz Dosiserhöhungen keine ausreichende Analgesie ergibt, z.B. muß ein regionales Analgesieverfahren dann in eine systemische Analgesie umgewandelt werden. Spezielle und teure Schmerztherapiemethoden sind nicht für alle Patienten nötig. Wichtiger ist, in jeder Klinik stufenweise Therapie- und Überwachungsrichtlinien unter Verwendung nur weniger Analgetika und Analgetikakombinationen zu erstellen und spezielle Methoden bei ausgewählten Patienten anzuwenden.

Danksagung: Die Autoren danken Herrn Prof. Dr. W. Zieglgänsberger, Klinisches Institut, Klinische Neuropharmakologie am Max-Planck-Institut für Psychiatrie, München, für die freundliche Überlassung der Abbildung auf der Titelseite des Heftes 1/97 sowie Prof. Dr. R.-D. Treede, Abt. für Neurophysiologie am Physiologischen Institut der Johannes-Gutenberg-Universität Mainz, für die anregenden Diskussionen.

# Fragen zur Erfolgskontrolle

**1. Welche Vorteile ergeben sich aus der epiduralen Analgesie mit einem Opioid im Vergleich zu epiduralen Lokalanästhetika?**

Epidural zugeführte Opioide bewirken keine motorische Blockade; Propriozeption und Sensorik bleiben erhalten; die Herz-Kreislauf-Funktion wird meist nicht beeinträchtigt.

**2. Nennen Sie typische Nebenwirkungen der epiduralen Opioidzufuhr.**

Harnretention, Juckreiz und früher (< 4h) oder später (>4 h) Atemdepression

**3. Welche Überwachungsmaßnahmen sind bei einer kontinuierlichen epiduralen Analgesie und Lokalanästhetika erforderlich?**

Nach der Bolusinjektion zunächst 30minütige Überwachung der Herz-Kreislauf-Funktion, Vigilanz, Motorik und des sensiblen Hautniveaus; außerdem muß gezielt auf systemisch-toxische Reaktionen durch versehentliche intravasale Injektion geachtet werden. Bei kontinuierlicher Zufuhr in der ersten 8 Stunden stündliche Kontrolle von Herz-Kreislauf-Funktion, Atmung und Vigilanz; danach diese Kontollen mindestens in 3-4stündigem Abstand. Bei der Dosierung sollte darauf geachtet werden, daß die sensorische Blockade der Haut nur bis zum Xiphoid (lumbaler Katheter) oder bis zur Mamillarlinie (thorakaler Katheter) reicht.

**4. Gibt es Indikationen für einen thorakalen Periduralkatheter?**

Die wichtigsten Indikationen für einen thorakalen Periduralkatheter sind große Oberbaucheingriffe, thorakoabdominale Operationen und Thorakotomien, da hiermit eine bessere Analgesiequalität erreicht werden kann als mit lumbalen Periduralkathetern.

**5. Nennen Sie die wichtigsten Verfahren der peripheren regionalen Analgesie.**

Hierzu gehören Wundinfiltrationen, Interkostalblockaden, Interpleuralkatheter, Ilioinguinalisblock, Peniswurzelblock, Handwurzelblock, Plexusanalgesie (auch über Katheter), Fußwurzelblock und Femoraliskatheter.

# Literatur


1. Bach S, Noreng M, Tjellden NU (1988) **Phantom limb pain in amputees during the first 12 months following limb amputation, after preoperative lumbar epidural blockade.** Pain 33: 297-301

2. Bowdler IM, Seeling W (1993) **Stellenwert der Nichtopioidanalgetika in der Behandlung postoperativer Schmerzen.** Schmerz 7: 97-106

3. Christopherson R, Beattie C, Frank SM, Norris EJ, Meinert CL, Gottlieb SO, Yates H, Rock P, Parker SD, Perler BA, Williams M (1993) **Perioperative morbidity in patients randomized to epidural or general anesthesia for lower extremity vascular surgery.** Anesthesiology 79: 422-434

4. Dahl JB, Kehlet H (1991) **Non-steroidal anti-inflammatory drugs: rationale for use in severe postoperative pain.** Br J Anaesth 66: 703-712

5. de Leon-Casasola OA, Lema MJ, Karabella D, Harrison P (1995) **Postoperative myocardial ischemia: epidural versus intravenous patient-controlled analgesia.** Regional Anesth 20: 105-112

5a. Dick W (1996) **Erfordert die Verpflichtung zur postoperativen Schmerztherapie ein interdisziplinäres Vorgehen?** Anästhesiol Intensivmed 37: 64-68

6. Eisenach JC, Bucklin BA (1992) **Future trends in epidural and spinal analgesia.** In: Sinatra RS, Hord AH, Ginsberg B, Preble LM (eds) Acute pain. Mosby Year Book, St. Louis Baltimore Boston, pp 304-311

7. Ferrante FM (1993) **Patient-controlled analgesia: a conceptual framework for analgesic administration.** In: Ferrante FM, VadeBoncouer TR (eds) Postoperative pain management. Churchil Livingstone, New York Edinburgh London, p 255-277

8. Ferrante FM, Vadeboncouer (1993) **Epidural analgesia with combinations of local anesthetics and opioids.** In: Ferrante FM, VadeBoncouer TR (eds) Postoperative pain management. Churchill Livingstone, New York Edinburgh London, p 305-333

9. Fisher A, Meller Y (1991) **Continuous postoperative regional analgesia by nerve sheath block for amputation surgery – a pilot study.** Anesth Analg 72: 300-303

10. Grond S, Lehmann KA (1994) **Auswirkungen des postoperativen Schmerzes auf die Rekovaleszenz.** In: Lehmann KA (Hrsg) Der postoperative Schmerz. Springer, Berlin Heidelberg New York, S 120-147

11. Heinrichs W, Weiler N (1993) **Beeinflussung des Sauerstoffverbrauchs nach großen abdominellen Eingriffen durch Epiduralanästhesie.** Anaesthesist 42: 612-618

12. Hurley RJ (1992) **Continous spinal analgesia.** In: Sinatra RS, Hord AH, Ginsberg B, Preble LM (eds) Acute Pain. Mosby Year Book, St. Louis Baltimore Boston, pp 321-325

13. Jänig W (1993) **Biologie und Pathobiologie der Schmerzmechanismen.** In. Zenz M, Jurna I (Hrsg) Lehrbuch der Schmerztherapie. Wissenschaftliche Verlagsanstalt, Stuttgart, S 15-33

14. Jage J (1993) **Perioperative Schmerztherapie beim Erwachsenen. Ausführungen zum Konzept der balancierten Analgesie.** Schmerz 7: 140-153

15. Jage J, Faust P, Strecker U et al. (1996) **Untersuchungen zum Ergebnis der postoperativen Schmerztherapie mit einer i.v.-PCA oder einer kontinuierlichen epiduralen Analgesie an 3207 Patienten.** Anästhesiol Intensivmed 37: 459-475

16. Jellinek H, Haumer H, Grubhofer G, Klappacher, Jenny T, Weindlmayr-Goettel M, Fitzal S (1990) **Tramadol zur postoperativen Schmerztherapie. Patientenkontrollierte Analgesie versus kontinuierliche Infusion.** Anaesthesist 39: 513-520

17. Jurna I (1992) **Zentrale Schmerzdämpfung durch peripher wirkende Analgetika.** Schmerz 6: 61-66

18. Kehlet H, Dahl JB (1993) **The value of „multimodal" or „balanced analgesia" in postoperative pain treatment.** Anesth Analg 77: 1048-1056

19. Lee CR, McTavish D, Sorkin EM (1993) **Tramadol. A preliminary review of its pharmacodynamic and pharmacokinetic properties, and therapeutic potential in acute and chronic pain states.** Drugs 46: 313-340

20. Lehmann KA (1994) **Patientenkontrollierte Analgesie.** In: Lehmann KA (Hrsg) Der postoperative Schmerz, 2. Aufl. Springer, Berlin Heidelberg New York, S 317-355

21. Lehmann KA (1994) **Rückenmarknahe Blockaden: Opioide.** In: Lehmann KA (Hrsg) Der postoperative Schmerz, 2. Aufl. Springer, Berlin Heidelberg New York, S 442-479

22. Little DM, Stephen CR (1954) **Modern balanced anesthesia. A concept.** Anesthesiology 15: 246-

23. Liu S, Carpenter RL, Neal JM (1995) **Epidural anesthesia and analgesia. Their role in postoperative outcome.** Anesthesiology 82: 1474-1506

24. Maier Ch, Kibbel K, Mercker S, Wulf H (1994) **Postoperative Schmerztherapie auf Allgemeinen Krankenpflegestationen.** Anaesthesist 43: 385-397

24a. McQuay HJ, Caroll D, Moore RA (1988) **Postoperative orthopaedic pain: the effect of opiate premedication and local anesthetic blocks.** Pain 33: 291-295

25. Niesel HC (1994) **Klinische Pharmakologie und Toxikologie-Anwendung der Lokalanästhetika.** In: Niesel HC (Hrsg) Regionalanästhesie Lokalanästhesie Regionale Schmerztherapie. Thieme, Stuttgart New York, S 69-165

26. Ready LB, Edwards WT (eds) (1992) **Management of acute pain: a practical guide.** IASP Publ, Seattle

27. Ready LB, Loper KA, Nessly M, Wild L (1991) **Postoperative epidural morphine is safe on surgical wards.** Anesthesiology 75: 452-456

27a. Rockemann MG, Seeling W (1996) **Epidurale und intrathekale Anwendung von alpha2-Adrenozeptoren zur postoperativen Analgesie.** Schmerz 10: 57-64

27b. Rosenberg-Adamsen S, Kehlet H, Dodds C et al. (1996) **Postoperative sleep disturbances: mechanisms and clinical implications.** Br J Anaesth. 76: 552-559

28. Rüd U, Fischer MV, Mewes R, Paravicini D (1994) **Postoperative Analgesie mit Tramadol. Kontinuierliche Infusion versus repetitive Bolusgabe.** Anaesthesist 43: 316-321

29. Schug SA, Fry RA (1994) **Continous regional analgesia in comparison with intravenous opioid administration for routine postoperative pain control.** Anesthesia 49: 528-532

30. Schug SA, Torrie JJ (1993) **Safety assessment of postoperative pain management by an acute pain service.** Pain 59: 387-391

31. Seeling W, Bothner U, Eifert B, Rockemann M, Schreiber M, Schürmann W, Steffen P, Zeininger A (1991) **Patientenkontrollierte Analgesie versus Epiduralanalgesie mit Bupivacain oder Morphin nach großen abdominellen Eingriffen. Kein Unterschied in der postoperativen Morbidität.** Anaesthesist 40: 614-623

32. Seeling W, Rockemann M (1993) **Beeinflußt die Schmerztherapie postoperative Morbidität und Letalität?** Der Schmerz 7: 85-96

33. Sinatra RS (1992) **Spinal opioid analgesia: an overview.** In: Sinatra RS, Hord AH, Ginsberg B, Preble LM (eds) Acute pain. Mosby Year Book, St. Louis Baltimore Boston, pp 225- 232

34. Souter AJ, Fredman B, White PF (1994) **Controversies in the perioperative use of nonsteroidal antiinflammatory drugs.** Anesthesiology 79: 1178-1190

35. Stamer U, Maier C, Grond S, Lehmann KA, Veh-Schmidt B, Krieg R, Kleinert R, Hennig U (1994) **Vergleich von Morphin, Tramadol und Placebo zur Therapie postoperativer Schmerzen- eine randomisierte Doppelblindstudie.** Anaesthesist43 [Suppl 1]: S249

36. Steffen P, Opderbeck S, Seeling W (1993) **Reduktion des postoperativen Opioidbedarfs durch die perioperative Gabe von Naproxen.** Der Schmerz 7: 167-173

37. Stellungnahmen (1994) **Stellungnahmen zum Beitrag von KH Weiss: „Cave: Thorakale Katheter- Epiduralanästhesie zur postoperativen Schmerztherapie".** Anästh Intensivmed 35: 381-383

38. Striebel HW, Hackenberger J (1992) **Vergleich einer Tramadol-/Metamizol-Infusion mit der Kombination Tramadol-Infusion plus Ibuprofen-Suppositorien zur postoperativen Schmerztherapie nach Hysterektomien.** Anaethesist 41: 354-360

39. Stubhaug A, Grimstad J, Breivik H (1995) **Lack of analgesic effect of 50 and 100 mg Tramadol after orthopaedic surgery: a radnomized, double-blind, placebo and standard active drug comparison.** Pain 62: 111-121

40. Uhlenbruck W (1993) **Die Rechtspflicht des Arztes zu ausreichender postoperativer Schmerztherapie.** Med Recht 222: 296-299

41. Woolf CJ, Chong Mun-Seng (1993) **Preemptive analgesia- treating postoperative pain by preventing the establishment of central sensitization.** Anesth Analg 77: 362-379

42. Yamaguchi H, Watanabe S, Harukuni I, Hamaya Y (1991) **Effective doses of epidural morphine for pain relief of postcholecystectomy pain.** Anesth Analg 72: 80-83

42a. Zenz M, Donner B (1994) **Regionale Opioidanalgesie.** In: Niesel HC (Hrsg) Regionalanästhesie. Lokalanästhesie. Regionale Schmerztherapie. Thieme, Stuttgart New York, S 762-808

# Weiterführende Literatur

43. Akerman B, Arweström E, Post C (1988) **Local anesthtics potentiate spinal morphine antinociception.** Anesth Analg 67:943-948

44. Butscher K, Mazoit JX, Samii K (1995) **Can immediate opioid requirements in the post-anaesthesia care unit be used to determine analgesic requirements on the ward?** Can J Anaesth 42:461-466

45. Büttner J, Klose R, Hammer H (1989) **Die kontinuierliche axilläre Katheter-Plexusanästhesie – eine Methode zur postoperativen Analgesie und Sympathikolyse nach handchirurgischen Eingriffen.** Handchir Mikrochir Plast Chir 21:29-32

46. Carlsson KH, Monzel W, Jurna I (1988) **Depression by morphine and the non-opioid analgesic agents, metamizol (dipyrone), lysin acetylsalicylate, and paracetamol, of activity in rat thalamus neurones evoked by electrical stimulation of nociceptive afferents.** Pain 32:313-326

47. Casey WF, Rice JL, Hannallah RS, Broadman L, Norden JM, Guzzetta P (1990) **A comparison between bupivacaine instillation versus ilioinguinal/iliohypogastric nerve block for postoperative analgesia following inguinal herniorrhaphy in children.** Anesthesiology 72:637-639

48. Coderre TJ, Katz J, Vaccarino AL, Melzack R (1993) **Contribution of central neuroplasticity to pathological pain: review of clinical and experimental evidence.** Pain 52:259-285

49. Dahl JB, Rosenberg J, Hasen BL, Hjortsö N-Chr, Kehlet H (1992) **Differential analgesic effects of low-dose epidural morphine and morphine-bupivacaine at rest and during mobilization after major abdominal surgery.** Anesth Analg 74:362-365

50. De Kock M, Crochet B, Morimont C, Scholtes J-L (1993) **Intravenous or epidural clonidine for intra- and postoperative analgesia.** Anesthesiology 79:525-531

51. Dickenson AH (1994) **NMDA receptor antagonists as analgesics.** In: Fields HL, Liebeskind JC (eds) Pharmacological appreaches to the treatment of chronic pain: new concepts and critical issues. Progr Pain Res Manag, Vol 1. IASP Press, Seattle, pp 173-187

52. Dickenson AH (1994) **Where and how do opioids act?** In: Gebhardt GF, Hammond DL, Jensen TS (eds) Proceed 7th Wordl Congress on Pain. Progr Pain Res Manage, Vol 2. IASP Press, Seattle, pp 525-552

53. Egan KJ, Ready B (1994) **Patient satisfaction with intravenous PCA or epidural morphine.** Can J Anaesth 41:6-11

54. Eisenach JC (1993) **Aspirin, the miracle drug: spinally, too?** Anesthesiology 79:211-213

55. Eisenach JC, Lysak SZ, Viscomi CM (1989) **Epidural clonidine analgesia following surgery: phase I.** Anesthesiology 71:640-646

55a. Ejlersen E, Andersen HB, Eliasen K, Mogensen T (1992) **A comparison between preincisional and postincisional lidocaine infiltration and postoperative pain.** Anesth Analg 74:495-498

56. Fraser HM, Chapman V, Dickenson AH (1992) **Spinal local anaesthetic actions on afferent evoked responses and wind-up of nociceptive neurones in the rat spinal cord: combination with morphine produces marked potentiation of nociception.** Pain 49:3-41

56a. Gebhardt GF (1995) **Visceral nociception. Consequences, modulation and the future.** Eur J Anaesthesiol 12 [Suppl]:24-27

57. Glass PSA, Estok P, Ginsberg B, Goldberg JS, Sladen RN (1992) **Use of patient-controlled analgesia to compare the efficacy of epidural to intravenous fentanyl administration.** Anesth Analg 74:345-351

58. Gould TH, Crosby DL, Harmer M, Lloyd SM, Lunn JN, Rees GAD, Roberts DE, Webster JA (1992) **Policy of controlling pain after surgery: effect of sequential changes in management.** Br Med J 305:1187-1193

59. Gourlay GK, Willis RJ, Lamberty J (1986) **A double-blind comparison of the efficacy of methadone and morphine in postoperative pain control.** Anesthesiology 64:322-327

60. Grass JA (1992) **Fentanyl: clinical use as postoperative analgesic-epidural/intrathecal route.** J Symp Pain Manage 7:271-286

61. Guinard J-P, Mavrocordatos P, Chiolero R, CArpenter RL (1992) **A randomized comparison of intravenous versus lumbar and thoracic epidural fentanyl for analgesia after thoracotomy.** Anesthesiology 77:1108-1115

61a. Hege-Scheuning G, Michaelsen K, Bühler A, Kustermann J, Seeling W (1995) **Analgesie durch intraartikuläres Morphin nach Kniegelenksarthroskopien? Eine doppelblinde, randomiserte Studie mit patientenkontrollierter Analgesie.** Anaesthesist 44:351-358

62. Hempel V, Lehmann KA (1994) **Rückenmarknahe Blockaden: Lokalanästhetika.** In: Lehmann KA (Hrsg) Der postoperative Schmerz, 2. Aufl. Springer, Berlin Heidelberg New York, S 429-442

63. Hood DD, Eisenach JC, Tuttle R (1995) **Phase I safety assessment of intrathecal neostigmine methylsulfate in humans.** Anesthesiology 82:331-343

64. Jänig W, Häbler H-J (1995) **Visceral-autonomic integration.** In: Gebhardt GF (ed) Visceral pain. Progr Pain Res Manage, Vol 5. IASP Press, Seattle, pp 311-348

65. Jänig W, McLachlan EM (1994) **The role of modification in noradrenergic peripheral pathways after nerve lesions in the generation of pain.** In: Fields HL, Liebeskind JC (eds) Pharmacological approaches to the treatment of chronic pain: new concepts and critical issues. Progr Pain Res Manage, Vol. 1. IASP Press, Seattle, pp 101-128

66. Jage J, Budimlic S, Kaufmann P, Jähme E, Dick W, Hartje H (1995) **Die Integration einer Fachkrankenschwester in den akuten Schmerzdienst – ein Erfahrungsbericht.** Anästh Intensivmed 36:98-102

67. Jebeles JA, Reilly JS, Gutierrez JF, Bradley EL, Kissin I (1991) **The effect of pre-incisional infiltration of tonsils with bupivacaine on the pain following tonsillectomy under general anesthesia.** Pain 47:305-308

68. Jurna I (1994) **Analgetika mit antipyretischer Wirkung: Klinische Pharmakologie.** In: Lehmann KA (Hrsg) Der postoperative Schmerz. Springer, Berlin Heidelberg New York, S 151-166

69. Katz J, Kavanagh BP, Sandler AN, Nierenberg H, Boylan JF, Friedlander M, Shaw BF (1992) **Preemptive analgesia. Clinical evidence of neuroplasticity contributing to postoperative pain.** Anesthesiology 77:439-446

69a. Kewitz H (1987) **Metamizol. Führt die Indikationseinschränkung zu einem Rückgang der Agranulozytose?** Dtsch Ärztebl 84:B-1351-1356

70. Kiss IE, Kilian M (1992) **Does opiate premedication influence postoperative analgesia? A prospective study.** Pain 48:157-158

71. Lanz E, Kehrberger E, Theiss D (1985) **Epidural morphine: a clinical double-blind study of dosage.** Anesth Analg 64:786-791

72. Lehmann KA (1994) **Tramadol for the management of acute pain.** Drugs 47 [Suppl 1]:19-32

73. Malmberg AB, Yaksh TL (1993) **Pharmacology of the spinal action of ketorolac, morphine, ST-91, U50488H, and L-PIA on the formalin test and an isobolographic analysis of the NSAID interaction.** Anesthesiology 79:270-281

74. Mangano DT, Siliciano D, Hollenberg M, Leung JM, Browner WS, Goehner P, Merrick S, Verrier E (1992) **The study of Perioperative Ischemia Research Group: postoperative myocardial ischemia: Therapeutic trials using intensive analgesia following surgery.** Anesthesiology 76:342-353

75. Motsch J, Gräber E, Ludwig K (1990) **Addition of clonidine enhances postoperative analgesia from epidural morphine: a double-blind study.** Anesthesiology 73:1067-1073

76. Murata K, Nakagawa I, Kumeta Y, Kitahata LM, Collins JG (1989) **Intrathecal clonidine suppresses noxiously evoked activity of spinal wide dynamic range neurons in cats.** Anesth Analg 69:185-191

77. Rawal N (1995) **Epidural and intrathecal opioids for postoperative pain management in Europe – a 17-nation survey.** Reg Anaesth 20 [Suppl 2]:S 45

78. Rawal N, Berggren L (1994) **Organization of acute pain services: a low-cost model.** Pain 57:117-123

79. Rawal N, Arner S, Gustafsson LL, Allvin R (1987) **Present state of extradural and intrathecal opioid analgesia in Sweden. A nationwide follow-up survey.** Br J Anaesth 59:791-799

80. Richmond CE, Bromley LM, Woolf CJ (1993) **Preoperative morphine preempts postoperative pain.** Lancet 342 II:73-75

81. Rockemann MG, Brinkmann A, Goertz A, Seeling W, Georgieff M (1994) **Analgesie und Hämodynamik unter 8 µg/kg Clonidin epidural zur Schmerztherapie nach großen abdominellen Eingriffen.** Anästhesiol Intensivmed Notfallmed Schmerzther 29:96-101

82. Salomäki TE, Laitinen JO, Nuutinen LS (1991) **A randomized double-blind comparison of epidural versus intravenous infusion for analgesia after thoracotomy.** Anesthesiology 75:790-795

83. Savolaine ER, Pandya JB, Greenblatt SH, Conover SR (1988) **Anatomy of the human lumbar epidural space: new insights using CT-epidurography.** Anesthesiology 68:217-220

84. Schaer H, Baasch K, Prochacka K (1992) **Intrathekales Morphin für postoperativen Schmerz.** Anaesthesist 41:689-693

85. Scherer R, Schmutzler M, Giebler R. Erhard J, Stöcker L, Kox WJ (1993) **Complications related to thoracic epidural analgesia: a prospective study in 1071 surgical patients.** Acta Anaesth Scand 37:370-374

86. Scherer R, Schmutzler M, Erhard J, Lenz A, Stöcker L (1992) **Zur Integration der thorakalen Epiduralanästhesie in die Anästhesie bei intraabdominellen Eingriffen.** Anaesthesist 41:260-265

87. Schug SA, Burrell R, Payne J, Tester P (1995) **Pre-emptive epidural analgesia may prevent phantom limb pain.** Regional Anesth 20:256

88. Schug SA, Torrie JJ, Fry RA (1994) **Safety of an acute pain service- a four year survey.** Anesth Intens Care 22:478

89. Seeling W, Rockemann M (1990) **Die einseitige Epiduralanästhesie.** Regional-Anaesth 13:23-28

89a. Seeling W, Rockemann M, Steffen P (1996) **Postoperative Schmerztherapie mit Epiduralkathetern nach abdominellen und thorakalen Operationen.** Klinikarzt 25:1-10

90. Schmidt A (1993) **Regionale Anästhesietechniken und Störungen der Hämostase.** Anaesthesist 42:483-495

90a. Sinclair R, Westlander G, Cassuto J et al. (1996) **Postoperative pain relief by topical lidocaine in the surgical wound of hysterectomized patients.** Acta Anaesthesiol Scand 40:589-594

90b. Steffen P, Schuhmacher I, Weichel T et al. (1996a) **Untersuchungen zum differenzierten Einsatz von Nichtopioiden zur postoperativen Analgesie I. Quantifizierung des analgetischen Effektes von Metamizol mittels der patientenkontrollierten Analgesie.** Anästhesiol Intensivmed Notfallmed Schmerzther 31:143-147

90c. Steffen P, Drück A, Krinn E et al. (1996b) **Untersuchungen zum differenzierten Einsatz von Nichtopioiden zur postoperativen Analgesie II. Quantifizierung des analgetischen Effektes der Kombination von Metamizol plus Diclofenac mittels der patientenkontrollierten Analgesie.** Anästhesiol Intensivmed Notfallmed Schmerzther 31:216-221

90d. Stehr-Zirngibl S, Zirngibl H, Angster R, Taeger K (1995) **Patientenkontrollierte Analgesie (PCA) auf Allgemeinstationen: Ein Erfahrungsbericht.** Anästhesiol Intensivmed 36:128-134

91. Stein C, Comisel K, Haimerl E, Yassouridis A, Lehrberger K, Herz A, Peter K (1991) **Analgesic effect of intraarticular morphine after arthroscopic knee surgery.** N Engl J Med 325:1123-1126

92. Striebel HW, Schwagmaier R, Boerger N (1993) **Neue Applikationswege für Opioide.** Der Schmerz 7:131-139

93. Striebel HW, Koenigs D, Heil Th (1993) **Clonidin-Stellenwert in der Anästhesie.** Anaesthesist 42:131-141

94. Striebel W, Koenigs D, Krämer J (1992) **Postoperative pain management by intranasal demand-adapted fentanyl titration.** Anesthesiology 77:281-285

95. Treede R-D, Meyer RA, Raja SN, Campbell JN (1992) **Peripheral and central mechanisms of cutaneous hyperalgesia.** Progr Neurobiol 38:397-421

96. Tverskoy M, Cozacov C, Ayache M, Bradley EL, Kissin I (1990) **Postoperative pain after inguinal herniorrhaphy with different types of anesthesia.** Anesth Analg 70:29-35

97. VadeBoncouer TR, Ferrante FM (1993) **Epidural and subarachnoidal opioids.** In: Ferrante FM, VadeBoncouer TR (eds) Postoperative pain management. Churchil Livingstone, New York Edinburgh London, p 279-303

98. Vandermeulen EPE, van Aken, Vermylen J (1994) **Anticoagulants and spinal-epidural anesthesia.** Anesth Analg 79:1165-1177

99. **Vereinbarung zur Organisation der postoperativen Schmerztherapie des Berufsverbandes Deutscher Anäesthesisten und des Berufsverbandes Deutscher Chirurgen.** Anästh Intensivmed 34:28-30

99a. Weißauer W (1993) **Juristische Aspekte der postoperativen Schmerzbehandlung.** Anästh Intensivmed 34:361-365

100. Walmsley PNH (1992) **Patient-controlled epidural analgesia.** In: Sinatra RS, Hord AH, Ginsberg B, Preble LM (eds) Acute pain. Mosby Year Book, St. Louis Baltimore Boston, pp 304-311

101. Welchew EA, Breen DP (1991) **Patient-controlled on-demand epidural fentanyl.** Anesthesia 46:438-441

102. Witjes WPJ (1992) **Application of sublingual buprenorphine in combination with naproxen or paracetamol for post-operative pain relief in cholecystectomy patients.** Acta Anaesthsiol Scand 36:323-327

103. Woolf CJ, Thompson WN (1991) **The induction and maintenance of central sensitization is dependent on N-methyl-D-aspartic acid receptor activation: implications for the treatment of post-injury pain hypersensitivity states.** Pain 44:293-299

104. Wulf H, Maier C (1994) **Postoperative Schmerztherapie auf allgemeinen Krankenpflegestationen. Praxis und Organisation eines anästhesiologischen postoperativen Schmerzdienstes (APS).** Der Schmerz 8:111-118

105. Yaksh TL, Grafe MR, Malkmus S, Rathbun M, Eisenach JC (1995) Studies on the safety of chronically administered intrathecal neostigmine methylsulfate in rats and dogs. Anesthesiology 82:412-427

106. Yaksh TL, Rathbun M, Jage J, Mirzai T, Grafe M, Hiles RA (1994) **Pharmacology and toxicology of chronically infused epidural clonidine-HCl in dogs.** Fund Appl Toxicol 23:319-335

107. Yamaguchi H, Watanabe S, Motokawa K, Ishizawa Y (1989) **Intrathecal morphine dose-response data for pain relief after cholecystectomy.** Anesth Analg 1990 70 168-171

108. Zimmermann M (1991) **Central nervous mechanisms modulating pain-related information: do they become deficient after lesions of the peripheral or central nervous system?** In: Casey KL (ed) Pain and central nervous system disease: The central pain syndromes. Raven Press, New York, pp 183-199

109. de Leon-Casasola OA, Lema MJ (1996) **Postoperative epidural opioid analgesia: what are the choices?** Anesth Analg 83:867-875

110. Keser C, Groh J, Schramm W, Peter K (1996) **Thromboembolieprophylaxe mit niedrig dosiertem Heparin und rückenmarknahe Anästhesie – ein riskante Kombination?** Anaesthesist 45:1203-1210

Anaesthesist
1997 · 46:243–258 © Springer-Verlag 1997

Redaktion:
H.J. Bardenheuer, Heidelberg
O. Hilfiker, Aarau
R. Larsen, Homburg/Saar
J. Radke, Halle

Die Beiträge der Rubrik „Weiterbildung" sollen dem Stand des zur Facharztprüfung für den Anästhesisten notwendigen Wissens entsprechen und zugleich dem Facharzt als Repetitorium dienen. Die Rubrik beschränkt sich auf klinisch gesicherte Aussagen zum Thema.

▶ **Thorakaler Epiduralkatheter**

▶ **Kombinationsanästhesie**
▶ **Balancierte Anästhesie**

**Die segmentale nozizeptive Blockade hat Mängel durch Nichteinbeziehung lumbosakraler Segmente, des N. Phrenicus und N. vagus.**



**W. Seeling · M. Rockemann · P. Steffen** · Universitätsklinik für Anästhesiologie, Klinikum der Universität Ulm

# Intra- und postoperative Katheterepiduralanalgesie*

## Kombination von Epiduralanalgesie und Allgemeinanästhesie

Die Verbindung einer Narkose mit einer rückenmarksnahen Leitungsanästhesie ist auch heute, ungefähr achtzig Jahre nach ihrer ersten Propagierung, kein Standardverfahren in der Anästhesie geworden. Besonders der thorakale Epiduralkatheter, der für die sinnvolle Durchführung der Methode unabdingbar ist, hat unter Anästhesisten ernstzunehmende Gegner. Selbst Befürworter scheuen sich oft, die Kombination von Epiduralanalgesie und Allgemeinanästhesie zur Operation selbst anzuwenden und sehen im epiduralen Katheter vordergründig nur ein Instrument der postoperativen Schmerztherapie. Wegen der umstrittenen Indikation ist es deshalb schwer, auf diesem Gebiet Standards zu setzen, weil es sie einfach nicht gibt. Die Situation wird dadurch noch komplizierter, daß von den Medikamenten, die intra- und postoperativ für die epidurale Analgesie verwendet werden (Lokalanästhetika, Opioide, $\alpha$2-Agonisten), bei uns nur Lokalanästhetika, Morphin und Sufentanil dafür zugelassen sind. Die folgenden Empfehlungen zur Durchführung einer Kombination von Epiduralanalgesie und Allgemeinanästhesie sollen den Charakter von Leitlinien besitzen, um Fehler und Gefahren zu vermeiden und dem Patienten den größtmöglichen Nutzen einer intra- und postoperativen Kombinationsanästhesie/-analgesie unter Verwendung eines (thorakalen) Epiduralkatheters zu bieten.

### Zielsetzung

Der ▶ thorakale epidurale Katheter dient in erster Linie als Instrument einer bis heute unübertroffenen postoperativen Schmerztherapie nach großen abdominellen und thorakalen Operationen. Er wird präoperativ am wachen Patienten gelegt und kann im Rahmen einer ▶ Kombinations- oder ▶ balancierten Anästhesie auch intraoperativ genutzt werden. Dabei soll keine komplette epidurale Anästhesie angestrebt werden, um vegetative Reflexe und endokrine Reaktionen nicht zu blockieren. Bei Verwendung von 0,25%igem Bupivacain resultiert eine epidurale Analgesie oder Hypästhesie, verbunden mit einer Dämpfung sympathischer Reflexe. Auch somatische Reflexe werden weitgehend gehemmt, was an einer ausgeprägten Verminderung der reflektorischen Bauchdeckenspannung sichtbar wird, wodurch die notwendige Menge an Muskelrelaxanzien deutlich reduziert werden kann. Nicht ausreichend ist die segmentale epidurale Analgesie bei noxischen Reizen, die über Vagus oder Phrenikus geleitet werden, und bei Verwendung des thorakalen Katheters, auch bei Eingriffen im Unterbauch oder kleinen Becken. Diese Mängel der Epiduralanalgesie müssen von der Allgemeinanästhesie ausgeglichen werden.

Prof. Dr. W. Seeling, Universitätsklinik für Anästhesiologie, Klinikum der Universität Ulm, Steinhövelstraße 9, D-89070 Ulm

* Hinweis zur Nomenklatur: Im Text werden sowohl „Epiduralanästhesie" wie auch „Epiduralanalgesie" und „epidurale Analgesie" gebraucht. „Epiduralanästhesie" bezieht sich auf die allgemeine Technik und das Verfahren, welches auch ohne Verbindung mit einer Narkose zur Anästhesie Verwendung finden kann. „Epiduralanalgesie" und „epidurale Analgesie" beziehen sich auf den hier dargestellten Verwendungszweck und entsprechen der internationalen Nomenklatur, unabhängig von der Verwendung von Lokalanästhetika, Opioiden oder $\alpha$2-Agonisten.

Als besondere ► Vorteile der Kombination können gelten:

- Der extrem verminderte Bedarf an Anästhetika und Adjuvanzien. So kann auch nach sehr langen Eingriffen ein auf dem Tisch ansprechbarer, schmerzfreier und nach wenigen Minuten hellwacher Patient extubiert werden, der tief atmet und kräftig hustet.
- Die absolute Schmerzfreiheit in der ersten postoperativen Phase.
- Tachykardie und Hypertension als intraoperative Bedrohung eines koronarkranken Patienten treten bei richtiger Anwendung nicht auf. Die Hämodynamik ist geprägt von Normotension und relativer Bradykardie, vorausgesetzt der Anästhesist versteht es, Blutdruckabfälle bei Eventration und größeren Blutverlusten rasch zu therapieren oder durch vorausschauendes Verhalten zu vermeiden.



► Risiken der Kombination sind dagegen:

- Die Unausgewogenheit der Komponenten, z. B. von Verwendung hochkonzentrierter Lokalanästhetika (z. B. Bupivacain 0,75 %) mit kompletter vegetativer und endokriner Dämpfung der von der epiduralen Blockade betroffenen Funktionskreise (Symphathoadrenerges System, Renin-Angiotensin-Aldosteron-System).
- Das Tolerieren langanhaltender hypotensiver Phasen bei Patienten mit Hirndurchblutungsstörungen (zerebrale Minderdurchblutung, Ischämie, Apoplex), koronarer Herzerkrankung (myokardiale Ischämie, Wandbewegungsstörungen, Infarkt) und thorakalen Aortenaneurysmen (Spinalis anterior-Syndrom).





### ► Aufklärung

Die Aufklärung über ein Anästhesieverfahren hat zum Ziel, einen Patienten in allgemeinverständlichen Worten darüber zu unterrichten was geschieht, warum etwas geschieht, welche typischen Risiken es gibt und welche Alternativmethoden in Frage kommen, so daß dieser, soweit wie möglich, mitentscheiden kann, was bei ihm getan und was unterlassen werden soll.

Für alle hier in Frage kommenden Eingriffe, bei denen die Kombination von Epiduralanalgesie und Allgemeinanästhesie möglich ist, hat der Patient nicht die Freiheit, sich gegen eine Allgemeinanästhesie zu entscheiden. Die Risikoaufklärung darüber erfolgt nach den allgemeinen Regeln der Stufenaufklärung und muß in der ► Spontanaufklärung nicht auf alle seltenen und seltensten Komplikationen eingehen (z. B. Fehlintubation mit konsekutivem hypoxischen Hirnschaden). Anders ist es bei der Aufklärung über die zusätzliche Katheterepiduralanalgesie. Der Patient sollte schon in der Spontanaufklärung erkennen, daß bei ihm eine Anästhesiemethode angewendet wird, die über das unbedingt Notwendige hinausgeht. Diese zusätzliche Leistung dient seinem Wohlbefinden in den ersten postoperativen Tagen, gewährleistet eine sehr gute Schmerztherapie und erleichtert Atemtherapie und Mobilisation. Bei besonderen Risiken (z. B. chronische Bronchitis mit Funktionseinschränkung) verbessert sich dadurch seine Chance, die Operation komplikationslos zu überstehen. Man sollte bei der Erklärung des Verfahrens die Worte „rückenmarksnah" oder „Katheter zwischen die äußeren Rückenmarkshäuten" verwenden. Eine entsprechende Skizze findet sich auf dem „gelben Aufklärungsbogen", und es ist nur der Hinweis nötig, daß der Katheter in diesem Fall im Brustbereich gelegt wird.





Muß man über das extrem seltene aber typische Risiko bleibender neurologischer Schäden aufklären (nach großen Untersuchungen 0,05 bis 0,01 Promille)? Man tut sicher gut daran, das Problem anzusprechen (► erweiterte Aufklärung) und dieses zu dokumentieren. Im Einzelfall (1:50.000) seien schwere Komplikationen denkbar und beschrieben. Es können Blutungen und Entzündungen am Katheterort auftreten, die zu Folgeoperationen und zu bleibenden neurologischen Schäden Anlaß geben können. Liegen bei einem Patienten keine Faktoren vor, die dieses Risiko erhöhen (z. B. Störungen der körpereigenen Blutstillung, schwere Veränderungen an der Wirbelsäule, Abwehrschwäche usw.), dann kann man das Verfahren empfehlen. Der Patient sollte darüber aufgeklärt werden, daß ein in der Methode erfahrener Anästhesist die Punktion vornimmt, so daß direkte Verletzungen des Rückenmarkes durch die Punktionsnadel ein „fast unmögliches Ereignis" darstellen. Wünscht der Patient eine Punktion erst in Narkose, so lehne man dieses ohne Wenn und Aber mit dem Hinweis ab, daß dadurch Punktionsentgleisungen nicht erkennbar sind. Der kathegorische Wunsch des Patienten, den Katheter in Allgemeinanästhesie zu legen, schließt das Verfahren aus!

Als ▶ Alternativmethoden stehen intravenöse Opioid- oder Kombinationsanalgesie, am besten als patientenkontrollierte Schmerztherapie zur Verfügung. Unseres Wissens sind schwere, lebensbedrohliche Komplikationen damit in der gleichen Häufigkeit möglich, wie mit der Katheterepiduralanalgesie.

▶ Dokumentiert wird die Aufklärung mit folgendem schriftlichen Zusatz auf dem Aufklärungsbogen: Rückenmarksnahe Leitungsanästhesie, Katheter zwischen den äußeren Rückenmarkshäuten, seltene Komplikationen: Blutung, Entzündung, Nervenschäden. Mit dem Aufklärungsgespräch beginnt der größere Aufwand des kombinierten Verfahrens. Man sollte einen Patienten niemals zu der Methode überreden, wenn er mißtrauisch ist und erkennbare Bedenken hat. Als Devise gilt: Überzeugen ja, überreden nein.

### Indikationen

Ist „Indikation" die Summe von Umständen und Gründen, die bei einer bestimmten Erkrankung eine ärztliche Behandlungsweise erforderlich macht, so gibt es für die Kombination von Epiduralanalgesie und Allgemeinanästhesie keine Indikation im strengen Sinne. Aber nicht alles, was nicht erforderlich ist, kann auch entbehrt werden, ohne daß man einen gewissen Mangel erkennt. In diesem Sinn stellen große abdominelle und thorakale Operationen eine Indikation für das kombinierte Verfahren dar. Epiduralanalgesie und Allgemeinanästhesie sind Bestandteile einer ▶ balancierten Anästhesie, die sich vorteilhaft ergänzen. Die epidurale Komponente ist durch eine hervorragende intraoperative Schmerzausschaltung eine prophylaktische (nicht präventive) Analgesie, hat Anteil an der Reflexdämpfung, spart Muskelrelaxanzien und erleichtert durch periphere Vasodilatation die intraoperative Wärmezufuhr über Wärmematten. Sie geht nahtlos in eine ▶ postoperative balancierte Analgesie über. Die Kombination erlaubt die Extubation am Ende langer und längster Operationen ohne respiratorische Gefährdung des Patienten und erspart diesem die Nachbeatmung. Sie erleichtert dem Patienten die unmittelbar postoperative Phase durch eine komplette Schmerzfreiheit, unterstützt Atemtherapie und Mobilisation, dämpft hormonelle Reaktionen (Postaggressionsstoffwechsel) und fördert die Darmperistaltik.

Als ▶ Indikation für das kombinierte Verfahren gelten große abdominelle Operationen, in erster Linie Oberbaucheingriffe (Gastrektomie, Pankreasresektionen, Leberteilresektionen, rekonstruierende Eingriffe an den ableitenden Gallenwegen usw.). Auch bei den oft ausgedehnten tumorchirurgischen Operationen im Mittel- und Unterbauch (Proktokolektomie, abdominoperineale und kontinenzerhaltende Enddarmresektionen, radikale Prostatektomie, Zystektomie mit Neoblase, Wertheim'sche Operation) profitieren die Patienten von schonender Anästhesie und ausgezeichneter postoperativer Schmerztherapie. Weitere Indikationen sind Tumornephrektomie, radikale retrograde Lymphadenektomie, Hemipelvektomie bei Beckentumoren und infrarenaler Aortenersatz.

Bei ▶ lungenresezierenden Eingriffen sollte sich nur der Anästhesist für einen Epiduralkatheter entscheiden, der im mittleren und oberen Thorakalbereich sicher punktieren kann. Wenn eine postoperative Schmerztherapie nach Thorakotomien auch mit lumbal injizierten Opioiden möglich sein soll, ist es besser, nicht auf Bupivacain zu verzichten. Dies ist aber nur dann erfolgreich und nebenwirkungsarm, wenn nur diejenigen drei bis fünf Segmente blockiert werden, in denen die ▶ Thorakotomie ausgeführt wird. Dies erfordert die Punktion bei T6/7 oder T7/8, wobei sich die Katheterspitze segmental in Höhe des entsprechenden Interkostalraumes befinden sollte. Schwierigkeiten handelt man sich ein, wenn tiefer punktiert wird und große Volumina des Lokalanästhetikums notwendig sind, um die segmentale Höhe der Thorakotomie zu erreichen. Die jetzt sehr ausgedehnte Blockade kann die Kreislaufreaktion empfindlich beeinträchtigen, führt postoperativ zu Miktionsstörungen und bedingt doch oft nur eine schlechte Analgesie.

In Übereinstimmung mit den Ergebnissen einer ▶ Konsensuskonferenz von Mitgliedern der DGAI (Frankfurt 1994) sollte der Eingriff ein bestimmtes Ausmaß

---

**▶ Alternativmethoden**
**Schwere lebensbedrohliche Komplikationen sind auch bei der PCA beschrieben**

**▶ Schriftliche Dokumentation der Aufklärung**

**Es gibt nur relative Indikationen für einen thorakalen Epiduralkatheter.**

**▶ Balancierte Anästhesie**

**▶ Balancierte postoperative Analgesie**

**▶ Indikation für die Kombination**

**▶ Lungenresezierende Eingriffe**

**▶ Interkostale Thorakotomie**

**Vor Thorakotomien bei T6/7 oder T7/8 punktieren, Katheter 8-10 cm vorschieben. Mit 2-4 ml Lokalanästhetikum blockiert man 3-5 Segmente.**

**▶ Konsensuskonferenz 1994**

Zurückhaltung mit thorakalen Epidural-
kathetern bei „kleineren" Eingriffen (z.B.
Cholezystektomie, Vagotomie, Pyloroplastik,
Hemikolektomie, Sigmaresektion).

▶ Ösophagusresektion

▶ Miktionsstörung

Keinen thorakalen Epiduralkatheter, wenn
der dadurch hervorgerufene Harnverhalt die
einzige Indikation für eine Harnableitung ist.

▶ Kontraindikationen sehr weit aus-
legen

▶ Hämostase muß intakt sein

▶ „Low-dose"-Heparinisierung ist keine
Kontraindikation

▶ ASS: irreversible Thrombozytenaggregationshemmung

▶ Anatomische Veränderungen der
Wirbelsäule: Gefahr der spinalen
Perfusionsstörung

haben. Dieses wurde allerdings nicht näher definiert. Cholezystektomie, Vagotomie mit Pyloroplastik, Fundoplikatio, Hemikolektomie, Sigmaresektion sind in der Regel keine Rechtfertigung für die Anlage eines thorakalen Epiduralkatheters. Allerdings gibt es sicher Patienten, die auch nach diesen „kleineren" Operationen von dem Verfahren profitieren (chronische pulmonale Erkrankung mit Funktionseinschränkung, koronare Herzerkrankung mit stabiler Angina pectoris und guter Ventrikelfunktion, Adipositas permagna), so daß man im Einzelfall entscheiden muß.

Bei der Ösophaguschirurgie muß man ebenfalls überlegen, ob ein Patient von der epiduralen Anästhesie/Analgesie profitiert. Intraoperativ gibt es bei der ▶ Ösophagusresektion, besonders wenn der Tumor grenzüberschreitend wächst (Perikard), häufig Kreislaufprobleme. Postoperativ werden viele dieser pulmonal eingeschränkten Patienten mehrere Tage beatmet, müssen analgosediert werden und kommen ins Durchgangssyndrom. Obwohl man auch in dieser Situation den Epiduralkatheter (Clonidin, Opioid, Lokalanästhetikum) in ein Allgemeinkonzept einbeziehen könnte, wird dies nach unserer Erfahrung oft unterlassen, so daß der epidurale Katheter unter diesen Bedingungen überflüssig ist.

Da unter epiduraler Analgesie mit Lokalanästhetika und Opioiden in hohem Prozentsatz (auch beim thorakalen Katheter) ▶ Miktionsstörungen auftreten, muß die Größe der Operation und die Notwendigkeit einer mehrtägigen postoperativen Flüssigkeitsbilanz eine Harnableitung (besser suprapubisch als transurethral) rechtfertigen. Auf diesem Gebiet hat zwar die patientenkontrollierte epidurale Analgesie erfreuliche Fortschritte gebracht, dennoch sollte man von einem epiduralen Katheter Abstand nehmen, wenn man Dauerkatheter oder Cystofix® sonst nicht für indiziert hält.

### Kontraindikationen

Es gibt mehr und strengere Kontraindikationen für den epiduralen Katheter als für die Kombination von Epiduralanalgesie und Allgemeinanästhesie zur Operation. Da bei jeder Komplikation, deren Ursache der Epiduralkatheter ist, medikolegale Probleme zu erwarten sind, ist es gut, die folgenden ▶ Kontraindikationen weit auszulegen:

- Ablehnung durch den Patienten: Man kann Patienten, die der Kombination gegenüber mißtrauisch sind – abgelehnt wird dabei fast immer die rückenmarksnahe Leitungsanästhesie – so lange die Vorzüge des Verfahrens schildern, bis man sie zur Duldung überredet hat. Dies sollte man nicht tun. Die Gründe des Mißtrauens liegen meist in Berichten über neurologische Schäden nach Spinal- oder Epiduralanästhesie, von denen der Patient gehört hat. Der überredete Patient wird nie das Vertrauen zum Anästhesisten und in die Methode haben, wie der überzeugte. Die Punktion tut ihm weh, der Katheter drückt, die Schmerztherapie ist mangelhaft, und überhaupt, er war ja von Anfang an dagegen.
- Hämostasestörungen: Wenn ein epiduraler Katheter gelegt wird und mehrere Tage in situ bleibt, muß die ▶ Hämostase intakt sein. Selbst leichtere Störungen der körpereigenen Blutstillung, die eine Spinal- oder Single-Shot-Epiduralanästhesie noch erlauben, schließen dieses Verfahren aus. Kommt es doch bei vielen der hier zur Debatte stehenden großen Operationen im Rahmen von Volumenersatz und Blutkomponententherapie nicht selten zu Verdünnungskoagulopathien und Thrombozytopenien. Es empfiehlt sich, epidurale Katheter bei Quickwerten <75% und Thrombozytenzahlen <120 x $10^3$ $\mu l^{-1}$ ( meist ist die PTT noch normal) nicht zu benützen.
- Heparin: Patienten, die unter einer PTT-wirksamen Heparintherapie stehen, erhalten keinen Epiduralkatheter. ▶ Low-dose-Heparinisierung, auch bei Verwendung niedermolekularer Heparine, stellt nach allgemeiner Auffassung keine Kontraindikation für eine Katheterepiduralanästhesie dar.
- ▶ Acetylsalicylsäure verursacht eine irreversible Thrombozytenaggregationshemmung und muß drei bis fünf Tage vor Anlegen des Epiduralkatheters abgesetzt werden. Die subaquale Blutungszeit zur Bestimmung der Thrombozytenfunktion zeigt eine große Variabilität und sagt im Einzelfall wenig aus.
- Schwere ▶ anatomische Veränderungen der Wirbelsäule sind häufig Ursache für Versager oder mangelhafte Wirksamkeit der epiduralen Analgesie und machen

das Rückenmark anfälliger gegenüber Perfusionsveränderungen. Anhaltende Hypotension oder kleinere epidurale Hämatome, die normalerweise keine Auswirkungen hätten, können bei eingeengtem Spinalkanal (z. B. bei Zustand nach Kompressionsfraktur, Kyphoskoliose) zu Ischämien des Rückenmarks führen (Spinalis anterior-Syndrom). Aus eigenem Interesse sollte der Anästhesist hier auf einen Epiduralkatheter verzichten.

- Spinale Erkrankungen: Flüchtige Sensibilitätsstörungen oder Paresen, die dem Patienten spontan gar nicht mehr erinnerlich sein mögen, können auf entzündliche oder degenerative Erkrankungen des Rückenmarks hindeuten. ▶ Spinale Angiome (epidural, subdural, subarachnoidal, Wirbelkörper) sind nicht so selten, wie meist angenommen und können durch Blutung oder Raumforderung rezidivierende Symptome machen. Gibt es dafür anamnestische Hinweise, verzichte man ebenfalls auf einen epiduralen Katheter.

- Septische Erkrankungen, Abwehrschwäche und Immunsuppression sind Zustände, bei denen ▶ Katheterinfektionen aller Art eine bekannte Komplikation darstellen, weswegen die Indikation für einen Epiduralkatheter äußerst streng gestellt werden sollte. Es gibt Infektionen, die zur Zeit einer Operation antibiotisch oder durch Einlegen von Stents oder Drainagen in infizierte Hohlräume beherrscht sind. Dies gilt für infizierte Pankreaspseudozysten, eitrige Cholangitiden bei Pankreaskopfprozessen, Pyelonephritiden bei Harnstauung, z. B. durch retroperitoneal wachsende Dickdarmtumoren und anderes. Unter diesen Umständen (fehlende Entzündungszeichen) sind epidurale Katheter nicht kontraindiziert.

- Bei ▶ chronischen Rückenschmerzen mit Nervenreizsyndromen und ▶ Polyneuropathien ist Vorsicht geboten. Diese Zustände sind an sich keine Kontraindikation für epidurale Katheter oder die Kombination, aber Patienten, die sich sehr genau beobachten, stellen postoperativ vielleicht doch eine Verschlechterung ihres Zustandes fest und schieben dies unter Umständen auf die Methode. Es wird immer Gutachter geben, die die Meinung dieser Patienten unterstützen.

- Anamnestische Angaben von Bandscheibenvorfällen oder Bandscheibenoperationen an der lumbalen Wirbelsäule müssen nicht zwingend als Kontraindikationen für thorakale Epiduralkatheter angesehen werden. Dies gilt auch für ▶ Malignommetastasen der knöchernen Wirbelsäule, solange keine Hinweise für eine Raumforderung im Spinalkanal vorliegen. Warum soll man solchen Patienten den Segen einer sehr guten postoperativen Schmerztherapie vorenthalten?

**Kontraindikationen für die Kombination**

Wenn keine Kontraindikationen für einen epiduralen Katheter bestehen, so gibt es keine absoluten Kontraindikationen gegen die Kombination von Epiduralanalgesie und Allgemeinanästhesie. Es gibt aber ▶ Risikofaktoren oder Operationen, bei denen man sich überlegen sollte, ob die Epiduralanalgesie den Anästhesisten nicht vor Probleme stellen kann, denen er nicht gewachsen ist.

Eine thorakale Epiduralanalgesie läßt sich nie streng auf die Segmente unterhalb von T5 begrenzen, schon gar nicht bei und nach thorakalen Eingriffen. Die begleitende Sympathikusblockade ist zwar nicht komplett, aber sympathoadrenerge Reflexe sind u.U. im Bereich des gesamten Sympathikus (T1-L3) gedämpft. Dies gilt auch für die Aktivierung des Renin-Angiotensin-Aldosteron-Systems. Diese Wirkungen, ehemals als Komponente einer streßfreien Anästhesie begrüßt, hemmen natürlich in Notfallsituationen auch erwünschte kardiovaskuläre Reaktionen (sympathischer myokardialer Antrieb, Vasokonstriktion, Angiotensin- und Aldosteronfreisetzung) und können unbeeinflußt deletäre Wirkungen haben. Deshalb muß man bei folgenden Situationen von der intraoperativen Epiduralanalgesie mit Bupivacain abraten:

*Herzinsuffizienz.* Noch gilt als Regel, daß ein insuffizientes Myokard auf die inotrope Wirkung körpereigener Katecholamine angewiesen und eine thorakale Sympathikusblockade schädlich ist. Man kann darüber diskutieren, ob die Verminderung der Nachlast als Komponente einer Epiduralanalgesie modernen Konzepten der Therapie einer Herzinsuffizienz entspricht, wie auch darüber, daß die Vermin-

**Spinale Angiome**

**Katheterinfektionen**

**Rückenschmerzen und ▶ Polyneuropathien**

**Wirbelsäulenmetastasen**

**Risikofaktoren**

derung des sympathischen myokardialen Antriebs durch exogene Katecholamine leicht kompensiert werden kann. Noch gilt aber die Regel, daß rückenmarksnahe Leitungsanästhesien bei Herzinsuffizienz nicht rostraler als T8 bis T10 aufsteigen sollen.

***Extrem blutreicher Eingriff zu erwarten.*** Dies ist eine relative Kontraindikation und stellt nur denjenigen vor Probleme, der sich von dieser Situation überraschen läßt. Bei der Operation von Malignomen jeder Art, die große Gefäße ummauern oder in diese eingebrochen sind, können im operativen Verlauf in kurzer Zeit (Minuten) mehrere Liter Blut verloren gehen. Kompensatorische Tachykardie und Zentralisation können durch die Epiduralanalgesie gehemmt sein und eine anhaltende Hypotension bedingen. Der Einsatz von Katecholaminen ist zwar in jedem Fall geeignet, die Situation zu überbrücken, vorsichtige Anästhesisten raten aber bei solchen Operationen, bei denen das Risiko bekannt ist (präoperative Computertomographie und Angiographie) von der Kombination ab.

Gleiches gilt für den vorbestehenden Volumenmangel (Ileus, gastrointestinale Blutung). Der Kreislauf ist oft nur durch hohen Sympathikotonus und zirkulierende Katecholamine kompensiert. Nach Anlegen einer Epiduralanalgesie (präganglionäre Sympathikolyse) und Narkoseeinleitung (Herabsetzung des zentralen Sympathikotonus) kann es zum Zusammenbruch der Kreislaufregulation kommen.

▶ ***Phäochromozytom.*** Bei der Operation katecholaminproduzierender Tumoren ist mit Phasen unterschiedlicher Kreislaufinstabilität zu rechnen. Vor allem nach Entfernung des Tumors kann es zu einem „Katecholaminentzug" kommen und eine Katecholaminsubstitution ist vorübergehend notwendig. Die Kombination von Epiduralanalgesie und Allgemeinanästhesie paßt nicht in die Strategie des Anästhesisten bei der Betreuung solcher Patienten.

▶ ***Thorakale Aortenaneurysmen*** können die spinale Zirkulation beeinträchtigen. Die Inzidenz eines Spinalis-anterior-Syndroms beträgt 0,25 %. Ob eine thorakale Epiduralanalgesie (durch schwer beherrschbare Hypotension) dazu Vorschub leistet ist spekulativ, aber nicht von der Hand zu weisen. Darüberhinaus ist postoperativ die eindeutige Unterscheidung eines operationsbedingten von einem durch die Epiduralanästhesie verursachten Spinalis-anterior-Syndrom nicht möglich. Daher besteht bei thorakalen Aortenaneurysmen keine Indikation für die Kombination von Epiduralanalgesie und Allgemeinanästhesie.

▶ ***Aortokoronarer Bypass.*** Es gibt inzwischen eine Reihe von Publikationen, die über Vorteile von Epiduralanalgesie und Allgemeinanästhesie bei der Operation der Koronarinsuffizienz berichten. Schon in der unter Umständen Stunden dauernden Vollheparinisierung sollte man eine Kontraindikation für den epiduralen Katheter sehen. Für die postoperative Analgesie nach Sternotomie (wenig schmerzhaft!) ist ein Epiduralkatheter entbehrlich. Die hämodynamischen Effekte einer Epiduralanalgesie lassen sich durch Vasodilatanzien und ß-Rezeptorenblocker sicherer erreichen.

### Zur Problematik des thorakalen Epiduralkatheters

Den ▶ thorakalen Epiduralkatheter betrachten viele als eine gefährliche Methode. Als größtes Risiko gilt die Verletzung des Rückenmarks mit der Punktionsnadel. Außerdem wird argumentiert, daß der Epiduralraum im Bereich der Lendenanschwellung des Rückenmarks (thorakolumbaler Übergang der Wirbelsäule) enger ist und dadurch epidurale Hämatome schon bei geringerer Größe Druckschäden am Rückenmark verursachen würden. Die Möglichkeit der hohen Sympathikusblockade bedrohe die Kreislaufregulation und es bestehe die Gefahr der Ateminsuffizienz durch Einbeziehung der Interkostalnerven. Außerdem wisse man heute, daß sich mit lumbal appliziertem Morphin auch nach Oberbauchoperationen und Thoraxeingriffen eine gute Analgesie erreichen lasse, so daß der „gefährliche" thorakale Katheter entbehrlich sei. Warum noch thorakal punktieren?

Thorakaler und lumbosakraler Epiduralraum haben eine sehr unterschiedliche Anatomie (ausführliche Literatur darüber bei Mracovcic). Der thorakale epi-

**Cave: Obere Gastrointestinalblutung und Ileus sind eine Kontraindikation für die (thorakale) Epiduralanalgesie.**

▶ **Phäochromozytom**
   **Keine Indikation für die Kombination**

▶ **Thorakales Aortenaneurysma**
   **Gefahr des Spinalis-anterior-Syndroms**

▶ **Aortokoronarer Bypass**

**Man muß nicht alles nachmachen, worüber in der Literatur berichtet wird, z.B. thorakale Epiduralkatheter zur koronaren Bypass-Operation verwenden.**

▶ **Thorakaler Epiduralkatheter**

**Wenn thorakale Epiduralkatheter erst einmal gelegt sind, stellen sie kein größeres Risiko für den Patienten dar als lumbale.**

aus: Der Anaesthesist 3/97, S. 242

durale Raum hat von T4/5 bis T12 ein sehr geringes Ausdehnungsvermögen. Mit 5 ml Lokalanästhetikum (z. B. Meaverin 1 %ig) erreicht man in der Regel eine Blockade von T3/4 bis T12/L1. Grund dafür sind folgende anatomische Besonderheiten: Bei den meisten Menschen sind im Thorakalbereich Ligamentum longitudinale posterius und Dura mater miteinander verwachsen, so daß ein anteriorer Epiduralraum nicht existiert und kein „Volumen" für ihn benötigt wird.

▶ **Charpy'sches Band**

Ebenfalls nicht selten versperrt eine sagittale Membran, die in der Ebene zwischen den Spinalnervenwurzeln ausgespannt ist und auf das Foramen intervertebrale zuläuft (▶Charpy'sches Band, „lateral root ligament"), die Ausbreitung von Lokalanästhetika oder Röntgenkontrastmitteln nach anterior. So wird der thorakale Epiduralraum durch injizierte Flüssigkeiten vornehmlich im dorsalen und dorsolateralen Anteil gefüllt und wenige Milliliter Lokalanästhetikum blockieren viele Segmente; 5 ml Meaverin 1% bewirken i.d.R. eine segmentale Blockade von T3/4 bis T12/L1. Der lumbosakrale Epiduralraum ist weit und für injizierte Flüssigkeiten in allen Partien zugänglich. Selbst 30-50 ml Lokalanästhetikum oder Röntgenkontrastmittel füllen ihn manchmal nur unvollständig auf, so daß die Menge an Bupivacain, injiziert über einen lumbalen Epiduralkatheter, die für eine Blockade von T5 bis sakral notwendig ist, sehr unterschiedlich sein kann. Es ist andererseits auch bekannt, daß in Einzelfällen schon hochthorakale Segmente blockiert, tief lumbale oder sakrale aber noch ausgespart sind. Damit ist der

▶ **Lumbaler Epiduralkatheter**

▶ lumbale Epiduralkatheter für eine postoperative Analgesie mit Bupivacain ein ungeeignetes Instrument. Bei lumbalen Kathetern sind prospektive Aussagen über die rostrale Ausbreitung nach Injektion einer bestimmten Menge eines Lokalanästhetikums nicht möglich. Im Einzelfall kann die Verwendung von Morphin oder eine Kombination von niedrig konzentriertem Bupivacain mit Opioiden zu befriedigenden Ergebnissen führen.

Viel häufiger wird man erleben, daß diese Methode Sensibilität und Motorik der unteren Extremitäten beeinträchtigt, der Patient aber noch über Schmerzen in der Operationswunde klagt. Der thorakal liegende epidurale Katheter dagegen bietet die einzigartige Möglichkeit einer segmentalen epiduralen Anästhesie/ Analgesie. Dies gilt in erster Linie für die Verwendung von Bupivacain, aber auch der Pharmakokinetik lipophiler Opioidanalgetika und Clonidin entspricht der thorakale Katheter am besten. Es ist das Ziel und der große Vorteil dieser Analgesiemethode, diejenigen Segmente zu beeinflussen, welche das Operationsgebiet innervieren und die Innervation der Beine, wie auch Blasen- und Mastdarmfunktion so wenig wie möglich zu beeinträchtigen. Es ist allerdings mit einem thorakalen Katheter nicht erreichbar, intraoperativ eine segmentale Blockade von T5 bis S5 zu haben und diese postoperativ auf T5 bis T10 (Oberbaucheingriff) zu reduzieren. Intraoperativ muß also die Allgemeinanästhesie die Mängel der thorakalen Epiduralanalgesie (lumbosakral, Phrenikus, Vagus) kompensieren.

▶ **Stellenwert des lumbalen Epiduralkatheters**

Lumbale Epiduralkatheter haben ihren ▶ Stellenwert bei älteren Patienten und Eingriffen im Unterbauch und kleinen Becken. Hier kann man erwarten, daß postoperativ epidurales Morphin (Dosierung 0,05 mg/kg als Bolus) eine gute bis befriedigende Analgesie verursacht und Bupivacain nicht benötigt wird, was bei jüngeren Patienten und Oberbaucheingriffen in der Regel zu einer schlechten Analgesie führt.

### Wer darf thorakal punktieren?

**Die Ausbildung beim Anlegen thorakaler Katheter ist eine verantwortungsvolle Aufgabe für Organisationsverantwortliche.**

Die Epiduralanalgesie ist technisch schwieriger und in ihrer Wirkung unzuverlässiger als die Spinalanästhesie. Dies ist der Grund dafür, daß in manchen Kliniken subarachnoidale Anästhesie/Analgesietechniken epidurale verdrängen. Erfahrung bei der Anlage lumbaler Epiduralkatheter erwerben Anästhesisten vielfach nur mehr in der Geburtshilfe. Die thorakale Epiduralpunktion setzt die gründliche Beherrschung der Technik voraus. Jeder Aktivismus ist zu unterlassen und man sollte rasch erkennen, daß die Punktion bei manchen Patienten nicht gelingen wird und schon nach dem zweiten und nicht erst nach dem fünften Fehlversuch aufhören. Dafür, wann ein Anästhesist in Weiterbildung „reif" für das Legen thorakaler Epiduralkatheter ist, gibt es keine strengen Kriterien. Fachärzte und Ärzte in Weiterbildung, bei denen die Organisationsverantwortlichen sich davon überzeugt haben, daß sie thorakale Epiduralkatheter verantwortungsbewußt und technisch sicher legen können, punktieren eigenverantwortlich. Organisatorisch ist darauf zu achten, daß alle anderen den zuständigen Oberarzt informieren, der die Indikation überprüft und die Punktion überwacht. Die allerwichtigste Regel lautet: Punktiert wird bei der thorakalen Epiduralanästhesie am wachen Patienten in ausreichender Infiltrationsanästhesie.

Wenn auch in renommierten internationalen Publikationsorganen zu lesen ist, daß in Narkose punktiert wurde, sollte man sich weder durch die Punktionsangst des Patienten, noch durch die des Anästhesisten zu einem derartigen Vorgehen verleiten lassen. Bei der Punktion in Narkose glaubt mancher, er sei ruhiger, er ist aber auch mutiger. Darüberhinaus ist zu bedenken, daß die „Kontrollfunktion des Patienten" („Warnfunktion") in Narkose verloren geht. Nur bei der Punktion am narkotisierten und relaxierten Patienten kann es passieren, daß Touhy-Nadel oder Katheter das ▶ Rückenmark verletzen und das Lokalanästhetikum sogar ins Rückenmark injiziert wird. Die Folgen sind verhängnisvoll.

Wegen der besonderen Anspannung des in Ausbildung befindlichen Anästhesisten während der ersten thorakalen Katheteranlagen ist besonderer Wert auf die Organisationsstruktur im Sinne der Anwesenheit eines erfahrenen „Supervisors" zu legen. Darüberhinaus sollte auf die Tatsache geachtet werden, daß der thorakale epidurale Katheter hinsichtlich des Aufwandes und seiner potentiellen Risiken nur dann indiziert ist, wenn gesichert ist, daß er zur postoperativen Schmerztherapie benutzt wird.

### Infrastrukturelle Aspekte

Die Anlage eines thorakalen Epiduralkatheters ist keine Nebensache, welche rasch, meist unter Zeitdruck, ohne entsprechende Erfolgs-, aber auch Mißerfolgskontrolle vor der Narkoseeinleitung durchgeführt werden sollte. Deshalb ist es günstig und dringend empfehlenswert, einen epiduralen Katheter für die Kombinationsanästhesie und nachfolgende Schmerztherapie am ▶ Vortag der Operation zu legen, wenn der Patient in aussichtsreicher Position auf dem Operationsprogramm des nächsten Tages steht und insbesondere dann, wenn er an erster Stelle steht.

*Vorteile.* Die Punktion ist auch bei schwierigen anatomischen Verhältnissen in ruhiger Umgebung und ohne Zeitdruck möglich. Bei klinisch nicht ausreichend sicher zu beurteilendem Erfolg, kann die ▶ Epidurographie den korrekt liegenden Katheter dokumentieren. Ein mögliches Blutgerinnsel im Epiduralraum konsolidiert sich bis zum nächsten Tag. Eine neurologische Kontrolle des Patienten ist noch 12-15 Stunden lang möglich, bevor dieser während Narkose und möglicherweise notwendiger Nachbeatmung lange Zeit nicht mehr beurteilbar ist. Selten demaskiert sich ein ▶ Wurzelreizsyndrom nach Wirkungsende der Testdosis. Dabei handelt es sich um stärkste radikuläre Schmerzen auf Grund mechanischer Reizung einer Spinalnervenwurzel durch den Katheter, die nach Zurückziehen des Katheters sofort behoben sind.

*Nachteile.* Abführmaßnahmen vor Darmoperationen irritieren den Patienten und bewirken, daß er bei der Katheteranlage äußerst unruhig ist. Sehr widrig ist es, wenn Patienten, bei denen der Katheter schon liegt, am Operationstag vom Programm abgesetzt werden müssen. Wo das häufig vorkommt, sollte man den Nutzen einer Katheteranlage am Vortag überdenken.

### Thorakale Epiduralpunktion

Es kommt in der Regel nicht darauf an, daß in einem bestimmten Segment punktiert wird. Für Bauchoperationen sind die Segmente T8/9 und T9/10, ja sogar auch T10/11 geeignet. Im Thorakalbereich kann der Katheter meist weitstreckig vorgeschoben werden, wodurch eine tiefere Punktion kompensiert wird. Außerdem zeigen viele Epidurographien, daß sich die Ausbreitung des Röntgenkontrastmittels im Bereich der Brustwirbelsäule vornehmlich nach rostral erstreckt. Bestätigt wird dies auch durch die klinische Ausdehnung einer segmentalen Blockade. Von lumbal läßt sich ein epiduraler Katheter beim Erwachsenen nicht in thorakale Segmente vorschieben. In unserer Klinik liegen die meisten Epiduralkatheter bei T8/9.

▶ Infiltrationsanästhesie


▶ Widerstandsverlust-Methode


**Jeder, der Epiduralkatheter legt, sollte die klassische Beschreibung der Widerstandsverlustmethode von Dogliotti gelesen haben.**


**Wer viel Kochsalzlösung ins Gewebe spritzt, kann dessen Konsistenz kaum noch beurteilen.**


▶ Ligamentum flavum


▶ **Testdosis bei der Punktion am Vortag: 4-5 ml Meaverin 1%ig**


Zur erleichterten Anlage des thorakalen Katheters sollte die Punktion am ▶ sitzenden Patienten durchgeführt werden. In optimaler Punktionshaltung (Rundrücken mit Schulter nach vorn, Kopf auf die Brust) wird unter Beachtung der entsprechenden Hygienevorschriften (Desinfektion, Abdeckung) zunächst eine große intrakutane Quaddel am Punktionsort angelegt, von wo aus mit 5 ml Meaverin 1 %ig eine fächerförmige ▶ Infiltrationsanästhesie der interspinalen Strukturen durchgeführt wird. Diese sehr wichtige Maßnahme garantiert eine schmerzlose Punktion, was hinsichtlich der Akzeptanz dieser Methode durch die Patienten von großer Bedeutung ist. Die mediane Punktion ist in 90-95 % der Fälle möglich. Bei manchen Patienten ist das Ligamentum supraspinale verkalkt und die paramediane Punktion gelingt leichter. Die epidurale Punktion mit der Touhy-Nadel nach der von Dogliotti beschriebenen ▶ Widerstandsverlustmethode mit isotoner Kochsalzlösung erscheint uns die sicherste.

Noch gibt es keine bildgebenden Verfahren, die uns das Aufsuchen des Epiduralraumes mit vertretbarem Aufwand erleichtern. Der Punktionserfolg liegt im wahrsten Sinne des Wortes in den Händen des Anästhesisten. Dabei ruht die linke Hand, welche die Nadel führt (Rechtshänder) auf dem Rücken des Patienten, während die rechte, deren Daumen auf den Stempel drückt, die mit Kochsalzlösung gefüllte Spritze hält. Immer muß der punktierende Anästhesist die Konsistenz des Gewebes, das die Spitze der Nadel gerade durchdringt, erfühlen und sicher beurteilen. Man sollte beim Ertasten des Widerstandes auch keine Kochsalz„seen" ins Gewebe spritzen. Da der Epiduralraum nicht immer in der angestrebten Richtung erreicht wird, muß man manchmal die Nadel zurückziehen (bis in die Subkutis) und eine andere Richtung wählen. „Pseudowiderstandsverluste" können bei erneutem Vorschieben eintreten, wenn das interspinale Gewebe durch lokale Kochsalzansammlungen zu sehr aufgelockert ist.

Zwei Unsitten sollte man unbedingt abstellen!

1. Die Touhy-Nadel darf sich nicht biegen. Dies geschieht, wenn die Richtung der Nadel geändert werden soll, deren Spitze tief im Ligamentum interspinale steckt.
2. Es ist nicht selten, daß die Touhy-Nadel auf den knöchernen Widerstand der Lamina des Wirbelbogens stößt. Es ist gefährlich, wenn versucht wird, dieses vermeintlich „verkalkte" Ligamentum flavum mit Gewalt zu durchstoßen. Dabei wird der Patient mit der auf dem Bogen aufsitzenden Nadel manchmal rhythmisch vor- und von der Assistenz zurückbewegt, wobei die Punktionsnadel unkontrolliert über den Bogen rutschen und nervale Strukturen verletzen kann.

Das ▶ Ligamentum flavum ist im Thorakalbereich in der Regel dünner als lumbal. Je nach dem, wie steil oder flach die Nadel geführt werden muß, um den Epiduralraum zu erreichen, hat man das gelbe Band rasch (flache Punktion) oder langsam (steile Punktion) passiert. Erfahrungsgemäß ist der Widerstandsverlust bei thorakaler Punktion oft „relativ", d. h. man hat das typische Flavum-Gefühl noch gar nicht in den Fingern gehabt, wenn der Widerstand plötzlich nachläßt.

Wenn die Spitze der Touhy-Nadel den Epiduralraum erreicht hat, läßt sich der Katheter meist langstreckig vorschieben. Man sollte ihn 7-10 cm (je nach Punktionsort und operativem Eingriff) einführen, aber sofort innehalten, wenn er auf einen Widerstand stößt. Nach Entfernung der Nadel und Befestigung des Konnektors wird vorsichtig ein Aspirationsversuch gemacht (Blut, Liquor?), ein Verband angelegt und der Patient gelagert. Wir verkleben den Katheter am Rücken des Patienten mit einer dampfdurchlässigen Folie (z. B. Opsite®, Tegaderm®), die gleichzeitig eine kleine Kompresse auf der Einstichstelle festhält, welche mittels einer Spritze durch die Folie hindurch täglich mit Polyvinylpyrrolidon-Jod (z. B. Braunol®, Betaisodona®) getränkt wird.

Unter kontinuierlicher Puls- und Blutdruckkontrolle werden 4-5 ml 1%iges Meaverin über den Bakterienfilter injiziert (▶ Testdosis) und die Wirkung abgewartet. Eine segmentale Blockade von T3/4/5 bis T11/12/L1 läßt sich schon nach 15-20 Minuten sicher austesten. Sensibilität und Motorik der Beine sind nicht betroffen. Vor Thorakotomien wird höher, bei T6/7 oder T7/8 punktiert, so daß die Katheterspitze bei T5/6 liegt. Für eine segmentale Ausbreitung von T2/3 bis T6/7 sind meist nur 2-4 ml Meaverin 1% notwendig. Bei Operationen im Unterbauch

► Epidurographie zur Lagekontrolle von
Epiduralkathetern

wird empfohlen, nicht zu tief zu punktieren. Es ist die Laparotomiewunde, die postoperativ den Hauptschmerz verursacht und weniger die Verletzung von Eingeweiden.

Nachdem die segmentale und symmetrische epidurale Blockade gesichert ist, kann der Patient nach kurzer Kreislaufüberwachung wieder auf die Station, wo er noch ca. eine halbe Stunde Bettruhe halten sollte, sich dann aber wieder normal bewegen kann. Durch dieses Vorgehen spart man am Operationstag viel Zeit bei der Anästhesieeinleitung.

### ► Epidurographie

Grundsätzlich gilt, daß die klinische Untersuchung die Methode der Wahl ist, die segmentale Wirkung einer (thorakalen) Epiduralanalgesie zu verifizieren. In besonderen Fällen kann die Epidurographie zur Dokumentation von korrekter Katheterlage und Ausbreitungsverhalten mittels einer Röntgenaufnahme wünschenswert sein. Wenn sich ein (thorakaler) Epiduralkatheter technisch einwandfrei legen ließ, sich weit genug im Epiduralraum befindet und die Testdosis eine segmental ausreichende und symmetrische Ausbreitung erkennen läßt, ist die Epidurographie unnötig. Auch wenn die Epidurographie in einzelnen Kliniken insbesondere nach der Anlage des Katheters durchgeführt wird, stellt sie keine Routineuntersuchung zur Qualitätskontrolle von Epiduralanästhesien/-analgesien dar, zumal ihre Interpretation einige Erfahrung erfordert. Bei der Epidurographie werden 5 ml Solutrast® 250 M epidural injiziert und nach 2-5 Minuten die Röntgenaufnahme gemacht (Rasterkassette mit Schutz gegen Streustrahlung und Ausgleichsfolie, Spannung 65-70 kV, Stromstärke 70-80 mAs, Focus-Film-Abstand 110-120 cm).

### Epiduralanalgesie und Allgemeinanästhesie

► Prämedikation

► *Prämedikation.* Für die meisten Patienten ergeben sich keine Besonderheiten. Patienten, die wegen kardiovaskulärer Begleiterkrankungen ß-Rezeptorantagonisten oder ACE-Hemmer einnehmen, können Probleme bieten, denn diese Medikamente interferieren mit der Epiduralanalgesie. Daher ist die einmalige Unterbrechung der Gabe von ß-Rezeptorenblockern und ACE-Hemmern am Operationstag zur Vermeidung von Hypotensionen und extremen Bradykardien zu empfehlen. Nitrate stören in der Regel nicht.

► Einleitung der Kombinationsanästhesie

*Anästhesieeinleitung.* Es ist empfehlenswert, während der ► Einleitung der Kombinationsanästhesie 500 ml Kolloidlösung und 500 ml Ringerlaktatlösung zu infundieren. Nach den üblichen Vorbereitungsmaßnahmen wird der erste Bolus des Lokalanästhetikums (z. B. 5 ml 0,25%iges Bupivacain) nach erneuter Aspiration über den Epiduralkatheter injiziert. Nach 3-5 Minuten könnte eine subarachnoidale Injektion, entstanden durch ► sekundäre Katheterperforation der Dura, erkannt werden. Fehlen Hinweise dafür, kann (ohne weitere Erfolgskontrolle) die Allgemeinanästhesie eingeleitet werden. Im Verlauf der weiteren Anästhesievorbereitungen (weitere venöse Zugänge, arterielle Punktion, Cavakatheter usw.) werden 1-2 Boli des Lokalanästhetikums nachinjiziert. Stärkere Blutdruckabfälle sind dadurch nicht die Regel.

► Sekundäre Katheterperforation

Die Narkoseeinleitung unterscheidet sich nicht vom dem üblichen Vorgehen, jedoch sollte man auf Atropin nicht verzichten, ist doch die relative Bradykardie bei dieser Kombination ein fast sicheres Ereignis. Da die Intubation der größte Streß ist, den wir dem Patienten zumuten, sollte auch Fentanyl oder Sufentanil Bestandteil der Einleitung sein. Blutdruckabfälle sind nach Propofol stärker als nach Thiopental und am geringsten nach Etomidat.

► Inhalationsanästhesie

Eine ► Inhalationsanästhesie ist sicher die einfachste Methode, um eine Epidural- mit einer Allgemeinanästhesie zu kombinieren. Nach Narkoseeinleitung, Muskelrelaxierung und Intubation kann der Patient mit jedem $N_2O/O_2$-Gemisch beatmet werden. Die Art des Inhalationsanästhetikums ist zweitrangig. Wir verwenden in der Routine Enfluran. Mehr als 1 MAC ist nur kurzzeitig zum Anfluten notwendig, oder dann, wenn ein Luft-Sauerstoffgemisch als Trägergas verwendet wird.

**Für die meisten Anfänger auf diesem Gebiet ist es am einfachsten, eine Inhalationsanästhesie mit einer Epiduralanalgesie zu kombinieren.**

### Aufrechterhaltung der Kombinationsanästhesie

*Inhalationsanästhesie.* Die Allgemeinanästhesie sollte so tief sein, daß der Patient den Tubus toleriert und tief schläft. Die segmentale Epiduralanalgesie ist allerdings nicht ausreichend, daß keine nozizeptiven Reize aus dem Abdomen das Zentralnervensystem erreichen. Lumbosakrale Segmente sind bei dem hier beschriebenen Vorgehen in der Regel ungeblockt. Beim Zug am Magen und dem Einsatz von Bauchsperrern wird ein Reiz auf das ▶ Zwerchfell ausgeübt, dessen parietales Peritoneum vom N. phrenicus innerviert wird. Eingeweidereize aus dem Oberbauch senden auch über den N. vagus Afferenzen nach zentral.

Die Narkose darf also nicht zu flach sein, dennoch genügen 0,5-0,7 Vol% Enfluran/Isofluran mit Lachgas für adäquaten Narkoseverlauf und stabiles Kreislaufverhalten. Muß man im Verlauf der Operation, z. B. im Rahmen der ▶ Eventrationsreaktion, wenn durch pulmonale Vasodilatation eine Hypoxämie auftreten kann, den $FiO_2$ erhöhen, so sollte die inspiratorische Konzentration des Inhalationsanästhetikums leicht gesteigert werden. Im weiteren Verlauf langer Operationen genügen vielfach Enfluran-/Isofluranwerte von 0,3-0,5 Vol%.

#### Bupivacain

Die segmentale Epiduralanalgesie ist die wichtigste Komponente des kombinierten Verfahrens. Regelmäßige Nachinjektionen von 0,25%igem Bupivacain vertiefen zwar die Blockade, machen sie aber in der Regel nicht komplett. Im Idealfall sollte sich ihre ▶ Ausdehnung zwischen T4/5 bis T12/L1 erstrecken. Theoretische und praktische Schwierigkeiten ergeben sich vor allem für die rostrale Ausbreitungsgrenze. Die größte mediane Laparotomie betrifft die Segmente T7 (Xiphoid) bis T12 (oberhalb der Symphyse). Afferente Bahnen, die nozizeptive Reize von den Eingeweiden nach zentral leiten, laufen nach gängiger Meinung über den ▶ Sympathikus (Nn. splanchnici maior und minor). Der N. splanchnicus maior entspringt in den Segmenten T5 bis T9. Somit ist es erforderlich, nach rostral thorakale Segmente bis T4 zu blockieren. In keinem Fall wird es gelingen, die Grenze genau bei T4/5 zu halten, sie wird zwischen T2 und T5 schwanken, wodurch präganglionäre Sympathikusfasern mitbetroffen sind, welche die Brusteingeweide sympathisch versorgen.

Eingeweideschmerzen, welche Dehnung von Hohlorganen oder Zug am Peritoneum signalisieren, werden vagal geleitet. ▶ N. vagus und ▶ N. phrenicus werden von einer Epiduralanalgesie nicht erfaßt. Diese Insuffizienzen müssen von der Allgemeinanästhesie kompensiert werden. Durch zeitgerechte Nachinjektion entsprechender Volumina des Lokalanästhetikums wird die segmentale Ausdehnung der Blockade aufrechterhalten. Da es bisher keine objektive Methode gibt, die Ausdehnung der hypästhetischen Zone festzustellen, ist man auf Erfahrungswerte angewiesen. Bezeichnet man als ▶ „Initialdosis" diejenige Menge des Lokalanästhetikums, die bis zum Operationsbeginn gegeben wurde (z. B. 15 ml 0,25%iges Bupivacain), so ist es ausreichend, 1-1,5-stündlich die halbe Menge der Initialdosis nachzuinjizieren.

Wie „ausreichend" diese Analgesie ist, erkennt man daran, daß ein Patient völlig schmerzfrei aus der Narkose erwachen kann. Es ist möglich, den Patienten nach der Fasziennaht zu extubieren, ohne daß er Subkutan- und Hautnaht spürt. Die Nachinjektionen des Lokalanästhetikums sollten in festen zeitlichen Abständen erfolgen. Wird abgewartet bis Puls und Blutdruck bei nachlassender Blockadetiefe steigen, kommt die Nachinjektion zu spät. Natürlich zögert man eine fällige ▶ Repetitionsdosis hinaus, wenn ein akuter Blutverlust gerade zu einer therapiebedürftigen Hypotension geführt hat.

Die Befürchtung, regelmäßige Nachinjektionen des Lokalanästhetikums, ohne die Kontrolle der aktuellen segmentalen Anästhesieausbreitung, führe zur gefährlichen Kumulation mit hochthorakaler oder zervikaler Ausbreitung des Blocks, besteht zu unrecht. In den 15 Jahren der Ausübung dieser Methode haben wir noch keinen entsprechenden Fall erlebt. Eher kam es vor, daß Patienten mit thorakolumbaler Katheterlage beim Erwachen Paresen der Beine aufwiesen, die in der Regel schon bald, auch bei postoperativer Bupivacaininfusion, wieder abklangen. Die intraoperative Nachinjektionen erspart man sich durch kontinuierliche Infusion von

---

**▶ Zwerchfell**

Das parietale Peritoneum wird vom N. phrenicus innerviert.

**▶ Eventrationsreaktion**

Freisetzung von Mediatoren aus dem mechanisch alterierten Dünn- und Dickdarm.

Wenn der Patient eine Flush-Symptomatik zeigt und der Blutdruck abfällt, so ist das nicht eine mangelnde Narkosetiefe sondern die Folgen der Eventrationsreaktion.

**▶ Ausdehnung der segmentalen Epiduralanalgesie**

**▶ Sympathikus**

**▶ N. vagus, N. phrenicus**
Schwachpunkte der Epiduralanalgesie

**▶ Initialdosis**

**▶ Repetitionsdosis**

1-1,5-stündlich Nachinjektion von 5-7,5 bis (max.) 10 ml 0,25%iges Bupivacain.

0,25 %igem Bupivacain (0,1 ml/kg · h). So gehen intra- und postoperative Analgesie wirklich nahtlos ineinander über.

Natürlich darf man bei der Nachinjektion von Bupivacain nicht zu schematisch vorgehen, sondern muß sich den Erfordernissen des Patienten und der Situation anpassen. So wird eine 50 jährige schlanke Patientin in reduziertem Allgemeinzustand, bei der wegen eines Pankreaskopfkarzinoms eine Whipple'sche Operation durchgeführt wird, mit 5 ml 0,25%igem Bupivacain anderthalb- bis zweistündlich auskommen. Der 30jährige Patient mit alkoholisch bedingter chronischer Pankreatitis, Analgetika- und Drogenerfahrung veranlaßt uns, während duodenumerhaltender Pankreaskopfresektion früher und häufiger nachzuinjizieren, auch Boli von 0,5%igem Bupivacain zu geben, ja sogar schon intraoperativ epidural 150 bis 300 µg Clonidin zuzusetzen, um einen stabilen Anästhesieverlauf zu erreichen.

### Muskelrelaxanzien

Die Verwendung von 0,25%igem Bupivacain erfordert eine zusätzliche Muskelrelaxierung. Die epidurale Analgesie kann zwar die reflektorische Bauchdeckenspannung fast völlig unterdrücken, verhindert ein Pressen zu manchen Zeitpunkten aber nicht. Die Initialdosierung des Muskelrelaxanz ist die übliche. Repetitionsdosen können allerdings sehr sparsam ausfallen, und selbst bei einem Train-of-four von „vier mit fading" kann der Patient noch ausreichend muskelentspannt (nicht „relaxiert") sein. Es ist auf alle Fälle sehr empfehlenswert, Nachinjektionen nicht depolarisierender Muskelrelaxanzien nur nach vorheriger ▶ Relaxometrie vorzunehmen. Bei adäquater Relaxierung kann jeder Patient mit diesem Verfahren, auch nach acht- oder zehnstündiger Operationsdauer, bei suffizienter Spontanatmung auf dem Operationstisch extubiert werden, einem der Hauptvorteile dieser Methode.

### Intravenöse Anästhesie

Die Kombination eines ▶ Benzodiazepins (z. B. Midazolam) mit geringen Dosen Fentanyl oder Sufentanil ist eine sehr geeignete Allgemeinanästhesie in Verbindung mit der epiduralen Analgesie. Die Narkose wird mit den üblichen Dosen (z. B. 0,1-0,2 mg/kg Midazolam + 5 µg/kg Fentanyl) eingeleitet und der Patient nach der Intubation mit einem $N_2O/O_2$-Gemisch beatmet, wobei diese Dosierung zur Allgemeinanästhesie ausreicht. Fentanyl müßte theoretisch nicht repetiert werden. Nachinjektionen von 2-4 mg Midazolam pro Stunde sind ausreichend. Dennoch hat die Erfahrung gezeigt, daß Fentanyl in einer niedrigen Dosierung (0,05- 0,1 mg/h) den Narkoseverlauf stabiler macht. Die Injektionsintervalle werden im Verlauf langer Operationen größer, und es gibt keine Schwierigkeiten einen Patienten wach, vigilant und spontan atmend zu extubieren.

▶ Propofol erfreut sich zunehmender Beliebtheit auch zur Aufrechterhaltung langer Allgemeinanästhesien. In Kombination mit einer Epiduralanalgesie kommt man im Gegensatz zur TIVA mit sehr niedrigen Dosierungen aus, die oft noch unter denjenigen Mengen liegen, welche zur Sedierung von Intensivpatienten benötigt werden. Nach der einmaligen Injektion von 0,1-0,2 mg Fentanyl gibt man 1,5 -2,0 mg/kg Propofol als Einschlafdosis. Bis zum Operationsbeginn werden 2-3 mg/kg · h (!) infundiert. Während langer Operationen kann man schrittweise auf 1,5-1,0, ja sogar bis 0,5 mg/kg · h (!) zurückgehen. Dies gilt für die Kombination mit Lachgas. Will man auf Lachgas verzichten, werden höhere Propofoldosierungen (2 -3 mg/kg · h) benötigt und Opioidrepetitionsdosen sind empfehlenswert. Leider hat sich gezeigt, daß Patienten aus dieser niedrigst dosierten Propofolnarkose nicht schneller erwachen oder danach im Aufwachraum vigilanter sind, als nach anderen Formen der Allgemeinanästhesie.

### Kreislaufüberwachung und Infusionstherapie

Die Kombination von Epiduralanalgesie und Allgemeinanästhesie ist trotz einer der Methode innewohnenden ▶ präganglionären Sympathikusblockade kein unkalkulierbares Kreislaufrisiko. Nachlässigkeiten bei Kreislaufüberwachung, Volumensubstitution und Sicherung des funktionellen extrazellulären Flüssigkeits-

**Bei Repetitionsdosen von Bupivacain nicht zu schematisch vorgehen. Alter, AZ, Körpergröße und Schmerzanamnese berücksichtigen.**

▶ **Relaxometrie**

▶ **Benzodiazepine und Opioide**

▶ **Propofol**

**Cave: bei Lachgasentzug (wegen geblähter Darmschlingen) kann der Patient erwachen, ohne daß der Anästhesist es bemerkt.**

▶ **Präganglionäre Sympathikusblockade**

volumens machen sich allerdings eher durch Hypotension bemerkbar als bei anderen Anästhesieverfahren. Dagegen sind Tachykardie und Hypertension mit dieser Kombination auch bei labilen Hypertonikern, streßbetonten Operationsphasen, ja sogar beim Clamping der Aorta bei infrarenalem Aortenersatz so gut wie unbekannt.

### Volumen- und Flüssigkeitssubstitution

Für potentiell blutreiche Operationen gilt, daß man mit einem ausreichenden funktionellen Blutvolumen starten sollte. Viele Patienten haben bei konsumierenden Erkrankungen und nach tagelangen diagnostischen Prozeduren ein vermindertes ▶ funktionelles extrazelluläres Flüssigkeitsvolumen und damit auch ein vermindertes Blutvolumen. Vor Beginn einer Kombination von Epiduralanalgesie und Allgemeinanästhesie sollten Euvolämie und Euhydratation vorliegen. Während der Anschlagszeit der Epiduralanalgesie und Narkoseeinleitung vermeidet man durch Infusion von 500 ml Kolloidlösung und 500 ml Ringerlaktatlösung signifikante Blutdruckabfälle durch Abnahme des Sympathikotonus. Je nach Alter und Allgemeinzustand des Patienten kann der Blutvolumenersatz bis zu einem Hämatokrit von 30-20 Vol% mit Kolloiden durchgeführt werden, bevor Erythrozytenkonzentrate infundiert werden sollten. Wenn sich die plasmatische Gerinnung durch Abnahme der Faktorenkonzentration verschlechtert (z. B. Quick 55%, PTT 51 sec), wird bei weiteren Blutverlusten Frischplasma gegeben.

Die Durchführung einer ▶ isovolämischen Hämodilution bei normalem Blutvolumen und einem HK >40% ist auch vor, während oder nach der Einleitung dieser Kombinationsanästhesie ohne weiteres möglich. Dabei sollten 500-1000 ml Patientenblut während der Abnahme durch die anderthalbfache Menge an HAES 6% (0,5/200.000) ersetzt werden.

Der ▶ zentralvenöse Katheter ist ein wichtiges Hilfsmittel zur Kreislaufüberwachung, wenn der Druckaufnehmer bei allen Patienten – („Aufklappen") und Tischbewegungen in Vorhofshöhe nachjustiert wird. Noch wichtiger ist es, daß der Anästhesist Operationsgebiet und Operationsverlauf ständig beobachtet. Er schätzt den ▶ aktuellen Blutverlust meist realistischer ein als der Operateur und kann entsprechend reagieren. Erst an dritter Stelle der Informationsmittel zur Kreislaufüberwachung steht der arteriell gemessene Blutdruck. Da die Epiduralanalgesie eine ausgeprägte ▶ Zentralisation verhindert, schlägt sich jeder signifikante Blutverlust in einem Blutdruckabfall nieder. Somit kann man bei normalem Blutdruck von einer Euvolämie ausgehen. Kolloide und Blutbestandteile werden so infundiert, daß der geschätzte Blutverlust ausgeglichen, der Blutdruck stabil bleibt und der ZVD um 8-12 mm Hg gehalten wird, wie es bei jeder großen Operation üblich ist. Der erhöhte Aufwand für das hämodynamische Monitoring ist bei der Kombinationanästhesie notwendig.

### Flüssigkeitszufuhr und Urinausscheidung

Ringerlaktatlösung und andere isotone Elektrolytlösungen dienen als Flüssigkeits- und nicht als Blutvolumenersatz. Es ist nicht nötig, an jede, vorsichtshalber gelegte, großlumige Verweilkanüle, eine Flasche mit Elektrolytlösung anzuhängen. Es ist bei den hier zur Debatte stehenden viszeralen Operationen ausreichend, ca. 500 ml isotone Elektrolytlösung pro Stunde zu infundieren, um die Urinausscheidung in der Größenordnung von 1 ml/kg. h zu halten.

### Wärmekonservierende Maßnahmen

Die Körperschale eines Patienten mit Periduralanästhesie ist gut durchblutet und warm. Ohne Wärmezufuhr oder Schutz vor Wärmeverlust besteht die Gefahr der Auskühlung. Wärmekonservierende Maßnahmen sind daher ein wichtiger Beitrag zum Gelingen dieser Art der Kombinationsanästhesie. Neben der Anwärmung von Infusionslösungen und Blutkomponenten, der Beatmung mit einem temperierten Inspirationsgasgemisch und einer ausreichenden Operationssaaltemperatur ist eine Wärmematte das wichtigste Hilfsmittel, einen Patienten vor Auskühlung zu

▶ **Funktionelles, extrazelluläres Flüssigkeitsvolumen**

▶ **Isovolämische Hämodilution**

▶ **ZVK**

▶ **Aktueller Blutverlust**

▶ **Zentralisation**

schützen, so daß er am Operationsende auch extubiert werden kann. Durch Anwendung einer Kombination dieser Maßnahmen gelingt es in der Regel, einen Patienten normotherm zu halten. Wichtig ist es, die Wärmematte schon im Einleitungsraum zu benützen und den Patienten mit angewärmten Frotteetüchern zuzudecken. Versäumt man dies, so beobachtet man oft schon zum Operationsbeginn eine Körperkerntemperatur <35°C und läuft der Auskühlung hinterher.

### Extubation oder Nachbeatmung

Es ist die Regel, daß ein Patient auch nach einer 6 bis 8 Stunden dauernden Bauchoperation, die in einer Kombination von Epiduralanalgesie und Allgemeinanästhesie durchgeführt wurde, am Ende des Eingriffes wach, schmerzfrei, suffizient spontanatmend und normotherm extubiert werden kann. Es gibt aber übergeordnete Gesichtspunkte, die eine Nachbeatmung notwendig machen. Um einen Patienten zu extubieren, müssen folgende ▶ Kriterien, die Kreislauf, Atmung, Körpertemperatur und Vigilanz betreffen, erfüllt sein:

• Der Kreislauf muß stabil sein. Volumenverluste sind ausgeglichen, eine forcierte Infusion von Kolloiden oder Blutkomponenten ist nicht mehr nötig. Bei Lagerungsmanövern zum Peritonealverschluß („zusammenklappen", meist verbunden mit Hochlagerung des Oberkörpers) sind kurzfristige Blutdruckabfälle durch Injektion geringer Mengen von vasokonstriktorisch und/oder positiv inotrop wirkenden Medikamenten (z.B. Akrinor®) sofort und anhaltend beherrschbar. Der ZVD liegt bei 8-12 mmHg. Eine Dopamininfusion zur Kreislaufstabilisierung ist unnötig.

• Eine vorübergehende Hypoxämie, ausgelöst durch die Eventration, bildet sich innerhalb von 20-30 Minuten zurück. Sie kann bei Patienten mit vorbestehender pulmonaler Funktionseinschränkung länger anhalten und durch ein Zuviel von Infusionslösungen verstärkt werden. Wenn ein Patient am Ende der Operation unter (assistierter) Spontanatmung mit einem $FiO_2$ von 0,3 einen $paO_2$ aufweist, welcher demjenigen der präoperativen Blutgasanalyse entspricht, kann er extubiert werden. Ein Überhang von Muskelrelaxanzien oder Opioiden sollte nicht mehr vorhanden oder antagonisiert sein. Benötigt ein Patient (spontanatmend oder beatmet) einen $FiO_2$ >0,4, um einen entsprechenden $paO_2$ zu erreichen, so sollte er nachbeatmet werden. Ausnahmen stellen sehr adipöse Patienten dar, bei denen sich „schlechte" $paO_2$-Werte oft schlagartig bessern, wenn der Patient extubiert ist. Die Körperkerntemperatur sollte über 35° C liegen. Dies gilt streng für Patienten mit koronarer Herzerkrankung, weniger streng für solche ohne diesen Risikofaktor.

• Wenn man bei ausreichender Spontanatmung Inhalationsanästhetika oder Propofol abstellt und die letzte Injektion von Opioiden und Benzodiazepinen lange genug zurückliegt, werden die Patienten rasch wach, reagieren auf Ansprache und würgen oder pressen auch nicht durch den Tubus. Sie sind unter der Epiduralanalgesie schmerzfrei und können gut extubiert werden.

Letztlich entscheidet der Anästhesist aufgrund seiner klinischen Erfahrung darüber, ob sein Patient extubiert oder nachbeatmet wird. Kriterien können sich auch „addieren". Beispiel: Nicht ganz wach + mäßiger Überhang von Muskelrelaxanzien und/oder Opioiden + Blutkomponenten und/oder Kolloide noch notwendig + Körpertemperatur 34,8° C = Nachbeatmung.

### Variationen der Kombinationsanästhesie
*Epiduralanalgesie.* Nach unserer Erfahrung reicht 0,25%iges Bupivacain bei den meisten Patienten völlig aus, um stabiles Kreislaufverhalten und gute Analgesie zu gewährleisten. Höhere Konzentrationen deafferenzieren zwar besser, blockieren erwünschte Reflexe aber auch stärker. Mit Bupivacain 0,75% ist die ▶ Sympathikusblockade stark und das Renin-Angiotensin-Aldosteron-System inhibiert. Schwer beherrschbare Blutdruckabfälle treten häufiger auf und der Dopaminperfusor ist ein notwendiges Adjuvanz.

Patienten während duodenumerhaltender Pankreaskopfresektion mit chronischer Pankreatitis, Alkoholmißbrauch, Drogen- und Analgetikaerfahrung und vorbestehender nozizeptiver Sensibilisierung durch chronische Schmerzen, kommen mit 0,25 %igem Bupivacain dagegen oft nicht aus. Das Kreislaufverhalten ist geprägt durch mäßige Hypertension bei relativer Bradykardie. Man kann die Narkose vertiefen. Wenn man die intraoperative nozizeptive Sensibilisierung durch präventive Analgesie verhindern will, so werden Boli von 0,5 %igem Bupivacain auch zusammen mit 150-300 µg Clonidin epidural injiziert.

Eine Verbesserung der epiduralen Analgesie erreicht man ebenfalls dadurch, daß zusammen mit dem ersten Bolus des Lokalanästhetikums einmalig 0,1 mg/kg
▶ Morphin epidural injiziert werden, welches auch in der unmittelbar postoperativen Phase noch mehrere Stunden wirksam ist.

▶ **Epidurales Morphin**

### Verzicht auf die Epiduralanalgesie zur Operation

Der ▶ Verzicht auf die intraoperative Epiduralanalgesie bedingt ein völlig anderes Vorgehen als bisher beschrieben. Soll der epidurale Katheter nur zur postoperativen Analgesie benutzt werden, dann gelten folgende Empfehlungen:

▶ **Verzicht auf die intraoperative Epiduralanalgesie**

*Bupivacain am Operationsende.* In der letzten Operationsphase vor dem Bauchdeckenverschluß werden 2 Boli (je 5 ml) Bupivacain 0,25 % epidural injiziert und die Narkosetiefe reduziert. Die eintretende analgetische und sympathikolytische Wirkung erkennt man an der Abnahme von Herzfrequenz, Blutdruck und Bauchdeckenspannung. Ein noch bestehender Volumenmangel demaskiert sich und muß behoben werden. Sind alle Kriterien für die Extubation gegeben, so kann dieser Patient genauso schmerzfrei extubiert werden, wie nach intraoperativer Verwendung der Epiduralanalgesie, allerdings wird seine Vigilanz postoperativ viel länger eingeschränkt sein.

*Postoperative Analgesie erst im Aufwachraum.* Wird die Narkose konventionell ausgeleitet, was den Anästhesisten nach langdauernden Operationen manchmal vor Probleme stellen kann und die postoperative Nachbeatmung häufiger werden läßt, und der Patient mehr oder weniger schmerzgeplagt, somnolent aber unruhig in den Aufwachraum gebracht, so hat man auf einen der wesentlichen Vorteile der Kombination von Epiduralanalgesie und Allgemeinanästhesie verzichtet. Unter diesen Bedingungen sollte die postoperative Analgesie mit der epiduralen Injektion von 0,25%igem Bupivacain (2 x 5 ml) eingeleitet werden, was zu den gleichen Kreislaufreaktionen führt, wie die erstmalige Verwendung des Lokalanästhetikums am Ende der Operation. Nach 15-20 Minuten ist der Patient schmerzfrei, hypotensiv, normofrequent und in einen stundenlangen Nachschlaf gefallen.

## Zusammenfassung

Die gleichzeitige Durchführung einer epiduralen Analgesie und einer Narkose ist ein spezielles Verfahren der Kombinationsanästhesie oder der balanzierten Anästhesie. Der thorakale Epiduralkatheter erlaubt die segmentale Blockade nozizeptiver Reize aus dem Brust- und Bauchraum unter Aussparung der Extremitäten. Der Katheter wird vor der Allgemeinanästhesie am wachen Patienten gelegt. Bei Beachtung aller Kontraindikationen und Beherzigung aller Vorsichtsmaßnahmen ist das zusätzliche Risiko durch die Epiduralanalgesie für den Patienten minimal.
Wird der epidurale Katheter während abdomineller und thorakaler Operationen zur zusätzlichen Epiduralanalgesie herangezogen, so kommt man mit sehr geringen Mengen von Anästhetika und Adjuvanzien zur Narkose aus. Bei Verwendung von 0,25%igem Bupivacain ist die Kreislaufdepression gering ausgeprägt und Hypotensionen sind tolerabel oder leicht beherrschbar. Das Endokrinium ist gedämpft, aber nicht blockiert. Hauptvorteil dieses Vorgehens ist es, daß der Patient auch nach den längsten und eingreifendsten Operationen schmerzfrei und ohne Atemdepression erwacht und schnell vigilant ist.

**1. Welche Pharmaka sind für die epidurale Anwendung in Deutschland zugelassen?**

Für die Epiduralanästhesie sind Articain, Bupivacain, Lidocain, Mepivacain, Prilocain und Procain zugelassen. Opioide mit dem Anwendungsgebiet „epidurale Analgesie" sind Morphin und Sufentanil.

**2. Muß man einen Patienten auf das Risiko bleibender neurologischer Schäden bei der Epiduralanalgesie aufklären?**

Epidurale Hämatome und Abszesse, sowie Verletzungen von nervösen Strukturen mit der Touhy-Nadel sind extrem seltene aber typische Komplikationen der Epiduralanalgesie. Da die Epiduralanästhesie bei bzw. nach keiner der hier zur Debatte stehenden Operationen zwingend notwendig ist, sollten die o.g. Risiken im Aufklärungsgespräch erwähnt werden.

**3. Was sind Kontraindikationen für den (thorakalen) Epiduralkatheter?**

Für die Punktionshöhe „thorakal" existiert keine spezielle Kontraindikation. Kontraindikationen für die Implantation epiduraler Katheter zur postoperativen Analgesie sind: Störungen der Hämostase jeder Art, systemische und lokale bakterielle Infektionen, Abwehrschwäche und Immunsuppression.

**4. Warum darf man thorakale Katheter nicht in Narkose legen?**

Weil man dabei überhaupt keine Kontrolle über „Punktionsentgleisungen" hat. Schwere Punktionsentgleisungen mit bleibenden neurologischen Schäden sind bisher in der Mehrzahl (es handelt sich um Einzelfälle) bei Punktion in Narkose vorgekommen.

**5. Welche Kontraindikationen gibt es für die Kombination von Epiduralanalgesie und Allgemeinanästhesie?**

Eine Kontraindikation im engeren Sinne existiert nicht. Bei vorbestehenden Volumen- oder Flüssigkeitsverlusten (obere GI-Blutung, Ileus etc.) ist die Einleitung einer Narkose nach Induktion einer Epiduralanästhesie gefährlich. Dies gilt allgemein für den Noteingriff. Relative Kontraindikationen für die Kombination stellen spezielle Operationen dar (z.B. Phäochromozytom, VIPom, Carzinoid-Syndrom u.ä.). Nach Tumorentfernung droht eine Kreislaufdepression durch Katecholaminentzug.

**6. Welche Dauermedikation sollte (nur am Operationstag) zur Prämedikation abgesetzt werden, wenn man die Kombinationsanästhesie verwendet?**

Auf alle Fälle ß-Rezeptorenblocker und ACE-Hemmer. Kalziumantagonisten und Nitrate interferieren weniger mit der Epiduralanästhesie. ASS spielt in diesem Zusammenhang keine Rolle, da das Medikament Tage vorher abgesetzt werden muß. Über Psychopharmaka gibt es keine Erfahrungen.

# Literatur


1. Bromage PR (1978) **Epidural analgesia.** Saunders, Philadelphia London Toronto
2. Curbelo MM (1949) **Continuous peridural segmental anesthesia by means of an urethral catheter.** Anesth Analg 28:13-23
3. Dogliotti AM (1931) **Eine neue Methode der regionären Anästhesie: „Die peridurale segmentäre Anästhesie".** Zentralbl Chir 58:3141-3145
4. Gerber H (1986) **Volatile Anästhetika zur Kombination mit Epiduralanästhesie.** In: Peter K, Brown BR, Martin E, Norlander O (Hrsg.) Inhalationsanästhetika. Neue Aspekte. Springer, Berlin Heidelberg New York Tokyo, pp 273- 277
5. Läwen A (1912) **Über die Verbindung der Lokalanästhesie mit der Narkose, über hohe Extraduralanästhesie und epidurale Injektionen anästhesierender Lösungen bei tabischen Magenkrisen.** Beitr Klin Chir 80:168-189
6. Little DM, Stephen CR (1954) **Modern balanced anesthesia: a concept.** Anesthesiology 15:246-261
7. Lund PC (1966) **Peridural analgesia and anesthesia.** Charles C Thomas, Springfield Ill.
8. Marquort H, Grenzer G, Schroeder U (1993) **Routinemäßige postoperative Epiduralanalgesie. Röntgenologische Kontrolle von Epiduralkatheterlage und epiduralem Kontrastmittelausbreitungsverhalten.** Anaesthesist 42:501-508
9. Mracovčić N (1996) **Die CT-Epidurographie.** Med Diss. Universität Ulm
10. Naumann CP (1987) **Kombinierte Epidural- und Allgemeinanästhesie für thorakale und abdominelle Operationen *(Editorial)*.** Schmerz Pain Douleur 8:49-52
11. Nolte H (1978) **Physiologie und Pathophysiologie der epiduralen Blockade.** Reg Anaesth 1:2-10
12. Stanton-Hicks M (1993) **Perioperative epidural analgesia and anesthesia.** Curr Opin Anesthesiol 6:808-812
13. Weis KH (1994) **Cave: Thorakale Katheter-Epiduralanästhesie zur postoperativen Schmerztherapie. Kasuistik zweier Patienten mit irreversibler Querschnittslähmung.** Anästhesiol Intensivmed 35:202-203
14. Wulf H, Kibbel K, Mercker S, Maier C, Gleim M, Crayen E (1993) **Radiologische Lagekontrolle von Epiduralkathetern (Epidurographie). Ein Instrument der Qualitätssicherung für die Regionalanalgesie.** Anaesthesist 42:536-544




aus: Der Anaesthesist 3/97, S. 252

Anaesthesist
1997 · 46: 350–359 © Springer-Verlag 1997

**Redaktion**
H.J. Bardenheuer, Heidelberg
O. Hilfiker, Aarau
R. Larsen, Homburg/Saar
J. Radke, Halle

Die Beiträge der Rubrik „Weiterbildung" sollen dem Stand des zur Facharztprüfung für den Anästhesisten notwendigen Wissens entsprechen und zugleich dem Facharzt als Repetitorium dienen. Die Rubrik beschränkt sich auf klinisch gesicherte Aussagen zum Thema.

▶ **Succinylcholin**

▶ **Ideales Muskelrelaxanz**

**Bei langwirkenden Muskelrelaxanzien: postoperativ häufig unvollständige Erholung von der neuromuskulären Blockade.**



**Thomas Fuchs-Buder** • Homburg/Saar

# Neue Muskelrelaxanzien

## Update Mivacurium, Rocuronium und Cis-Atracurium

### Neue Muskelrelaxanzien – wozu?

**Seit über 50 Jahren werden Muskelrelaxanzien in der Anästhesie eingesetzt, als erstes Muskelrelaxanz d-Tubocurarin, sehr bald gefolgt von Gallamin (1950), Succinylcholin (1956), Alcuronium (1962) sowie Pancuronium (1968). Durch den Einsatz von Muskelrelaxanzien konnten unwillkürliche perioperative Patientenbewegungen gezielt unterbunden werden. Dies erleichterte die Kontrolle der Beatmung und verbesserte deutlich die chirurgischen Operationsbedingungen. Muskelrelaxanzien wurden rasch zu einem festen Bestandteil der Allgemeinanästhesie und trugen maßgeblich zum Fortschritt in Anästhesie und Chirurgie bei. Mit Succinylcholin und Pancuronium werden zumindest zwei Substanzen aus der damaligen Zeit auch heute noch regelmäßig verwendet.**

Diese erste Generation von Mukelrelaxanzien hatte aber auch einige ganz entscheidende Nachteile: Die nicht-depolarisierenden Substanzen zeichneten sich alle durch einen langsamen Wirkungseintritt, lange Wirkdauer, postoperativen Überhang sowie z.T. ausgeprägte kardiozirkulatorische Nebenwirkungen aus. ▶ Succinylcholin mit seinem bis heute unerreichten Profil aus raschem Wirkungseintritt und kurzer Wirkdauer ist aber gleichzeitig auch das Muskelrelaxanz mit dem größten Nebenwirkungspotential. Diese Nebenwirkungen sind z.T. an den depolarisierenden Wirkmechanismus gebunden wie Faszikulationen, Myalgien, Anstieg des intraokulären Drucks, Hyperkaliämie; z.T. sind sie aber auch unabhängig davon: kardiozirkulatorische Effekte, Triggersubstanz bei maligner Hyperthermie, massive Wirkungsverlängerung bei atypischer Plasmacholinesterase.

Der Bedarf an Substanzen, deren Wirkprofil besser den klinischen Anforderungen entspricht, fand schließlich seinen Ausdruck in der Definition ▶ „idealer Muskelrelaxanzien" durch Savarese und Kitz 1972. Sie forderten drei Klassen von nicht-depolarisierenden Muskelrelaxanzien: solche mit kurzer, mittellanger und langer Wirkdauer. Darüber hinaus sollten die Substanzen nicht kumulieren und frei von kardiozirkulatorischen Nebenwirkungen sein.

In der Folge konzentrierten sich intensive Forschungen um zwei unterschiedliche Substanzklassen: Aminosteroide und Benzylisochinoline. Dies führte schließlich zu Beginn der achziger Jahre zur Einführung von Vecuronium-Bromid und Atracurium-Besylat. Die mittellange Wirkdauer beider Substanzen sowie die kardiozirkulatorische Stabilität von Vecuronium bzw. der organunabhängige Abbau von Atracurium erlaubten dem Anästhesisten, sich bei der Wahl des Muskelrelaxanz' besser den individuellen Bedürfnissen des Patienten und der Operationsdauer anzupassen. Dies beeinflußte direkt und auf eindrucksvolle Art das „Outcome" der Patienten. Während nach Gabe von langwirksamen Muskelrelaxanzien wie Pancuronium bei etwa 30-40% der Patienten mit unvollständiger Erholung der

Dr. med. Thomas Fuchs-Buder, Klinik für Anaesthesiologie und Intensivmedizin, Universitätskliniken des Saarlandes, D-66421 Homburg-Saar

neuromuskulären Blockade im Aufwachraum zu rechnen ist, konnte dieser Prozentsatz durch die Verwendung der mittellang wirksamen Substanzen Vecuronium und Atracurium auf deutlich unter 10% reduziert werden. Atracurium und Vecuronium sind zum Maßstab für zukünftige Substanzen geworden. Neue Substanzen stellen nur dann einen klinisch relevanten Fortschritt dar, wenn sie unter Beibehaltung der positiven Charakteristika ihrer Vorgänger zusätzliche Vorteile bieten. Bevor auf die einzelnen Substanzen eingegangen wird, vorab einige in der Folge verwandte Begriffe zur Charakterisierung von Mukelrelaxanzien.

### Charakterisierung von Mukelrelaxanzien

#### Neuromuskuläre Potenz
▶ ED95: Dosis eines Muskelrelaxanz, die zu einer 95%igen neuromuskulären Blockade führt; wird in mg/kg oder µg/kg angegeben. Daraus leitet sich die ▶ Intubationsdosis ab; sie entspricht im allgemeinen $2 \times ED_{95}$.

#### Verlauf der neuromuskulären Blockade
▶ Anschlagzeit: Zeit zwischen Beginn der Injektion des Muskelrelaxanz bis zur maximalen neuromuskulären Blockade.

▶ Klinische Wirkdauer ($DUR_{25}$) : Zeit zwischen der Injektion des Muskelrelaxanz bis zur Erholung der neuromuskulären Blockade auf 25% des Ausgangswertes. Während dieses Zeitraums reicht die Muskelrelaxation für die Mehrzahl der chirurgischen Eingriffe aus. Die klinische Wirkdauer dient auch der Klassifizierung von Muskelrelaxanzien in kurz wirksame ($DUR_{25}$ <20 min), mittellang wirksame ($DUR_{25}$ 20-50 min) und lang wirksame ($DUR_{25}$ >50 min) Substanzen.

▶ Gesamtwirkdauer ($DUR_{95}$): Zeit zwischen der Injektion des Muskelrelaxanz bis zur Erholung der neuromuskulären Blockade auf 95% des Ausgangswertes; beträgt im allgemeinen $2 \times DUR25$; gilt als ein Maß für die neuromuskuläre Erholung, die es erlaubt, den Patienten zu extubieren.

▶ Erholungsindex (Recovery Index, RI) : Zeit zwischen 25-75%iger Erholung der neuromuskulären Blockade.

Während sowohl Anschlagzeit als auch klinische Wirkdauer und Gesamtwirkdauer direkt von der Dosis des Muskelrelaxanz abhängig sind (die in der Literatur angegebenen Daten beziehen sich normalerweise auf $2 \times ED_{95}$), ist der Erholungsindex weitestgehend unabhängig von der verabreichten Dosis.

#### Hämodynamische Nebenwirkungen
Hauptursachen für die ▶ hämodynamischen Nebenwirkungen von Muskelrelaxanzien sind die chemische Freisetzung von Histamin und die verschiedenen Interaktionen mit dem autonomen Nervensystem.

▶ Autonomes Nervensystem: Alle präganglionären Neurone, die des Parasympatikus und auch des Sympatikus, sind cholinerg mit entsprechenden Nikotin-Rezeptoren (n-Cholinozeptoren). Darüber hinaus sind die postganglionären Neurone des Parasympatikus ebenfalls cholinerg, allerdings mit Muskarin-Rezeptoren (m-Cholinozeptoren). Die unterschiedliche Affinität eines Muskelrelaxanz zu den n-Cholinozeptoren der Skelettmuskulatur und den n- bzw. m-Cholinozeptoren des autonomen Nervensystems bestimmt das Ausmaß und die klinische Relevanz der hämodynamischen Nebenwirkungen.

Als ▶ autonome Sicherheitsreserve wird das Verhältnis von ganglionär blockierender zu neuromuskulär blockierender Dosis eines Muskelrelaxanz bezeichnet. So kommt es bei d-Tubocurarin schon in klinisch relevanten Dosen zu einer Blockade autonomer Ganglien, das Verhältnis autonomer zu neuromuskulär wirksamer Dosis ist also nahe 1. Je höher dieser Quotient desto unwahrscheinlicher ist das Auftreten einer Blockade autonomer Ganglien in der klinischen Anwendung der Substanz.

▶ ED95
▶ Intubationsdosis

▶ Anschlagzeit

▶ Klinische Wirkdauer ($DUR_{25}$)

▶ Gesamtwirkdauer ($DUR_{95}$)

▶ Erholungsindex

▶ Hämodynamische Nebenwirkungen

▶ Autonomes Nervensystem

▶ Autonome Sicherheitsreserve

aus: Der Anaesthesist 4/97, S. 351

▶ **Hemmung der Noradrenalin-Wiederaufnahme**

▶ **Histaminausschüttung**

**Unspezifische Histaminausschüttung läßt sich durch langsame Injektion und durch Prophylaxe mit $H_1$- und $H_2$-Blockern deutlich abschwächen.**

**Atracurium: mittellange Wirkdauer, organunabhängiger Abbau.**
▶ **Hoffmann-Zerfall**

▶ **Esterhydrolyse**

▶ **Unspezifische Esterasen**

**Vecuronium: mittellange Wirkdauer, kardiozirkulatorische Stabilität überwiegend hepatische Metabolisierung.**

▶ Hemmung der Noradrenalin-Wiederaufnahme: Einige Substanzen, z.B. Pancuronium, hemmen darüber hinaus die Noradrenalin-Wiederaufnahme und tragen so zu einer überschießenden hämodynamischen Reaktion bei.

▶ Histaminausschüttung: Quaternäre Ammoniumione, wie nicht-depolarisierende Muskelrelaxanzien, können Histamin freisetzen; dabei unterscheiden sich die einzelnen Substanzen hinsichtlich ihres Potentials. Die Histaminfreisetzung manifestiert sich im allgemeinen als Tachykardie, Blutdruckabfall und als Hauterythem. Die unspezifische Histaminausschüttung unterliegt einer ausgeprägten Tachyphylaxie; entsprechend abgeschwächt sind die klinischen Symptome bei Nachinjektionen des Muskelrelaxanz. Die klinische Manifestation ist von kurzer Dauer (1-5 min), ihr Ausmaß läßt sich durch langsame Injektion (>60 s) und durch Prophylaxe mit $H_1$- und $H_2$-Blockern deutlich abschwächen.

### Muskelrelaxanzien der 80er Jahre: Maßstab für die neuen Substanzen

#### Atracurium

Bei Atracurium handelt es sich um ein nicht depolarisierendes Muskelrelaxanz mit einer Benzylisochinolin-Struktur. Der Abbau von Atracurium erfolgt organunabhängig via Hoffmann-Zerfall und Esterhydrolyse. Beim ▶ Hoffmann-Zerfall handelt es sich um eine chemische Reaktion, die pH- und temperaturabhängig ist. Bei physiologischem pH und normaler Temperatur setzt der Hoffmann-Zerfall spontan ein. Der pH in der gebrauchsfertigen Lösung ist auf Werte um 3,5 eingestellt, um einen in-vitro-Zerfall zu verhindern. Bei der ▶ Esterhydrolyse handelt es sich um eine biologische Reaktion; hierbei sind keine Pseudocholinesterasen beteiligt, sondern sogenannte ▶ unspezifische Esterasen. Der Abbau von Atracurium erfolgt also sowohl unabhängig von Leber und Niere als auch unabhängig von Plasmacholinesterasen. Die Abbauprodukte von Atracurium haben keine neuromuskuläre Aktivität. Laudanosin, einer der wesentlichen Metabolite, wirkt vasodilatierend und ZNS-stimulierend. Laudanosin wird vornehmlich über die Nieren ausgeschieden, entsprechend kumuliert es bei Niereninsuffizienz. Nach heutigem Erkenntnisstand ist jedoch nicht davon auszugehen, daß durch die perioperative Anwendung von Atracurium hinreichend Laudanosin produziert wird, um kardiozirkulatorische oder zerebrale Wirkungen hervorzurufen. Die $ED_{95}$ von Atracurium liegt bei 0,20-0,25 mg/kg; als Intubationsdosis werden entsprechend 0,4-0,5 mg/kg (= 2 $\times ED_{95}$) empfohlen. Die Anschlagzeit beträgt 3-4 min, die klinische Wirkdauer ca. 35 min, der Erholungsindex 12-15 min. Die Injektion von Atracurium kann von vorübergehendem Blutdruckabfall, Tachykardie und einem Hauterythem begleitet sein. Unspezifische chemische Histaminfreisetzung (nicht zu verwechseln mit Histaminfreisetzung in Zusammenhang mit einer allergischen Reaktion) ist als Ursache dieser Symtome anzusehen. Ihr Ausmaß hängt im wesentlichen von der Dosis (ausgeprägter bei Werten über 3 $\times ED_{95}$) und der Injektionsgeschwindigkeit (ausgeprägter bei rascher Bolusinjektion) ab. Eine Prophylaxe mit $H_1$- und $H_2$-Blockern führt zu einer deutlichen Abschwächung dieser Symptome.

#### Vecuronium

Diese Substanz ist ein nicht depolarisierendes Muskelrelaxanz mit einem aminosteroidalen Grundgerüst. Vecuronium wird überwiegend hepatisch und zu einem geringeren Prozentsatz renal eliminiert. Bei Leberinsuffizienz ist die Wirkung verlängert. Die Metabolite von Vecuronium haben z.T. neuromuskuläre Potenz. So weist das 3-Hydroxy-Vecuronium ca. 50% der neuromuskulären Wirkung der Ausgangssubstanz auf. Die Hydroxy-Metabolite von Vecuronium werden hauptsächlich renal ausgeschieden. Bei Patienten mit terminaler Niereninsuffizienz können diese pharmakologisch aktiven Metabolite kumulieren. Die $ED_{95}$ von Vecuronium wird mit 0,04-0,05 mg/kg angegeben, entsprechend wird als Intubationsdosis 0,08-0,1 mg/kg empfohlen. Bei diesen Dosen ist mit einer Anschlagzeit von 3-4 min zu rechnen, die klinische Wirkdauer beträgt ca. 35 min und der Erholungsindex 12-15 min. Vecuronium ist typischerweise frei von kardiozirkulatorischen Nebenwirkungen. Auch eine rasche Bolusinjektion eines Mehrfachen der Intubationsdosis hat keine hämodynamischen Effekte. Vecuronium führt normalerweise nicht zu Histaminfreisetzung.

Als das Thema Muskelrelaxanzien zuletzt an dieser Stelle behandelt wurde [1], wurden auch Pipecuronium und Doxacurium, zwei zum damaligen Zeitpunkt neue Substanzen mit langer Wirkdauer, vorgestellt. Obwohl beide Substanzen durch ausgeprägte kardiozirkulatorische Stabilität charakterisiert sind, konnten sie Pancuronium nicht im klinischen Alltag ablösen. Beide Substanzen sind heute nur noch von untergeordneter klinischer Bedeutung. Rocuronium und Mivacurium wurden damals auch vorgestellt, waren aber noch nicht im Handel. Inzwischen werden beide Substanzen klinisch eingesetzt. Entsprechend konnten umfangreiche Erfahrungen im klinischen Umgang mit diesen Substanzen gesammelt werden. Dies erlaubt zum heutigen Zeitpunkt ein differenziertes Abwägen von Vor- und auch Nachteilen dieser Medikamente im Vergleich zu den Referenzsubstanzen Vecuronium und Atracurium. Bezüglich Cis-Atracurium kann zur Zeit nur auf eine begrenzte Anzahl klinischer Erfahrungsberichte zurückgegriffen werden, da die Substanz erst kürzlich zur klinischen Anwendung zugelassen wurde.

## Mivacurium

Mivacurium ist ein nicht depolarisierendes Muskelrelaxanz mit Benzylisochinolin-Struktur. Die Substanz liegt als fertige Injektionslösung vor. Der ▶ Metabolismus von Mivacurium erfolgt via hydrolytische Spaltung durch Plasmacholinesterase (PChE). Die entstehenden Metabolite weisen keine neuromuskuläre Aktivität mehr auf; sie werden biliär und hepatisch eliminiert. Die ▶ $ED_{95}$ von Mivacurium beträgt 0,07-0,08 mg/kg, entsprechend wurde initial als ▶ Intubationsdosis 0,15 mg/kg ($2 \times ED_{95}$) vorgeschlagen. In der klinischen Anwendung zeigte sich jedoch, daß die Intubationsbedingungen nach 0,15 mg/kg Mivacurium nicht immer befriedigend waren, so daß die zur Intubation empfohlene Dosis nach oben korrigiert wurde. Heute werden 0,2-0,25 mg/kg Mivacurium als Intubationsdosis eingesetzt [2]. Nach dieser Dosis ist innerhalb von 3 min mit einer vollständigen neuromuskulären Blockade (▶ Anschlagzeit) zu rechnen; die Intubationsbedingungen sind durchweg gut bis sehr gut.

Auch bei Mivacurium hängt die ▶ Wirkdauer direkt von der Dosis ab. Während nach 0,15 mg/kg Mivacurium je nach Autor eine DUR25 zwischen 15-20 min angegeben wird, verlängert sich diese Zeitspanne bei einer Dosis von 0,25 mg/kg auf Werte zwischen 20-25 min. Mivacurium ist somit das nicht depolarisierende Muskelrelaxanz mit der kürzesten Wirkdauer.

Vielleicht bedeutsamer noch als die relativ kurze Wirkdauer ist die rasche Erholung einer durch Mivacurium induzierten neuromuskulären Blockade. Der ▶ Erholungsindex von Mivacurium beträgt 5-10 min; unabhängig von der applizierten Gesamtdosis und der Applikationstechnik, sei es Bolus oder kontinuierliche Infusion [3]. Bei Mivacurium wird im Gegensatz zu den übrigen nicht depolarisierenden Muskelrelaxanzien die neuromuskuläre Blockade nicht durch Rückverteilungsprozesse, sondern direkt durch Metabolisierung der Substanz durch PChE beendet. Die Spontanerholung eines durch Mivacurium induzierten neuromuskulären Blocks ist dadurch deutlich schneller als die anderer nicht depolarisierender Muskelrelaxanzien. Für Patienten, bei denen auf eine pharmakologische Antagonisierung des neuromuskulären Blocks verzichtet werden soll, ist dies von klinischer Relevanz. Im Falle einer pharmakologischen Antagonisierung (z.B. durch Neostigmin) ist der Erholungsindex von Mivacurium mit dem von Vecuronium oder Atracurium vergleichbar (Abb. 1).

Mit der entsprechend höheren Intubationsdosis (0,2-0,25 mg/kg) kommt es auch häufiger zu klinisch manifester ▶ Histaminausschüttung (Blutdruckabfall und Hauterythem, häufig im Bereich der Injektionsstelle). In der Folge wurden mehrere Applikationstechniken vorgeschlagen, die zu einer Abschwächung der histaminbedingten Veränderungen führen sollen: Die Intubationsdosis von 0,2-0,25 mg/kg soll fraktioniert gegeben werden (0,15 mg/kg im Bolus und 30 s später die Restdosis). Alternativ wird vorgeschlagen, die Gesamtdosis langsam über 30-60 s zu injizieren. Ob diese Empfehlungen sich im klinischen Alltag umsetzen lassen, ist fraglich. Eine effektivere Methode, die durch Histamin bedingten Nebenwirkungen von Mivacurium abzuschwächen, ist die Prämedikation mit $H_1/H_2$-Antagonisten, wie von Doenicke und Mitarbeitern vorgeschlagen [5].

▶ **Metabolismus**
**Mivacurium: rasche Spontanerholung dank Metabolismus durch PChE.**
▶ **$ED_{95}$**
▶ **Intubationsdosis**

**Intubationsdosis von Mivacurium: 0,2-0,25 mg/kg**

▶ **Anschlagzeit**

▶ **Wirkdauer**

**Mivacurium: das am kürzesten wirkende nicht depolarisierende Muskelrelaxanz**

▶ **Erholungsindex 5-10 min**

▶ **Bei Mivacurium häufig Histaminausschüttung**

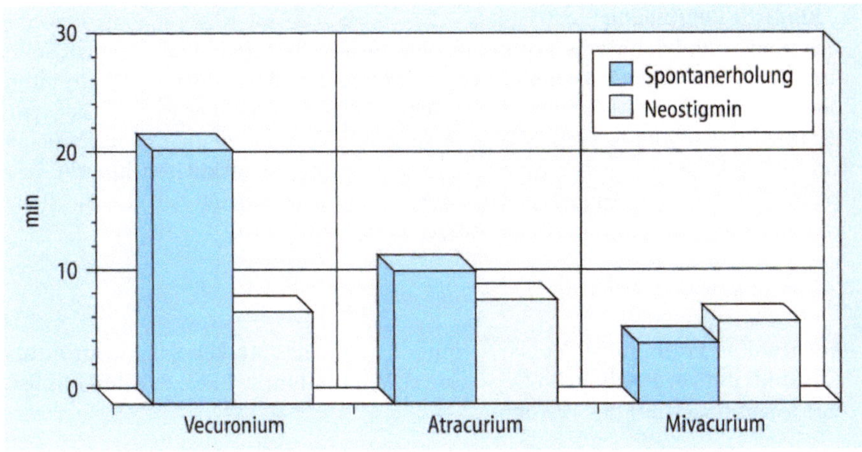



**Abb. 1** ◄
**Erholungsindex von Vecuronium, Atracurium und Mivacurium nach Neostigmin bzw. spontan (modifiziert nach [4]): Deutlich kürzere Spontanerhohlung nach Mivacurium. Im Falle einer Antagonisierung durch Neostigmin ist der Erholungsindex von Mivacurium jedoch mit dem von Vecuronium oder Atracurium vergleichbar**

**Mivacurium wird durch Plasmacholinesterasen inaktiviert.**

**Cave: Wirkungsverlängerung von Mivacurium bei atypischer PChE.**

▶ **Verminderung der Plasmacholinesterase-Aktivität**
▶ **Leberinsuffizienz**

▶ **Terminale Niereninsuffizienz**

▶ **Pädiatrie**

▶ **Kontinuierliche Infusion**

### Plasmacholinesterase

Grundlage für die kurze Wirkdauer und die rasche Spontanerholung ist die Inaktivierung von Mivacurium durch Plasmacholinesterasen. In vitro beträgt die Geschwindigkeit der enzymatischen Hydrolyse der Substanz etwa 70% derjenigen von Succinylcholin. Plasmacholinesterase, auch Pseudocholinesterase (PChE) genannt, kommt im Plasma, Herz und ZNS sowie in Leber und Pankreas vor; sie ist von der in Erythrozyten und Nervenendigungen vorkommenden Acetylcholinesterase zu unterscheiden. Ihre physiologische Funktion ist nicht vollständig geklärt. Im anästhesiologischen Kontext ist sie für die Hydrolyse von esterartigen Lokalanästhetika sowie von Succinylcholin und neuerdings eben auch von Mivacurium von Bedeutung. Die enzymatische Aktivität hängt vom Genotyp ab; sie wird als Dibucainzahl quantifiziert. Die 4 wichtigsten Genotypen sind in Tabelle 1 aufgeführt. Eine Einschränkung der Plasmacholinesteraseaktivität (Reduktion der Dibucainzahl) führt zu einer entsprechenden Verlängerung der Wirkdauer von Mivacurium. Bei Patienten, die homozygot für die atypische Plasmacholinesterase sind, kann es zu einer neuromuskulären Blockade von mehreren Stunden kommen. In diesen Fällen sollten keine Antagonisierungsversuche unternommen werden, vielmehr sollten die Patienten nachbeatmet und die Spontanerholung abgewartet werden.

Neben einer genetisch bedingten ▶ Verminderung der Plasmacholinesterase-Aktivität führt auch die fortgeschrittene ▶ Leberinsuffizienz zu diesem Effekt. Entsprechend ist mit einer Verlängerung der $DUR_{25}$ auf Werte um 60 min zu rechnen; der Erholungsindex ist um den Faktor 3 verlängert [6]. Bezüglich der Pharmakodynamik von Mivacurium bei ▶ terminaler Niereninsuffizienz liegen z.Zt. noch kontroverse Ergebnisse vor. In einigen Untersuchungen wird eine Verlängerung der $DUR_{25}$ und des Erholungsindexes berichtet, andere Arbeiten bestätigen dies nicht [6, 7].

▶ Pädiatrie: Bei Kleinkindern ab einem Alter von 12 Monaten werden ebenfalls 0,20-0,25 mg/kg empfohlen. Die klinische Wirkdauer beträgt etwa bei 10 min, ist also kürzer als bei Erwachsenen. Zur Aufrechterhaltung der neuromuskulären Blockade mittels ▶ kontinuierlicher Infusion werden 5-8 µg/kg/min Mivacurium empfohlen.

**Tabelle 1**
**DUR$_{25}$ von Mivacurium in Abhängigkeit von der PChE-Aktivität**

| Genotype | PChE-Aktivität (%) | Dibucain-Zahl | Inzidenz | DUR$_{25}$ |
|---|---|---|---|---|
| $E_1^uE_1^u$ | 100 | 80 | 96% | 20 min |
| $E_1^uE_1^a$ | 50-75 | 50-70 | 1:200 | 35-40 min |
| $E_1^aE_1^a$ | 10-25 | 10-25 | 1:2000 | >2 Std |
| $E_1^sE_1^s$ | 0 | 0 | 1:100000 | >> 2 Std |

*$E_1^uE_1^u$: Homozygot für normales (usual) Gen; $E_1^uE_1^a$: heterozygot für atypisches Gen; $E_1^aE_1^a$: homozygot für atypisches Gen; $E_1^sE_1^s$: homozygot für stilles (silent) Gen*

### Klinische Beurteilung

Das pharmakodynamische Profil von Mivacurium liegt zwischen Succinylcholin und den mittellang wirksamen Muskelrelaxanzien wie Atracurium, Vecuronium oder Rocuronium. Aufgrund seiner sehr raschen Spontanerholung (normale PChE-Aktivität vorausgesetzt) bietet Mivacurium Vorteile in Situationen, in denen auf eine pharmakologische Antagonisierung des neuromuskulären Blockes verzichtet werden soll. Aufgrund der kurzen Wirkdauer eignet sich die Substanz ebenfalls für elektive Eingriffe von kurzer Dauer (<30 min).

### Rocuronium

Rocuronium ist ein nicht depolarisierendes steroidales Muskelrelaxanz, strukturverwandt mit Vecuronium. Im Gegensatz zu Vecuronium steht die Substanz als fertige Injektionslösung zur Verfügung.

▶ Metabolismus: Rocuronium wird überwiegend hepatobiliär (ca. 80%) und zu einem geringeren Teil renal (ca. 10-20%) eliminiert. Die Substanz wird größtenteils unverändert ausgeschieden, es entstehen keine Metabolite mit neuromuskulärer Aktivität [8].

Die ▶ ED$_{95}$ von Rocuronium wird mit 0,3 mg/kg angegeben, die empfohlene ▶ Intubationsdosis beträgt 0,6 mg/kg (= $2 \times$ ED$_{95}$). Rocuronium hat also eine ca. 6-8-fach geringere neuromuskuläre Potenz als Vecuronium. Es mag vielleicht überraschen, aber diese geringe neuromuskuläre Potenz gilt als Grundlage für den raschen Wirkungseintritt: Rocuronium muß entsprechend höher dosiert werden; somit stehen mehr Moleküle zur Verfügung um über den synaptischen Spalt zur Endplatte zu diffundieren als bei einem potenteren Muskelrelaxanz. Nach heutigem Kenntnisstand kann ein rascher Wirkungseintritt also eher mit einem Muskelrelaxanz geringerer neuromuskulärer Potenz erreicht werden.

Die ▶ Anschlagzeit einer Intubationsdosis von Rocuronium variiert je nach Meßmethode zwischen 60 und 150 s. Wichtiger noch als die reine Anschlagzeit ist die rasche Entwicklung guter Intubationsbedingungen (45-90 s nach Injektion) von Rocuronium. In diesem Punkt unterscheidet sich die Substanz von den anderen nicht depolarisierenden Muskelrelaxanzien.

Sowohl in Bezug auf die ▶ DUR$_{25}$ als auch auf den ▶ Erholungsindex ist Rocuronium mit Vecuronium vergleichbar: Für die klinische Wirkdauer werden ca. 35 min angegeben und für den Erholungsindex 12-15 min. Die Pharmakodynamik von Rocuronium wird durch eine terminale Niereninsuffizienz nicht beeinflußt. Bei ausgeprägter ▶ Leberinsuffizienz ist mit einer verzögerten Spontanerholung zu rechnen. In Bezug auf die zu erwartenden ▶ Nebenwirkungen ähnelt Rocuronium ebenfalls Vecuronium. Entsprechend gering ist die Rate unerwünschter Wirkungen: Auch die rasche Injektion eines Mehrfachen der Intubationsdosis führte nicht zu Histaminausschüttung. Hingegen wurde in einigen Untersuchungen eine geringe Vagolyse beschrieben. In klinisch relevanter Dosierung ist auch nach Rocuronium nicht mit kardiovaskulären Nebenwirkungen zu rechnen.

▶ Pädiatrie: In der Kinderanästhesie werden 0.6 mg/kg Rocuronium zur Intubation empfohlen. Für Kinder ab 12 Monaten wird eine Wirkdauer von ca. 25 min angegeben; sie ist damit etwas kürzer als bei Erwachsenen. Der Erholungsindex liegt in dieser Patientengruppe bei 10 min. Zur Aufrechterhaltung der neuromuskulären Blockade mittels ▶ kontinuierlicher Infusion werden 5-10 µg/kg/min Rocuronium empfohlen.

### Rocuronium zur Blitzintubation?

Die Anschlagzeit von Rocuronium ist kürzer als die anderer nicht depolarisierender Muskelrelaxanzien. Dies erlaubt eine raschere Anästhesieeinleitung und Intubation. Unabhängig davon stellte sich schon frühzeitig die Frage, ob Rocuronium eine Alternative zu Succinylcholin für die ▶ Blitzintubation sein könne. Im Falle einer Kontraindikation für Succinylcholin stehen dem Anästhesisten zur Zeit eine Reihe von Alternativtechniken zur Verfügung. Diese Techniken versuchen, mit unterschiedlichen Mitteln die Anschlagzeit herkömmlicher nicht depolarisierender

Muskelrelaxanzien zu beschleunigen. Die am weitesten verbreiteten Methoden sind: „Priming Technik", „Timing Technik" und „Megadosis".

**▶ Priming Technik**

▶ Priming Technik: Bei dieser Methode wird eine fraktionierte Dosis eines nicht depolarisierenden Muskelrelaxanz 5-10 min vor der eigentlichen Einleitung gegeben, die Restdosis im Anschluß an die Narkoseeinleitung. Die Anschlagzeit des Muskelrelaxanz wird durch diese Technik deutlich verkürzt, so daß eine Blitzintubation möglich wird. Wesentlicher Nachteil dieser Methode ist, daß bereits nach der ersten Dosis des Muskelrelaxanz bei einem Teil der Patienten mit Anzeichen von neuromuskulärer Blockade zu rechnen ist, der Patient also dem Risiko einer pulmonalen Aspiration ausgesetzt ist.

**▶ Timing Technik**

▶ Timing Technik: Hierbei wird die Gesamtdosis des nicht depolarisierenden Muskelrelaxanz vor der eigentlichen Narkoseeinleitung gegeben; sobald sich erste Anzeichen von Muskelschwäche manifestieren, wird die Narkose eingeleitet. Es ist dann mit einem raschen Fortschreiten des Muskelblockes zu rechnen. Auch bei dieser Technik wird somit eine Blitzintubation möglich. Die Methode ist ebenfalls mit einem Aspirationsrisiko verbunden und wird außerdem von einigen Patienten als unangenehm empfunden.

**▶ Megadosis**

▶ Megadosis: Letztendlich hängt die Anschagzeit eines Muskelrelaxanz von der verabreichten Dosis ab. Je höher die Dosis, desto rascher der Wirkungseintritt! Mit Vecuronium steht ein nicht depolarisierendes Muskelrelaxanz zu Verfügung, das auch bei entsprechend höherer Dosierung frei von kardiozirkulatorischen Nebenwirkungen ist. Bei Gabe der 3-4fachen Intubationsdosis wird die Anschlagzeit soweit verkürzt, daß eine Blitzintubation möglich ist. Im Gegensatz zu den beiden vorher genannten Techniken setzt diese sogenannte „Megadosis Vecuronium" den Patienten keinem zusätzlichen Aspirationsrisiko aus. Ihr Nachteil besteht in einer deutlichen Verlängerung der Wirkdauer von Vecuronium auf Werte um 2-3 Stunden.

Bereits mit einer üblichen Intubationsdosis von Rocuronium 0,6 mg/kg = 2 × ED95) können Intubationsbedingungen erzielt werden, die sich nicht von denen nach Succinylcholin unterscheiden. So zeigten Sparr und Mitarbeiter [9], daß bereits 45 sec nach Alfentanil/Thiopental/ Rocuronium (0,6 mg/kg) bzw. Alfentanil/Propofol/Rocuronium (0,6 mg/kg) die Patienten adäquat zu intubieren und die Intubationsbedingungen mit denen nach Succinylcholin (1 mg/kg) vergleichbar waren (Abb. 2). Eigene Untersuchungen im Bereich der Kinderanästhesie bestätigen diese Ergebnisse [10]. In beiden Untersuchungen wurden die Bedingungen einer Blitzintubation imitiert und die Intubationsbedingungen anhand eines in der Literatur etablierten Scores bewertet.

Die Einleitsequenz Alfentanil/Thiopental oder Propofol/Rocuronium (0.6 -0.9 mg/kg) bietet adäquate Intubationsbedingungen für eine Blitzintubation, ohne den Patienten dem zusätzlichen Risiko einer Aspiration auszusetzen und ohne eine mehrstündige Muskelblockade in Kauf nehmen zu müssen. Im Falle einer

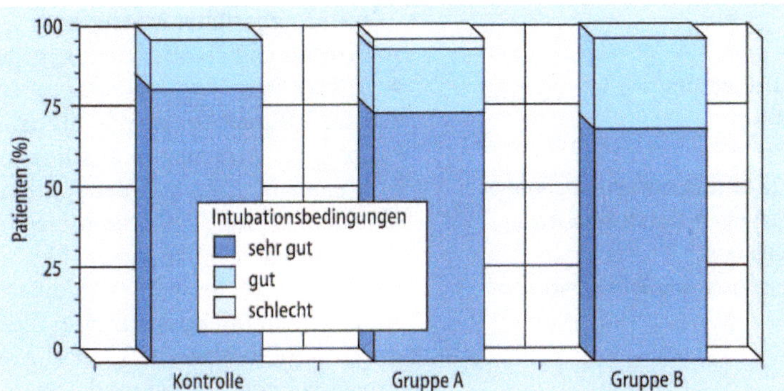


Abb. 2 ▲ **Rocuronium zur Blitzintubation: Ein Vergleich der Intubationsbedingungen zwischen Alfentanil/ Thiopental/Rocuronium (Gruppe A) bzw. Alfentanil/Propofol/ Rocuronium (Gruppe B) sowie Thiopental/ Succinylcholin (Kontrollgruppe); modifiziert nach [9]**

Kontraindikation für Succinylcholin ist diese Sequenz den oben beschriebenen Alternativen zur Blitzintubation vorzuziehen.

Ob Rocuronium darüber hinaus eine Alternative zu Succinylcholin zur Blitzintubation darstellt, wird sich erst durch den praktischen Umgang mit der Substanz in den nächsten Jahren zeigen. In ersten Untersuchungen, bei denen Rocuronium systematisch anstelle von Succinylcholin zur Blitzintubation gegeben wurde, ergaben sich überwiegend gute bis sehr gute Intubationsbedingungen [11]. Zum Vorgehen bei schwieriger Intubation sei auf die ASA-Algorithmen verwiesen.

### Klinische Beurteilung

Rocuronium unterscheidet sich von Vecuronium im wesentlichen in drei Punkten: Rocuronium wird als injektionsfertige Lösung angeboten, die Substanz wird unverändert ausgeschieden – es existieren folglich keine Metabolite mit neuromuskulärer Aktivität -, und schließlich werden nach Rocuronium sehr rasch (45-90 sec) adäquate Intubationsbedingungen erreicht. Letzteres erlaubt die Intubation zu einem früheren Zeitpunkt als mit anderen nicht-depolarisierenden Muskelrelaxanzien. Dies erleichtert die Anästhesieeinleitung und eröffnet darüber hinaus neue Möglichkeiten für die Blitzintubation, wenn auf Succinylcholin verzichtet werden soll. Diese Verbesserungen wurden erreicht unter Beibehaltung der Vecuronium-typischen mittellangen Wirkdauer und der sehr geringen Inzidenz unerwünschter Wirkungen.

### Cis-Atracurium

Cis-Atracurium ist ein nicht depolarisierendes Muskelrelaxanz mit einer Benzylisoquinolin-Struktur. Wie Atracurium liegt auch Cis-Atracurium als fertige Injektionslösung vor. Das Bestreben, eine große therapeutische Breite mit der Möglichkeit eines organunabhängigen Abbaus zu kombinieren, führte zur klinischen Prüfung von Cis-Atracurium (1R-cis, 1'R-cis Atracurium). Es handelt sich bei der Substanz um eines der zehn Stereoisomere, aus denen sich Atracurium zusammensetzt. Zu ca. 15% besteht Atracurium aus dem Isomer Cis-Atracurium.

► Metabolismus: Cis-Atracurium wird ebenfalls organunabhängig via Hoffmann Zerfall abgebaut. Im Gegensatz zu Atracurium unterliegt cis-Atracurium jedoch keiner Esterhydrolyse. ► Die $ED_{95}$ von cis-Atracurium wird mit 0,05 mg/kg, die ► Intubationsdosis entsprechend mit 0,1 mg/kg angegeben. Die neuromuskuläre Potenz ist somit 4-5fach höher als die von Atracurium [12]. Die ► Anschlagzeit von cis-Atracurium (0,1 mg/kg) beträgt 3-5 min, die ► $DUR_{25}$ ca. 45 min und der ► Erholungsindex 15 min. Eine Erhöhung der Intubationsdosis auf 0,15 mg/kg, wie in einigen Untersuchungen vorgeschlagen [13], verkürzt die Anschlagzeit, verlängert aber gleichzeitig die $DUR_{25}$. Nach 0,15 mg/kg cis-Atracurium ist demnach mit einer klinischen Wirkdauer von ca. 55 min zu rechnen. Das pharmakologische Profil von cis-Atracurium wird durch eine terminale Niereninsuffizienz oder Leberfunktionsstörung nicht beeinträchtigt.

### Vorteil gegenüber Atracurium

Als Vorteil von cis-Atracurium gegenüber Atracurium ist die wesentlich geringere ► Histaminfreisetzung anzusehen, entsprechend werden signifikant weniger Hautreaktionen beobachtet als bei Atracurium. Darüber hinaus entsteht beim Abbau von cis-Atracurium deutlich weniger ► Laudanosin. Auch bei der Bolusinjektion eines Mehrfachen der Intubationsdosis werden nach cis-Atracurium weder eine dosisabhängige Histaminfreisetzung noch klinisch relevante Veränderungen des arteriellen Blutdruckes oder der Herzfrequenz beobachtet [14, 15]. Dadurch wird die Handhabung des Medikaments erleichtert. Die bei Atracurium empfohlene langsame Injektion entfällt. Cis-Atracurium kann als rasche Bolusinjektion gegeben werden, ohne daß mit klinisch relevanten hämodynamischen Veränderungen gerechnen werden muß. Dies sollte die Benutzung von cis-Atracurium auch in Situationen erlauben, in denen Atracurium bisher nicht indiziert war, so zum Beispiel höher dosiert zur Blitzintubation.

---

**Rocuronium – Unterschiede zu Vecuronium:**
- **Injektionfertige Lösung**
- **keine aktive Metabolite**
- **rasch adäquate Intubationsbedingungen (45 -90 s)**

**Cis-Atracurium: organunabhängiger Metabolismus.**

► **Metabolismus**

► **$ED_{95}$**
► **Intubationsdosis**
► **Anschlagzeit**
► **$DUR_{25}$**
► **Erholungsindex**

► **Histaminfreisetzung**
► **Laudanosin**

**Cis-Atracurium: Unterschiede zu Atracurium:**
- **wesentlich geringere Histaminfreisetzung**
- **weniger Laudanosin**
- **langsame Injektion nicht erforderlich**



aus: Der Anaesthesist 4/97, S. 357

▶ **Verminderte Laudanosinbildung**

Die klinische Relevanz einer ▶ verminderten Laudanosinbildung beim Abbau von cis-Atracurium ist weniger offensichtlich. Laudanosin hat neurostimulierende bzw. neurotoxische Eigenschaften. Es wird jedoch davon ausgegangen, daß dies im klinischen Alltag ohne Konsequenzen ist; die jahrelange Erfahrung mit Atracurium bestätigt dies im übrigen. Dennoch gibt es Situationen, in denen die Anwendung von Atracurium wegen seiner Laudanosinbildung immer noch umstritten ist. Dazu zählen Bereiche der Neuroanästhesie sowie die langfristige Gabe auf der Intensivstation. Die bei cis-Atracurium um 80-90% verminderte Laudanosinbildung ist hier als Verbesserung gegenüber Atracurium anzusehen.

▶ **Pädiatrie**

▶ **Kontinuierliche Infusion**

▶ Pädiatrie: Bei Kindern ab 2 Jahren wird ebenfalls 0,1 mg/kg cis-Atracurium zur Intubation empfohlen. Die klinische Wirkdauer wird mit 30 min angegeben, die $DUR_{95}$ mit 45 min.

Zur ▶ Aufrechterhaltung der neuromuskulären Blockade mittels ▶ kontinuierlicher Infusion werden 1-2 µg/kg/min cis-Atracurium empfohlen.

### Klinische Beurteilung

Analog zu Atracurium bewahrt das Isomer cis-Atracurium den organunabhängigen Abbau durch Hoffmann-Spontanzerfall. Aufgrund der im Vergleich zu Atracurium deutlich geringeren Histaminfreisetzung zeichnet sich die Substanz durch eine bessere kardiovaskuläre Stabilität aus.

### Neuromuskuläres Monitoring

Auch die neuen Muskelrelaxanzien können nur dann sicher und bedarfsentsprechend eingesetzt werden, wenn die neuromuskuläre Blockade überwacht wird. Neuromuskuläres Monitoring erlaubt die individuelle Anpassung der neuromuskulären Blockade an den Patienten und die perioperative Situation. Darüber hinaus kann durch neuromuskuläres Monitoring der Zeitpunkt und die Effizienz der pharmakologischen Antagonisierung des neuromuskulären Blockes angemessen überwacht werden.

▶ **Train-of-four TOF**

Neuromuskuläres Monitoring besteht im allgemeinen darin, einen peripheren motorischen Nerven zu stimulieren und die Reizantwort entweder visuell oder taktil abzuschätzen bzw. aufzuzeichnen. Das am häufigsten angewandte Stimulationsmuster ist die vor über 20 Jahren entwickelte ▶ Train-of-Four-Stimulation TOF (Vierfachreizung). Es handelt sich dabei um eine Serie von vier Einzelreizen, die mit einer Frequenz von 2 Hz (4 Stimulationen in 2 sec.) appliziert werden. Dieses Reizmuster erlaubt ein semiquantitatives Abschätzen der Muskelblockade. Ein Kontrollwert vor der Injektion des Muskelrelaxanz ist nicht nötig. Die TOF-Stimulation eignet sich sowohl zur Überwachung der perioperativen Relaxation als auch der Erholung von der neuromuskulären Blockade. Ein neuromuskulärer Block, beim dem noch 1-2 der 4 Einzelreize wahrgenommen werden, reicht für die Mehrzahl der chirurgischen Eingriffe aus. Dies entspricht einem neuromuskulären Block von 90-95%.

▶ **Train-of-four ratio TOFR**

Zur Überwachung der neuromuskulären Erholung wird dabei das Verhältnis von 4. Reizantwort zu 1. Reizantwort beurteilt ▶ Train-of-four-ratio TOFR. Eine TOFR ≥ 0,7 (die 4. Reizantwort entspricht mindestens 70% der 1. Reizantwort) gilt als zuverlässiger relaxometrischer Parameter einer ausreichenden neuromuskulären Erholung. Im klinischen Alltag wird die TOFR jedoch meistens taktil oder visuell erfaßt. Hierbei wird davon ausgegangen, daß eine TOFR ≥0,7 vorliegt, sobald erste und vierte Reizantwort als gleich intensiv wahrgenommen werden. Untersuchungen von Engbaek und Mitarbeiter zeigen, daß bei taktiler oder visueller Abschätzung der TOFR die neuromuskuläre Erholung überschätzt wird. Bereits bei einer neuromuskulären Restblockade, die einer TOFR von 0,3-0,4 entspricht, wird kein Unterschied zwischen vierter und erster Reizantwort festgestellt. Die ▶ „Double Burst Stimulation", DBS, ist zur Erfassung der neuromuskulären Erholung besser geeignet. Mit diesem Reizmuster ist eine taktile oder visuelle Erfassung bis zu einer neuromuskulären Restblockade, die einem TOFR von etwa 0,6 entspricht, möglich [15].

**TOFR ≥ 0,7: zuverlässiges Zeichen einer ausreichenden neuromuskulären Erholung.**

▶ **Double Burst Stimulation DBS**

**DBS zur taktilen oder visuellen Abschätzung der neuromuskulären Erholung besser geeignet als TOF**

Bei einer „Double Burst Stimulation" (DBS) werden zwei 50 Hz-Salven von jeweils 2-3 Einzelreizen angewandt. Der Abstand zwischen den beiden Salven beträgt 750 ms; jede der beiden Salven wird als eine Muskelkontraktion wahrgenommen. Das Ermüdungsphänomen ist nach der DBS deutlich ausgeprägter als nach der TOF-Stimulation; dies erleichtert die taktile oder visuelle Erfassung.

Eine andere Möglichkeit, die Erholungsphase zuverlässig zu überwachen, besteht darin, die TOFR nicht taktil oder visuell abzuschätzen, sondern das Verhältnis von vierter zu erster Reizantwort zu errechnen. Für wissenschaftliche Zwecke wird dazu die Reizantwort mittels Mechanomyographie bzw. Elektromyographie aufgezeichnet und die TOFR errechnet. Diese Registrierverfahren benötigen eine zeitaufwendige und sensible Installation und Kalibration. Sie sind deshalb nicht für die klinische Anwendung zu empfehlen. Im Gegensatz dazu die ▶ Akzelerometrie: bei dieser Meßmethode wird die bei der Muskelkontraktion entstehende Beschleunigung mittels Keramiksensor (Piezoelement) gemessen. Der technische Aufwand ist gering. Diese Methode berechnet die genaue TOFR; auf einem Display wird das Ergebnis dargestellt. Die Gefahr, durch taktile oder visuelle Beobachtung die neuromuskuläre Erholung zu überschätzen, wird so umgangen. Mit dem TOF-Guard® steht inzwischen ein Akzelerometer zur Verfügung, das speziell für den Einsatz im Anästhesiealltag entwickelt wurde.

## Zusammenfassung

Im Vergleich zu den Vorgängersubstanzen bieten die neuen Muskelrelaxanzien spezifische Verbesserungen [16]. Cis-Atracurium erlaubt es, auf ein Muskelrelaxanz mit organunabhängiger Elimination zurückgreifen zu können, ohne die klinischen Auswirkungen der Histaminausschüttung in Kauf nehmen zu müssen. Der Abbau von Mivacurium durch PChE steht für eine sehr schnelle neuromuskuläre Erholung, ein Vorteil, wenn auf eine pharmakologische Antagonisierung des Muskelblockes verzichtet werden soll. Rocuronium schließlich bietet in der Regel bereits 45-90 sec nach Injektion Intubationsbedingungen, die mit denen von Succinylcholin vergleichbar sind. Der übrige Verlauf der neuromuskulären Blockade ähnelt dem von Vecuronium. Auch mit Einführung dieser drei neuen Substanzen gibt es nach wie vor kein „ideales Muskelrelaxanz" für alle Fälle. Für die praktische Anwendung im Anästhesiealltag ergeben sich jedoch mehr Möglichkeiten, sich den individuellen Gegebenheiten des Patienten besser anzupassen. Auch die neuen Muskelrelaxanzien können nur unter Verwendung eines neuromuskulären Monitorings situationsangepaßt und sicher eingesetzt werden.

## Fragen zur Erfolgskontrolle

**1. Definieren Sie die Begriffe ED$_{95}$, Anschlagzeit, klinische Wirkdauer und Gesamtwirkdauer.**

a) ED95: Dosis eines Muskelrelaxans, die zu einer 95%igen neuromuskulären Blockade führt. 2xED95: für die endotracheale Intubation erforderliche Dosis
b) Anschlagzeit: Zeit zwischen Injektion und maximaler neuromuskulärer Blockade
c) Klinische Wirkdauer (DUR25): Zeit zwischen Injektion des Relaxans und Erholung von der motorischen Blockade auf 25% des Ausgangswerts
d) Gesamtwirkdauer (DUR95): Zeit zwischen Injektion des Relaxans und Erholung von der neuromuskulären Blockade auf 95% des Ausgangswerts

**2. Geben Sie ED$_{95}$, Intubationsdosis, Anschlagzeit und Wirkdauer von Mivacurium an.**

Die ED95 von Mivacurium beträgt 0,07 - 0,08 mg/kg, die Intubationsdosis 0,2 - 0,25 mg/kg, die Anschlagzeit ca. 3 min und die Wirkdauer 15-25 min (je nach Dosis)

**3. Wie werden Mivacurium, Rocuronium und Cis-Atracurium inaktiviert?**

Die kurze Wirkdauer von Mivacurium beruht auf der Inaktivierung durch Plasmacholinesterasen (Pseudocholinesterasen). Rocuronium wird dagegen überwiegend (ca. 80%) hepatobiliär eliminiert und nur zu 20% über die Nieren ausgeschieden. Der Abbau von Cis-Atracurium erfolgt organunabhängig durch Hoffmann-Zerfall; im Gegensatz zu Atracurium unterliegt Cis-Atracurium keiner Esterhydrolyse.



aus: Der Anaesthesist 4/97, S. 359

**4. Welcher Vorteil besitzt Cis-Atracurium gegen Atracurium?**

Cis-Atracurium setzt wesentlich weniger Histamin frei, auch entsteht deutlich weniger Laudanosin. Cis-Atracurium kann, im Gegensatz zu Atracurium, rasch als Bolus injiziert werden, ohne daß mit hämodynamischen Reaktionen durch Histaminfreisetzung gerechnet werden muß.

**5. Wodurch unterscheidet sich Rocuronium von Vecuronium?**

Rocuronium liegt als injektionsfertige Lösung vor; die Substanz wird unverändert ausgeschieden (also keine aktiven Metabolite); ausreichende Intubationsbedingungen werden rascher erreicht als mit Vecuronium.

## Literatur


1. Mellinghoff H (1994) **Moderne Muskelrelaxanzien und ihre klinische Anwendung** Anaesthesist 43: 270-282
2. Savarese JJ (1996) **Clinical practice with the new relaxants: Fine tuning the medical and economic aspects of relaxation** International Aesthesia Research Society Review course lectures
3. Savarese JJ, Ali HH, Basta SJ, Embree PB, Scott RP, Sunder N, Weakly N, Wastila WB, El-Sayad HA (1988) **The clinical neuromuscular pharmacology of mivacurium chloride (BW B1090U)** Anesthesiology 68: 723-732
4. Diefenbach C, Buzello W, Mellinghoff H (1995) **Mivacurium chloride – a comparative profile** Acta Anesthesiol Scand 39: Supplementum 106, 23-25
5. Mayer M, Doenicke A, Nebauer AE, Rosenberger C, Lorenz W, Peter K (1993) **Pharmakodynamik und klinische Nebenwirkungen von Mivacurium. Einfluß einer oralen Prämedikation mit $H_1$/$H_2$-Antagonisten** Anaesthesist 42: 592-596
6. Cook DR, Freeman JA, Lai AA, Kang Y, Stiller RL, Aggarwal S, Harrelson JC, Welch RM, Samara B (1992) **Pharmacokinetics of mivacurium in normal patients and in those with hepatic or renal failure** Br J Anaesth 69: 580-585
7. Blobner M, Jelen-Esselborn S, Schneider G, Mann R, Kling M, Luppa P, Schneck HJ, Kochs E (1995) **Effect of renal function on neuromuscular block induced by continuous infusion of mivacurium** Br J Anaesth 74: 452-454
8. Khuenl-Brady KS (1993) **Rocuronium das „ideale" nicht depolarisierende Muskelrelaxanz?** Anaesthesist 42: 757-765
9. Sparr HJ, Giesinger S, Ulmer H, Hollenstein-Zacke M, Luger TJ (1996) **Influence of induction technique on intubating conditions after rocuronium in adults: comparison with rapid-sequence induction using thiopentone and suxamethonium** Br J Anaesth 77: 339-342 10
10. Fuchs-Buder T, Tassonyi E (1996) **Intubation conditions and time course of rocuronium-induced neuromuscular blockade in children** Br J Anaesth 77: 335-338
11. Abouleish E, Abboud T, Lechvalier T, Zhu J. Challian A, Alford K (1994) **Rocuronium (Org 9426) for caesarean section** Br J Anaesth 73: 336-341
12. Belmont MR, Lien CA, Quessy S, Abou-Donia MM, Abalos A, Eppich L, Savarese JJ (1995) **The clinical neuromuscular pharmacology of 51W89 in patients receiving nitrous oxide/opioid/barbiturate anesthesia** Anesthesiology 82: 1139-1145
13. Littlejohn IH, Abhay K, El Sayed A, Broomhead CJ, Duvaldestin P, Flynn PJ (1995) **Intubating conditions following 1R CIS, 1'R CIS atracurium (51W89) a comparison with atracurium** Anaesthesia 50: 499-502
14. Lien CA, Belmont MR, Abalos A, Eppich L, Quessy S, Abou-Donia MM, Savarese JJ (1995) **The cardiovascular effects and histamine-releasing properties of 51W89 in patients receiving nitrous oxide/opioid/barbiturate anesthesia** Anesthesiology 82: 1131-1138
15. Doenicke A, Soukup J, Hoernecke R, Moss J (1997) **The lack of histamine release with Cis-Atracurium: a double-blind comparison with Vecuronium** Anaesth Analg 84: 623-628
16. Drenck NE, Ueda N, Olsen NV, Engbaek J, Jensen E, Skovgaard LT, Viby-Mogensen J (1989) **Manual evaluation of residual curarisation using double burst stimulation: a comparison with train-of-four** Anesthesiology 70: 578-581
17. Hunter JM (1995) **New neuromuscular blocking drugs** N Engl J Med 332: 1691-1698

Anaesthesist
1997 · 46:441–450 © Springer-Verlag 1997

**Redaktion**
H.J. Bardenheuer, Heidelberg
O. Hilfiker, Aarau
R. Larsen, Homburg/Saar
J. Radke, Halle

Die Beiträge der Rubrik „Weiterbildung" sollen dem Stand des zur Facharztprüfung für den Anästhesisten notwendigen Wissens entsprechen und zugleich dem Facharzt als Repetitorium dienen. Die Rubrik beschränkt sich auf klinisch gesicherte Aussagen zum Thema.

Das Gefäßendothel ist an physiologischen und Pathophysiologischen Prozessen beteiligt.

▶ EDRF = NO

Die Biosynthese von NO erfolgt durch Stickstoffmonoxidsynthasen.

▶ **L-Arginin als einziges Substrat der NO-Biosynthese**

▶ **Resynthese von L-Arginin aus L-Citrullin**

▶ **Kofaktoren**



**M. Bauer** • Klinik für Anästhesiologie und Intensivmedizin der Universität des Saarlandes, Homburg/Saar

# Stickstoffmonoxid

### Historie: Vom Endothelium-derived relaxing factor zum Stickstoffmonoxid

**Furchgott und Zawadski berichteten 1980, daß für die dilatierende Wirkung von Acetylcholin auf die glatte Muskulatur in Aortenringpräparationen die Anwesenheit intakter Endothelzellen obligat erforderlich ist – eine Wirkung, die durch einen labilen humoralen Faktor, später als „endothelium-derived relaxing factor" (EDRF) bezeichnet, vermittelt wird. Galt das Endothel historisch als funktionslose Auskleidung der Gefäßwand, ist in den letzten Jahren die Rolle des Endothels für physiologische (z.B. Regulation des basalen Gefäßtonus) wie pathophysiologische Prozesse (z.B. Modulation der Entzündungsreaktion) und hierbei speziell die Rolle von EDRF als Mediator zum Gegenstand intensiver Forschung geworden. Die Identifizierung von ▶ EDRF als Stickstoffmonoxid, also einem anorganischen Gas, 1987 durch Moncada und Palmer war von fundamentaler Bedeutung für das Verständnis der Gefäßbiologie und stellte neben der Charakterisierung der am L-Arginin/NO-Stoffwechsel beteiligten Enzymsysteme einen Meilenstein der sich rasch entwickelnden Vorstellungen zum molekularen Wirkmechanismus von EDRF dar. Insbesondere die Verfügbarkeit komplementärer DNA-Sonden nach Klonierung der Gene, die die pharmakologisch charakterisierten konstitutiven, d. h. unter physiologischen Bedingungen exprimierten, Stickstoffmonoxidsynthasen (cNOS) und eine induzierbare NOS (iNOS) kodieren, erlaubte zwischenzeitlich die Identifizierung einer großen Anzahl von Zellen, die zur Biosynthese von NO in der Lage sind. Hieraus eröffnen sich neue Perspektiven für das Verständnis grundlegender molekularer Mechanismen in Anästhesie und Intensivmedizin.**

### Biosynthese von EDRF/NO durch NOS und Regulation der NOS-Isoenzyme

▶ **L-Arginin** dient nach derzeitigem Kenntnisstand als einziges Substrat für die NO-Biosynthese. Arginin entsteht im Intermediärstoffwechsel der Zelle insbesondere im Harnstoffzyklus; Schlüsselenzyme dieses Stoffwechselwegs (z.B. Argininosuccinatsynthetase und -lyase) sind nicht nur in der Leber als primärem Ort der Harnstoffbiosynthese sondern auch in vielen anderen Geweben vorhanden. Eine ▶ **Resynthese von L-Arginin** aus L-Citrullin ist möglich. Unter dem katalytischen Einfluß der NOS kommt es in einer sauerstoffabhängigen Reaktion mit NADPH als Kosubstrat zur Bildung der Aminosäure L-Citrullin sowie äquimolarer Mengen von NO (Abb. 1). Tetrahydrobiopterin, Flavinnukleotide und Häm werden als ▶ **Kofaktoren** dieser Redoxreaktion benötigt. Das NOS-Molekül weist eine charakteristische Struktur mit N-terminaler Oxygenase-Domäne und C-terminaler Reduktase-Domäne auf, für die eine Sequenzhomologie mit der Cytochrom-P$_{450}$-Reduktase besteht.

**Dr. Michael Bauer** • Klinik für Anästhesiologie und Intensivmedizin der Universität des Saarlandes, 66421 Homburg/Saar

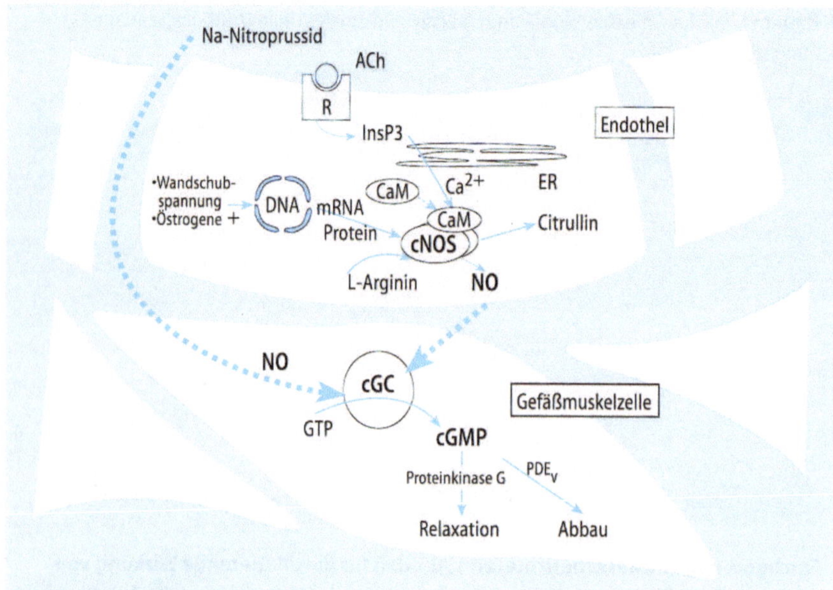



**Abb. 1** ◄ **Regulationsmechanismen der konstitutiven NO-Synthase und Aktivierung der cytoplasmatischen Guanylatcyclase durch endothelabhängige Vasodilatoren (z.B. Acetylcholin; ACh) und endothelunabhängige Nitrovasodilatoren (z.B. Natriumnitroprussid) über Bildung von Stickstoffmonoxid (NO).**

Während Nitroverbindungen durch chemische Freisetzung von NO die Guanylatcyclase direkt aktivieren und daher auch nach Entfernung des Endothels als Vasodilatoren wirken, ist für endothelabhängige Vasodilatoren das Vorhandensein intakter Endothelzellen erforderlich. Nach Anstieg der intrazellulären Ca²⁺-Konzentration kommt es unter dem regulatorischen Einfluß von Calmodulin zur reversiblen Aktivierung des cNOS Homodimers mit anschließender Bildung von Citrullin und NO aus L-Arginin. NO verursacht eine parakrine Aktivierung der cytoplasmatischen Guanylatcyclase in Gefäßmuskelzellen, die über die Bildung von zyklischem Guanosin-monophosphat (cGMP) zur Vasodilation führt

---

**► Isoenzyme der NO-Synthase:**
- **ecNOS (NOS-3)**
- **ncNOS (NOS-1)**
- **iNOS (NOS-2)**


**NO ist potentiell zytotoxisch.**


**► Induktion bzw. Hemmung der Genexpression**


**Die Aktivität von cNOS wird durch Ca²⁺/Calmodulin reguliert.**


**► Änderung der Gefäßwandspannung**


**Induktion durch Zytokine und mikrobielle Produkte.**


**► Expression von NOS-2**


**► Synthese als aktives Homodimer**


**► Transkriptionale Kontrolle der induzierbaren NOS-2**

### Isoenzyme der NOS

Bisher sind zwei ► Isoformen der NOS, die unter physiologischen Bedingungen (=konstitutiv) exprimiert werden und nach ihrem überwiegenden Vorkommen als endotheliale (ecNOS; NOS-3) bzw. neuronale (ncNOS; NOS-1) NOS bezeichnet werden sowie ein induzierbares Isoenzym (iNOS; NOS-2) kloniert und charakterisiert. Während Substrat und Kofaktoren für alle Isoenzyme der NOS identisch sind und konstitutive wie induzierbare NOS in ihrer aktiven Form als Homodimere vorliegen, unterscheiden sich die Regulationsmechanismen der Enzymaktivität für die einzelnen Isoformen grundlegend.

### Regulation der Enzymaktivität

Die Bildung des potentiell zytotoxischen NO wird unter physiologischen Bedingungen engmaschig kontrolliert bei weitgehend konstanter Expression der mRNA sowie der Proteinmonomere für cNOS. Eine Regulation der konstitutiven NOS über ► Induktion bzw. Hemmung der Genexpression ist unter physiologischen (z.B. durch Östrogene), aber auch akuten (z.B. Hypoxie) und chronischen pathophysiologischen Gegebenheiten (z.B. veränderte Wandschubspannung bei Hypertonie) möglich. Die Regulation erfolgt jedoch primär posttranslational über Veränderungen der Enzymaktivität, insbesondere durch den intrazellulären Ca²⁺-Spiegel nach reversibler Bindung des regulatorischen Proteins Calmodulin an das cNOS Homodimer (Abb. 1). Ausdruck dieses Regulationsmechanismus ist eine rasch einsetzende und reversible Stimulation der Produktion picomolarer Mengen von NO, z.B. unter dem Einfluß von ► Änderungen der Gefäßwandspannung bzw. nach Stimulation von Rezeptoren wie dem Acetylcholin- oder Bradykininrezeptor.

Im Gegensatz hierzu sind weder mRNA noch Protein der induzierbaren NOS-2 im Cytosol unstimulierter Zellen vorhanden. Nach Stimulation von Zellen, die zur Expression von NOS-2 fähig sind, z.B. durch Zytokine (wie γ-Interferon), mikrobielle Faktoren (wie Endotoxin) und insbesondere durch Kombination von Zytokinen und bakteriellen Toxinen, kommt es zur ► de novo-Expression der NOS-2 mRNA und bedingt durch die Latenz der Proteinbiosynthese zur verzögerten Akkumulation von NOS-2 Protein. Im Gegensatz zur konstitutiven Isoform erfolgt die ► Synthese als aktives Homodimer, wobei Calmodulin irreversibel an das Enzym gebunden ist. Somit produziert NOS-2 weitgehend unabhängig vom regulatorischen Einfluß des intrazellulären Ca²⁺-Gehalts konstant nanomolare (zytotoxische) Mengen von NO. Mithin unterliegt NOS-2 im Gegensatz zu den konstitutiven NOS-Isoformen primär einer ► transkriptionalen Kontrolle.

Nach Expression des Proteins ist die Verfügbarkeit von Substrat und Kofaktoren der limitierende Faktor der NO-Produktion durch NOS-2. Die Expression von NOS-2 wurde erstmals in Makrophagen beschrieben; sie führt nach



aus: Der Anaesthesist 5/97, S. 442

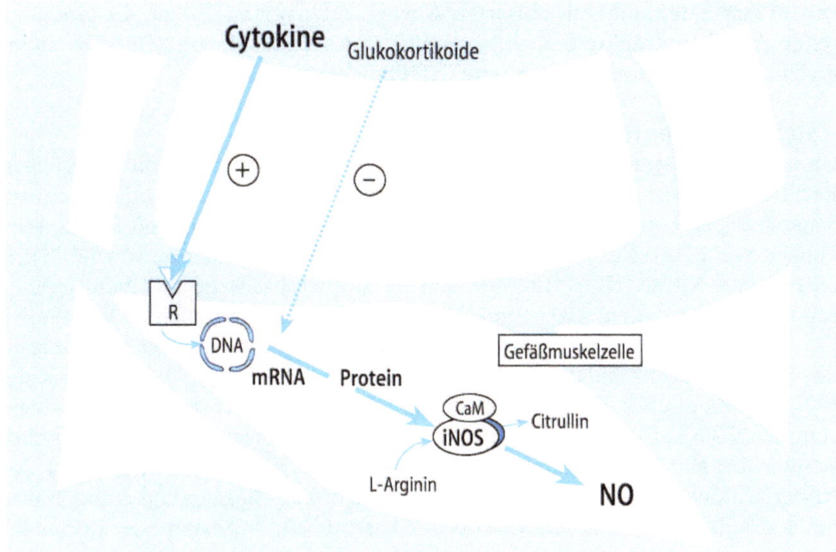



Abb. 2 ◀ **Regulation der induzierbaren NO-Synthase-2**

**Im Gegensatz zur reversiblen Aktivierung der konstitutiven NO-Synthase durch Anstieg der intrazellulären $Ca^{2+}$-Konzentration, erfordert die Aktivierung der NOS-2 eine de novo Expression von mRNA und Protein und ist daher mit einer mehrstündigen Latenzphase verbunden.**

**Nach Induktion kommt es jedoch dann zur Bildung deutlich größerer (zytotoxischer) Mengen von NO ohne modulatorische Wirkung von $Ca^{2+}$/Calmodulin. Die NOS-2- Aktivität ist somit primär transkriptional reguliert. Limitierend wirkt darüberhinaus die Verfügbarkeit von L-Arginin sowie möglicherweise eine „feed back"- Hemmung durch Bindung von NO an die Hämgruppe des NOS-2 Homodimers**

**NO als Effektormolekül der unspezifischen Immunabwehr**
- **Bakterizidie**
- **Zytotoxizität**
- **Allotransplantatabstoßung**

**Das NO-Molekül ist durch hohe Reaktionsfähigkeit und kurze Halbwertszeit gekennzeichnet.**

▶ **Bindung von NO**

Biosynthese des Proteins zur viele Stunden anhaltenden Bildung von NO. Hierbei handelt es sich um einen Effektormechanismus der unspezifischen Immunabwehr im Rahmen mikrobieller Erkrankungen, der „tumor surveillance" und der Abstoßung allogener Transplantate.

### Biochemische Eigenschaften und zelluläre Wirkmechanismen von EDRF/NO

NO besitzt eine ungerade Elektronenzahl, die für die hohe Reaktionsfähigkeit und damit kurze Halbwertszeit des Moleküls in biologischen Systemen verantwortlich ist. Die insbesondere nach Entdeckung der NOS-Aktivität in Endothelzellen kontrovers diskutierte Frage, ob das biochemische Korrelat von EDRF NO oder eine labile Nitrosothiolverbindung darstellt, ist wahrscheinlich durch die (reversible) ▶ **Bindung von NO**, z.B. an ubiquitäre Sulfhydrylgruppen in biologischen Systemen zu erklären. Diese Verbindungen setzen NO erneut frei und werden als mögliche „Carrier" für die humoralen Wirkungen von EDRF/NO diskutiert. Eine weitere chemische Eigenschaft des NO-Moleküls ist die leichte Membrangängig-

**Tabelle 1**
### Charakteristika der NOS-Isoenzyme

| | Konstitutive NOS | Induzierbare NOS (NOS-2) |
|---|---|---|
| Genlokalisation: | (ec)NOS-1: Chromosom 12<br>(nc)NOS-3: Chromosom 7 | Chromosom 17 |
| Substrat: | L-Arginin | dito |
| Hämgruppe: | Protoporphyrin-IX | dito |
| Kofaktoren: | NADPH,<br>Flavinnukleotide (FAD, FMN),<br>Tetrahydrobiopterin | dito |
| Physiologisches Vorkommen: | Endothel (NOS-3), ZNS,<br>periphere autonome<br>Nerven (NOS-1) | |
| Regulation: | $Ca^{2+}$/ Calmodulin | Transkriptional/verfügbares Substrat |
| NO-Produktion: | Gering, (picomolar),<br>„Signalmolekül" | Hoch, (nanomolar),<br>bakterizider Mediator |
| Dauer der NO-Freisetzung: | Kurzzeitig | Stunden |

keit, die trotz der kurzen Halbwertszeit neben autokrinen (also auf die produzierende Zelle beschränkten) auch parakrine Wirkungen, z.B. von EDRF/NO endothelialen Ursprungs auf benachbarte Gefäßmuskelzellen, erlaubt.

### Stoffwechsel von NO

Obwohl die intermediären Produkte der Interaktion von NO mit möglichen Reaktionspartnern wie Thiol- und Thyrosinresten von Peptiden oder reaktiven Sauerstoffspezies innerhalb biologischer Systeme sehr vielfältig und für die Wirkungen von EDRF/NO maßgeblich sind, scheinen nach Oxidation von NO Nitrit (NO$_2^-$) und Nitrat (NO$_3^-$) für die meisten Stoffwechselwege die stabilen Endprodukte darzustellen. NO$_2^-$ und NO$_3^-$ werden renal eliminiert. Quantitative Untersuchungen zum Verbleib inhalierten 15NOs an gesunden Probanden zeigen, daß über 70% nach Oxidation zu NO$_3^-$ im Urin anzutreffen sind. Der Nachweis von NO$_2^-$ in biologischen Flüssigkeiten ist der technisch einfachste Weg zur ▶ Messung der NOS-Aktivität (unter Berücksichtigung von Störfaktoren wie diätetischer Zufuhr von Nitrit oder eingeschränkter Nierenfunktion) und erfolgt z.B. kolorimetrisch durch Bildung eines roten Azofarbstoffs im Beisein von Sulfanilsäure und α-Naphthylamin (Griess Reaktion). Während NO$_2^-$ in Serum oder Urin mehrere Stunden stabil ist, erfolgt im Vollblut eine nahezu quantitative weitere Oxidation zu NO$_3^-$ (Plasmakonzentration von NO$_x$ etwa 30 µM, davon weniger als 1% Nitrit), so daß üblicherweise bei Messung der Plasmanitritkonzentration zur Abschätzung der NO-Bildung zunächst Nitrat zu Nitrit reduziert werden muß (z.B. enzymatisch durch bakterielle Nitratreduktasen). Erhöhte Plasmanitratspiegel wurden mittels dieses Assays bei Patienten mit Sepsis gefunden.

### Bedeutung von Hämgruppen für die Wirkung von NO und NOS

NO weist eine hohe ▶ Affinität für Hämgruppen auf. Diese Eigenschaft von NO ist entscheidend für viele physiologische Funktionen von EDRF/NO aber auch für die selektive inhalative Anwendung von NO bei pulmonaler Hypertension. Die hohe Affinität von NO für Hämgruppen bedingt über die Neutralisation endogen gebildeten NO's den Anstieg des systemischen (SVR) und pulmonalarteriellen Widerstands (PVR) bei Infusion stromafreier Hämoglobinlösungen. Die widerstandserhöhende Wirkung freien Hämoglobins stellt ein wesentliches Hindernis der klinischen Anwendung solcher Lösungen dar.

Hämgruppen oder verwandte eisenhaltige prosthetische Gruppen bestimmen die Aktivität vieler Enzyme in pro- und eukaryonten Zellen. Auch NOS besitzen eine Hämgruppe im aktiven Zentrum und können im Sinne eines negativen „feed back"-Mechanismus durch Bindung von NO an die Hämgruppe ▶ gehemmt werden. Weitere wahrscheinlich (patho)physiologisch relevante Beispiele umfassen Schlüsselenzyme des Energie- und Intermediärstoffwechsels wie der mitochondrialen Atmungskette (z.B. Coenzym Q- enthaltendes Atmungsprotein), des Citratzyklus (Aconitase), des für den Abbau von Pharmaka wichtigen Cytochrom P$_{450}$ Systems sowie von Enzymen des Nukleinsäurestoffwechsels (z.B. Ribonukleotidreduktase). Viele der zytotoxischen Wirkungen von NO, z.B. auf Tumorzellen und eindringende Mikroorganismen, sind durch Hemmung von Schlüsselenzymen erklärbar.

### Signaltransduktion durch NO: Zyklisches Guanosinmonophosphat (cGMP)

Auch der wichtigste ▶ „second messenger" des L-Arginin/NO-Systems – das zyklische Guanosinmonophosphat (cGMP) – entsteht auf diesem Weg durch Aktivierung der Hämgruppe der cytoplasmatischen Guanylatcyclase. cGMP aktiviert eine Proteinkinase (Proteinkinase G), die unter physiologischen Bedingungen in nennenswertem Umfang in Lunge, Kleinhirn, glatter Muskulatur und Thrombozyten nachweisbar ist.

Proteinkinase G phosphoryliert verschiedene Proteine, z.B. des kontraktilen Apparats glatter Muskelzellen und bewirkt so eine Vasodilation. Aktivierung dieses „second messenger" Systems ist auch für andere NO-vermittelte Wirkungen wie die Hemmung der Thrombozytenaggregation verantwortlich. Der intrazelluläre Gehalt an cGMP wird neben der Aktivität der Guanylatcyclase auch über die Aktivität der cGMP abbauenden Phosphodiesterase (PDE) V bestimmt. Eine

Tabelle 2
**Pharmakologie der cytoplasmatischen Guanylatcyclase**

**Aktivierung der Guanylatcyclase**
- EDRF / NO
- Organische Nitrate u. verwandte Vasodilatoren
  (Glyceroltrinitrat, Natriumnitroprussid)
- Kohlenmonoxid (auch endogen im Hämstoffwechsel gebildet)

**Hemmung der Guanylatcyclase**
- Methylenblau
- 1H-[1,2,4] Oxadiazolo [4,3 $\alpha$]c hinoxalin-1-on (ODQ)

**Hemmung der Phosphodiesterase V (Abbau von cGMP)**
- Dipyridamol (Persantin®)
- Cromoglycinsäure, Zaprinast

**Abbau von cGMP erfolgt durch Phosphodiesterasen.**

pharmakologische Beeinflussung dieses intrazellulären Signaltransduktionswegs ist auf verschiedenen Ebenen möglich (Tabelle 2).

### Physiologische Wirkungen von EDRF/NO

Physiologische Wirkungen von EDRF/NO werden durch die neuronale (NOS-1) und endotheliale (NOS-3) konstitutive NOS vermittelt.

#### Physiologische Bedeutung von NOS-1 (ncNOS)

Neben seiner physiologischen Rolle im Gefäßsystem ist der L-Arginin/NO-Stoffwechsel von Bedeutung für die Modulation von Zellfunktionen des zentralen und peripheren Nervensystems. Auch hier wird NOS unter dem regulatorischen Einfluß der intrazellulären Ca²⁺-Konzentration unter Beteiligung von Calmodulin aktiviert. Vergleichbar der vaskulären Signaltransduktionskaskade spielt die Aktivierung der cytoplasmatischen Guanylatcyclase mit nachfolgender Bildung von cGMP auch in Nervenzellen eine Schlüsselrolle. Die ▶ **Aktivierung der neuronalen cNOS** erfolgt nach Stimulation der N-Methyl-D-Aspartatrezeptoren (NMDA) und kann über eine parakrine Stimulation der Glutamatfreisetzung in präsynaptischen Nervenendigungen zur positiven „feed back" Stimulation von NMDA-Rezeptoren beitragen, ein Mechanismus, der für die Entwicklung des Langzeitgedächtnisses, wie in tierexperimentellen Studien gezeigt, eine wichtige Rolle spielt. Darüberhinaus kann bei der Ratte eine dosisabhängige Reduktion der minimal alveolären Konzentration von Halothan durch Blockade des L-Arginin/NO Stoffwechsels mittels des falschen Substrats ▶ **Nω-Nitro-L-Argininmethylester (L-NAME)** erreicht werden. Dieser Stoffwechselweg könnte somit an der Regulation der ▶Bewußtseinslage bzw. der ▶ Narkosetiefe beteiligt sein. Peripher nervale Wirkungen, die durch den L-Arginin/NO-Stoffwechsel vermittelt werden, umfassen neben einer Modulation der ▶ Nozizeption auch vegetative Funktionen „nichtcholinerger-nichtadrenerger" Neurone wie Regulation der Motilität gastrointestinaler Sphincteren, Bronchodilation und Erektion.

#### Physiologische Bedeutung der NOS-3 (ecNOS)

Die Synthese ▶ „falscher" Substrate wie L-NAME ermöglichte wichtige Einblicke in die funktionelle Bedeutung des L-Arginin/NO-Stoffwechsels. Diese Substanzen blockieren selektiv die Wirkung endothelabhängiger Vasodilatoren (vergleichbar der mechanischen Entfernung des Endothels) in intakten Aortenringpräparationen, ohne selbst wesentliche konstriktorische Wirkung auf die Gefäßmuskelzelle zu entfalten.

Die Infusion von L-NAME in das arterielle Gefäßbett des Unterarms gesunder Probanden führt zu einer signifikanten Zunahme des Gefäßwiderstands. Diese Reaktion belegt die physiologische Bedeutung der endothelialen konstitutiven NOS-Aktivität für die Aufrechterhaltung des basalen Gefäßtonus. Neben der vasodilatierenden Wirkung ist die basale Freisetzung von EDRF/NO für die Aufrechterhaltung einer nicht-thrombogenen Endotheloberfläche von Bedeutung. Diese Wirkung beruht auf dem thrombozytenaggregations- und -adhäsionshem-

**Aktivierung der NOS-1 durch NMDA-Rezeptorstimulation** (margin)

**Nω-Nitro-L- Argininmethylester (L-NAME)** (margin)
**Bewußtseinslage und Narkosetiefe** (margin)

**Nozizeption** (margin)

**Falsche Substrate** (margin)

Tabelle 3
Endothelabhängige Vasodilatoren

- Acetylcholin
- Bradykinin
- Histamin
- Thrombin
- Substanz P
- Adeninnukleotide
- Calciumionophore

▶ **Physiologische Wirkungen von NOS-3:**
- **vasodilatierend**
- **antithrombogen**
- **thrombozytenaggregations-hemmend**
- **permeabilitätsmindernd**
- **entzündungshemmend**
- **antiproliferativ**

▶ **Volatile Anästhetika und NOS**

▶ **Ca²⁺-Mobilisierung**

**Verminderte NOS-Aktivität als Ausdruck der „endothelialen Dysfunktion".**

▶ **Pathogenese der Atherosklerose**

**Eine verminderte NO-Aktivität gilt als pathogener Faktor der Atheromatose.**

menden Effekt von EDRF/NO. Zusätzlich wirken geringe Mengen von EDRF/NO antiinflammatorisch und permeabilitätsvermindernd Wirkung auf Endothelzellen: Eine Hemmung der basalen EDRF/NO-Synthese führt im Tierexperiment innerhalb weniger Minuten zur Adhärenz polymorphkerniger neutrophiler Granulozyten und zur Ödembildung unter Beteiligung reaktiver Sauerstoffspezies. Darüberhinaus haben geringe Mengen endothelialen EDRF/NOs einen antiproliferativen Effekt auf die Gefäßwand. Diese Wirkungen korrelieren mit dem zelltypspezifischen Expressionsmuster der zytoplasmatischen Guanylatcyclase (s.o.).

Auch ▶ **volatile Anästhetika** interferieren zumindest in vitro mit der endothelabhängigen Vasodilation. Die genauen Wirkmechanismen sind jedoch ungeklärt. Neuere Untersuchungen deuten darauf hin, daß primär die rezeptorvermittelte ▶ **Ca²⁺-Mobilisierung** als früher Schritt der Aktivierung der konstitutiven NOS den Angriffspunkt der volatilen Anästhetika darstellt, während die induzierbare NOS-2, die keiner Regulation durch Ca²⁺/Calmodulin unterliegt, in ihrer Aktivität weitgehend unbeeinträchtigt bleibt.

## Pathophysiologische Bedeutung der konstitutiven NOS-Isoenzyme

### Zustände verminderter EDRF/NO-Wirkung

Trotz der großen Anzahl experimenteller und klinischer Untersuchungen zum L-Arginin/NO-Stoffwechsel und der gut definierten physiologischen Rolle von EDRF/NO ist eine abschließende Beurteilung der funktionellen Bedeutung dieses Stoffwechselweges im Rahmen pathologischer Prozesse derzeit nicht möglich. Es gibt jedoch experimentelle Hinweise, daß eine zu geringe Produktion von EDRF/NO eine Schlüsselrolle in der Pathogenese chronischer kardiovaskulärer Erkrankungen wie der Atherosklerose spielt.

*Atherosklerose und EDRF/NO.* Einen wesentlichen Beitrag zum Verständnis der ▶ **Pathogenese der Atherosklerose** brachte die Identifizierung einer Reihe prothrombogener (z.B. Gewebsthromboplastin und Plättchenaktivierender Faktor (PAF)) und antithrombogener (neben NO z. B. Prostazyklin (PgI$_2$) und Thrombomodulin) Faktoren, die durch Endothelzellen gebildet werden und in einem kritischen Gleichgewicht zu stehen scheinen. Basierend auf den physiologischen Wirkungen von EDRF/NO wie antiproliferativer, entzündungshemmender und plättchenaggregationshemmender Wirkung ist die Bedeutung dieses Mediators für die Aufrechterhaltung einer antithrombogenen Endothelbarriere demonstriert worden.

### Verminderte EDRF/NO-Produktion

Eine Reihe von in vivo wie in vitro Befunden legt nahe, daß eine verminderte Produktion von EDRF/NO Ausdruck einer endothelialen Dysfunktion in der Pathogenese akuter (z.B. Ischämie) und chronischer Erkrankungen ist. Während die eingeschränkte NO-Aktivität überwiegend als pathogener Faktor bei der Bildung atheromatöser Plaques anerkannt wird, ist noch ungeklärt, ob hierfür eine verminderte Produktion von EDRF/NO durch verminderte Genexpression der NOS-3 oder eine Abnahme der Halbwertszeit z.B. durch vermehrte Produktion von Sauerstoffradikalen maßgeblich ist. Tierexperimentelle Untersuchungen legen eine Beteiligung beider Mechanismen nahe. Eine Abnahme der NOS-3-Genexpression wird z.B. über Entzündungsmediatoren wie Zytokine vermittelt.

### Gesteigerter Abbau von NO

Bei der chemischen Reaktion von NO mit Sauerstoffradikalen handelt es sich um einen pathophysiologisch bedeutsamen Mechanismus, da hierdurch nicht nur der basale Tonus von EDRF/NO abnimmt, sondern ein hochtoxisches Produkt, ▶ **Peroxynitrit**, entsteht, dem nach neuesten Erkenntnissen eine wichtige Funktion in der Vermittlung zytotoxischer Wirkungen von NO zukommt. Die Bildung von Peroxynitrit erfolgt sehr rasch, bedingt durch die ungepaarten Elektronen beider Reaktionspartner.

Eine Abnahme der Bildung bzw. Steigerung des (oxidativen) Abbaus von NO wird auch durch oxidierte „low density lipoproteins" (LDL) und Glykosylierungsprodukte, wie sie bei Diabetes mellitus gebildet werden, hervorgerufen. Eine proliferative und vasokonstriktorische Wirkung kommt dem ebenfalls von Endothelzellen gebildeten Endothelin-1 zu. Hierbei handelt es sich um einen wichtigen atheroseklerosefördernden Faktor, dessen Signaltransduktion durch EDRF/NO gehemmt wird. Eine Abnahme des EDRF/NO – vermittelten Tonus trägt über diesen Mechanismus ebenfalls zur Verschiebung des Gleichgewichts anti- und prothrombogener Faktoren in Richtung Prothrombogenität bei. Daneben bestehen Hinweise auf einen inadäquaten EDRF/NO–Tonus bei familiärer (essentieller) ▶ **Hypertonie**, die einen wesentlichen Risikofaktor für die Atherosklerose darstellt.

### Pathophysiologische Bedeutung eingeschränkter neuronaler cNOS (NOS-1)-Aktivität

Hier ist die ▶ **Störung peripher-autonomer Nervenfunktionen**, insbesondere der Regulation der Magen-Darm-Motilität klinisch von Bedeutung. Wie oben erwähnt spielt NO als Neurotransmitter einer Gruppe nicht-cholinerger, nicht-adrenerger Neurone eine wichtige Rolle. So konnte z.B. eine Kontrolle des Muskeltonus durch neuronale NO-Produktion im Plexus myentericus für den unteren Ösophagussphincter, den Pylorus und den Sphincter Oddi nachgewiesen werden. Schwere Motilitätsstörungen der Sphincteren des Gastrointestinaltrakts wie ▶ Achalasie, ▶ Pylorusstenose und ▶ Morbus Hirschsprung sind zumindest teilweise durch eine beeinträchtigte NOS-1-Aktivität bedingt. Für eine kausale Beziehung zwischen einer unzureichenden NOS-1-Aktivität und den Motilitätsstörungen sprechen neben histochemischen Untersuchungsergebnissen von Biopsien von Patienten auch Befunde von Mäusen, bei denen gezielt das NOS-1 Gen inaktiviert wurde („knock out"-Mäuse): Bei diesen Tieren ist ähnlich wie bei der idiopathischen Pylorusstenose die Relaxation des Pylorus aufgehoben.

### Zustände vermehrter NO-Produktion

Eine vermehrte NO-Produktion durch konstitutive NOS-Isoenzyme ist vermutlich von geringerer pathophysiologischer Bedeutung als die oben aufgeführten Mangelzustände. Die rasch einsetzende Vasodilation im Rahmen allergischer oder entzündlicher Prozesse, die durch im Gewebe freigesetzte Mediatoren wie Bradykinin oder Histamin (beides endothelabhängige Vasodilatoren) vermittelt wird, sind mögliche Beispiele. Die Überproduktion von NO nach Aktivierung der neuronalen NOS-1 wird als möglicher Pathomechanismus für eine Reihe von akuten (z.B. ischämische Schäden, Krampfanfälle) oder chronisch-degenerativen Erkrankungen (wie senile Demenz vom Alzheimer Typ) diskutiert. Dabei ist eine Beteiligung der Mikrogliazellen, die wie Makrophagen zur Expression der induzierbaren NOS (NOS-2) befähigt sind, an der Produktion zytotoxischer Mengen von NO möglich.

*Pathophysiologische Bedeutung einer gesteigerten NO-Produktion-Induktion von NOS-2.* Während die zu geringe Produktion von NO durch die konstitutiven NOS ein wichtiger Pathomechanismus z.B. kardiovaskulärer Erkrankungen zu sein scheint, ist für eine pathologische Überproduktion von NO das Isoenzym NOS-2 (früher iNOS oder Makrophagen-NOS) aufgrund der nahezu fehlenden Regulation durch $Ca^{2+}$ und Calmodulin von ausschlaggebender Bedeutung. Wie oben dargelegt, sind NOS-2 mRNA und Protein unter physiologischen Bedingungen nicht nachweisbar. Erst nach Stimulation durch Zytokine ($\gamma$-Interferon, Tumornekrosefaktor-$\alpha$) oder mikrobielle Faktoren (z.B. Endotoxin) kommt es zur Expression von NOS-2, die dann jedoch über Stunden zytotoxisch wirksame Mengen von NO produziert.

---

▶ Peroxynitrit

**Hemmung von EDRF/NO durch:**
- oxidiertes LDL
- Glykosylierungsprodukte bei Diabetes mellitus

**Endothelin 1 fördert die Atherosklerose.**

▶ Hypertonie

▶ **NOS-1 vermittelte Störungen des peripheren autonomen Nervensystems**

▶ Achalasie
▶ Pylorusstenose
▶ M. Hirschsprung

**NO kontrolliert den Muskeltonus von unterem Ösophagussphinkter, Pylorus und Sphinkter Oddi.**

**Expression von NOS-2 nur unter pathologischen Bedingungen nachweisbar.**

NOS-2 ist in einer Vielzahl von Zellen induzierbar (Tabelle 4). Neben einer Hemmung durch L-NAME, einem weitgehend unselektiven ► **Hemmstoff der NOS-Isoenzyme**, ist die bevorzugte NOS-2-Hemmung für S-Methylisothioharnstoff und S-Ethylisothioharnstoff gezeigt worden.

**Tabelle 4**

NOS-2-expressionskompetente Zellen und funktionelle bzw. pathophysiologische Bedeutung der NOS-2

| | |
|---|---|
| • Makrophagen | Bakterizide Wirkung |
| • glatte Muskelzellen/Endothel der Gefäßwand | Refraktäre Hypotension |
| | Verlust der Katecholaminwirkung |
| • Kardiomyozyten | Negative Inotropie |
| • Hepatozyten | Hemmung der<br>• Proteinbiosynthese<br>• Zellatmung<br>• Biotransformation von Pharmaka durch das Cytochrom $P_{450}$-System |
| • Fibroblasten | |
| • Pankreasinselzellen | Entzündliche Prozesse |
| • Mesangiumzellen der Niere | |
| • Chondrozyten | |

### NOS-Aktivität und Sepsis

Nach wie vor kontrovers diskutiert wird die Frage, ob eine geringere Stimulierbarkeit der NOS-2-Aktivität humaner Zellen verglichen mit Nagetierzellen (murinen Zellen) besteht. Generell müssen hier modellimmanente Besonderheiten der Sepsismodelle sowie Speziesunterschiede in der Regulation der NOS-2 berücksichtigt werden. So ist die zentrale Bedeutung der NOS-2 insbesondere in Endotoxinschockmodellen nachgewiesen worden, während murine polymikrobielle Sepsismodelle (wie Zökumligatur und Punktion), die der humanen Peritonitis/Sepsis näher kommen, zu wesentlich geringeren Plasma-NOx-Anstiegen führen. Basierend auf früheren tierexperimentellen Ergebnissen ist daher die Rolle von EDRF/NO als alleinigem Mechanismus der verminderten Ansprechbarkeit der Gefäßwand für Vasokonstriktoren bei hyperdynamer Sepsis, insbesondere der therapeutisch eingesetzten Katecholamine ("unresponsive hypotension") überbewertet worden.



Klinische Untersuchungen zur ► **Rolle des NO/cGMP-Stoffwechselwegs** sind derzeit beschränkt auf kleine Patientenkollektive. Die bei diesen Patienten zu beobachtende blutdruck- und widerstandssteigernde Wirkung von Methylenblau legt zumindest eine Beteiligung der cytoplasmatischen Guanylatcyclase an der Entwicklung der hyperdynamen Kreislaufdysregulation nahe. Auch einzelne in vitro Untersuchungen, z.B. an Gefäßringpräparationen mesenterialer Gefäße aus dem Omentum septischer Patienten ergaben eine durch Zugabe von L-NAME (und damit NO-vermittelte) reversible Hypokontraktilität der Gefäße auf Katecholamine. Alle bisher publizierten klinischen Berichte zeigen jedoch lediglich eine hämodynamische Verbesserung (teils einhergehend mit einer Verschlechterung des pulmonalen Gasaustauschs) nach Hemmung der Guanylatcyclase mit Methylenblau im septischen Schock. Allein aufgrund der kleinen Patientenzahlen und meist kurzfristigen Anwendung ist aber ein Rückschluß auf die prognostische Wertigkeit dieser hämodynamischen Veränderungen nicht möglich. Unstrittig ist in zahlreichen tierexperimentellen Untersuchungen zur Blockade dieses Stoffwechsels gezeigt worden, daß Verbesserungen der allgemeinen Hämodynamik nach ► **Blockade der NOS-Aktivität** paradoxerweise mit einer Aggravation des Gewebeschadens und einer höheren Letalität verbunden sein können. Hierfür scheint neben der ► **Hemmung der bakteriziden Wirkungen** von NO mit eventueller Progression der septischen Grunderkrankung auch eine ► **Mikrozirkulationsstörung** mit fokaler ischämischer Schädigung als Pathomechanismus eine Rolle zu spielen. Die therapeutische Wertigkeit der NOS-Blockade beim septischen Schock muß daher derzeit als offen betrachtet werden.

Neuere Untersuchungen haben gezeigt, daß mit einer Reihe von Substanzen (wie Endotoxin), die in murinen Makrophagen als starke Induktoren der NOS-2 bekannt sind, in kultivierten humanen Monozyten/Makrophagen, wenn überhaupt, nur eine geringgradige NOS-2-Induktion erzielt werden kann. Insgesamt ist in diesen Systemen die NOS-2-Genexpression durch eine längere Latenzzeit (evtl. Tage) und eine quantitativ um den Faktor 10 geringere Nitritproduktion/Zelle (als Anhalt der NOS-2 Aktivität) charakterisiert. Im Gegensatz hierzu sind auch in humanen Makrophagen unter pathologischen Bedingungen (z.B. Alveolarmakrophagen aus Bronchialaspiraten von Patienten mit Tuberkulose) hohe Aktivitäten von NOS-2 gemessen worden. Auch kultivierte humane Hepatozyten sind zur NOS-2-Genexpression fähig, jedoch im Gegensatz zu murinen Hepatozyten nur bei Stimulation mit komplexen Zytokinkombinationen. Ob die Induktion der NOS-2 Expression als Mediatorsystem in humanen Zellen insgesamt von geringerer Bedeutung ist oder ob sich lediglich die Regulationsmechanismen unterscheiden, muß daher derzeit offen bleiben.

### NO-Inhalation bei pulmonaler Hypertension

Die Inhalation von NO stellt eine adjuvante Therapiemöglichkeit der primären pulmonalen Hypertension sowie des pulmonalen Hochdrucks beim Atemnotsyndrom in der pädiatrischen Intensivmedizin und beim akuten Lungenversagen des Erwachsenen (ARDS) dar. Im Rahmen der komplexen pathophysiologischen Mechanismen, die zur pulmonalen Hypertension dieser Patienten beitragen, scheint der ▶ „hypoxisch pulmonalen Vasokonstriktion" eine wichtige Rolle zuzukommen. Therapeutische Maßnahmen zur Senkung des pulmonalen Hochdrucks bergen stets die Gefahr, daß infolge der Vasodilatation in schlecht ventilierten Lungenarealen die bei diesen Patienten stets kritische Oxigenierung durch Zunahme des ▶ Rechts-Links-Shunts verschlechtert wird. Aus pathophysiologischen Erwägungen sind daher Therapieansätze wünschenswert, die selektiv zur Vasodilatation gut ventilierter Lungenabschnitte führen. Dieses Kriterium wird von NO bei inhalativer Anwendung erfüllt.

Wie oben erläutert, besitzt NO eine hohe Affinität für Hämgruppen, so daß eine nahezu quantitative Bindung an Hämoglobin systemische vasodilatorische Wirkungen verhindert. NO führt dabei zur ▶ Methämoglobinbildung, so daß individuell titrierte, möglichst geringe Konzentrationen von NO bei diesen Patienten angewandt werden sollten. Eine Abnahme der Shuntfraktion und verbesserte Oxigenierung sind bereits bei niedrigeren Konzentrationen von inhaliertem NO zu beobachten. Die angewandten NO-Konzentrationen liegen im „parts per million" (0,1 bis 100 ppm) Bereich. Eine halbmaximale Verbesserung der Oxigenierung wird bereits bei etwa 0,1 ppm erreicht, eine maximale bei 10 ppm. Im Dosisbereich von 10 bis 100 ppm kommt es zu einer weiteren Abnahme des pulmonalen Gefäßwiderstands, allerdings jedoch zu Lasten der Oxigenierung. Dieser Effekt ist wahrscheinlich Ausdruck einer Diffusion hoher NO-Konzentrationen in Shuntareale.

Die angegebenen Dosisbereiche können lediglich als grobe Anhaltswerte dienen, da große interindividuelle Wirkungsunterschiede insbesondere bei septischen Patienten bestehen. Niedrige Konzentrationen (etwa 1 ppm) müssen möglicherweise als Ersatz des unter physiologischen Bedingungen im Nasopharynx gebildeten NOs betrachtet werden („physiologische Autoinhalation"). Hohe Dosen von NO als Kontamination von Lachgaszylindern führten in den 60er Jahren zu Narkosezwischenfällen mit teils letalem Ausgang. Neben akzidentellen Überdosierúngen sind die fehlende klinische Zulassung sowie mögliche Mutagenität, Blutungskomplikationen und Reboundeffekte bei der Anwendung von inhalativem NO abzuwägen. Weitgehend ungeklärt ist die Frage, ob neben der vasodilatierenden Wirkung auch die immunmodulierende bzw. bakterizide Wirkung von NO therapeutische Bedeutung beim ARDS haben könnte. Trotz der positiven Effekte auf den pulmonalen Gasaustausch und die Hämodynamik im kleinen Kreislauf konnte jedoch bei relativ kleiner Fallzahl keine günstige Beeinflussung der hohen Letalität von ARDS-Patienten gezeigt werden.

---

**Die klinische Bedeutung von NO bei der Sepsis ist nicht geklärt.**

▶ **Hypoxisch pulmonale Vasokonstriktion**

▶ **Rechts-Links-Shunt**

**Inhaliertes NO dilatiert selektiv die Pulmonalgefäße.**

▶ **Met-Hb-Bildung**

**1. Wie erfolgt die Biosynthese von Stickstoffmonoxid?**

L-Arginin dient als Substrat der NO-Biosynthese. Unter dem katalytischen Einfluß der Stickstoffmonoxidsynthase werden äquimolare Mengen von NO und L-Citrullin gebildet.

**2. Welche physiologische Bedeutung kommt der basalen NO-Bildung in Endothelzellen zu?**

Die basale Produktion von NO in Endothelzellen wirkt gefäßerweiternd, antithrombogen, entzündungshemmend und antiproliferativ. Der gestörten NO-Bildung kommt daher wahrscheinlich eine zentrale Bedeutung in der Pathogenese chronischer kardiovaskulärer Erkrankungen (z.B. Atheromatose, Hypertonie) zu.

**3. Benennen Sie die Isoenzyme der Stickstoffmonoxidsynthase. Welche Unterschiede bestehen bezüglich der Regulation der Enzymaktivität?**

Endotheliale NOS (ecNOS, NOS-3), neuronale NOS (nc-NOS, NOS-1), induzierbare NOS (iNOS, NOS-2).
Während die konstitutiven Isoenzyme (NOS-1 und -3) primär posttranslational durch Veränderungen der intrazellulären Calciumionenkonzentration und Bindung von Calmodulin an das Enzym reguliert werden, erfolgt die Regulation der NOS-2-Aktivität durch de novo Expression von mRNA und Protein (transkriptionale Kontrolle).

**4. Welches Prinzip liegt der inhalativen Anwendung von NO bei pulmonaler Hypertonie zugrunde?**

Bei inhalativer Anwendung von NO kommt es im adäquaten Dosisbereich primär zu einer Abnahme des pulmonalvaskulären Widerstands durch Vasodilatation gut ventilierter Areale. Eine Zunahme des Rechts-Links-Shunts bleibt daher im Gegensatz zur systemischen Applikation von Vasodilatoren aus. Aufgrund der hohen Affinität von NO für Hämgruppen werden systemische vasodilatierende Effekte durch Bindung an Hämoglobin weitgehend verhindert.

## Weiterführende Literatur


1. Moncada S, Higgs A (1993) **The L-Arginine-nitric oxide pathway.** N Engl J Med 329: 2002-2012
2. Rand MJ, Li CG (1995) **Nitric oxide as a neuro-transmitter in peripheral nerves.** Ann Rev Physiol 57: 659-682
3. Garthwaite J, Boulton CL (1995) **Nitric oxide signaling in the central nervous system.** Ann Rev Physiol 57: 683-706
4. Hawkins RD, Zhuo M, Arancio O (1994) **Nitric oxide and carbon monoxide as possible retrograde messengers in hippocampal long-term potentiation.** J Neurobiol 25: 652-665
5. Palmer RMJ (1993) **The discovery of nitric oxide in the vessel wall. A unifying concept in the pathogenesis of sepsis.** Arch Surg 128: 396-401
6. Rossaint R, Gerlach H, Schmidt-Ruhnke H, Pappert D, Lewandowski K, Steudel W, Falke KJ (1995) **Efficacy of inhaled nitric oxide in patients with severe ARDS.** Chest 107: 1107-1115
7. Gerlach H, Rossaint R, Pappert D, Falke KJ (1993) **Time-course and dose-response of nitric oxide inhalation for systemic oxygenation and pulmonary hypertension in patients with adult respiratory distress syndrome.** Eur J Clin Invest 23: 499- 502

Anaesthesist
1997 · 46:549–563 © Springer-Verlag 1997

**Redaktion**
H.J. Bardenheuer · Heidelberg
O. Hilfiker · Aarau
R. Larsen · Homburg/Saar
J. Radke · Halle

Die Beiträge der Rubrik „Weiterbildung" sollen dem Stand des zur Facharztprüfung für den Anaesthesisten notwendigen Wissens entsprechen und zugleich dem Facharzt als Repetitorium dienen. Die Rubrik beschränkt sich auf gesicherte Aussagen zum Thema.



**Ursula Müller-Werdan und Karl Werdan** · Lehrstuhl für Kardiologische Intensivmedizin an der Klinik und Poliklinik für Innere Medizin III, Klinikum Kröllwitz der Martin-Luther-Universität Halle-Wittenberg

# Der anaphylaktische Schock

## Einleitung

**Das Spektrum akut lebensbedrohlicher anaphylaktischer/anaphylaktoider Reaktionen in der Anaesthesiologie ist Gegenstand dieser Übersicht, ebenso präoperative Präventivmaßnahmen bei Allergie-Patienten und die Prävention und Therapie des anaphylaktischen Schocks. Unbehandelt geht die Anaphylaxie mit einer erheblichen Morbidität (Schock, Multiorganversagen) und Letalität einher und kann innerhalb weniger Minuten im exitus letalis enden. Schwere anaphylaktische Reaktionen können selbst unter adäquater Therapie progredient verlaufen, und es kann nach einer vorübergehenden Besserung zu einem erneuten Ausbruch der Symptomatik kommen. Nach den Sofortmaßnahmen erfolgen Überwachung und Behandlung des Patienten mit anaphylaktischem Schock auf der Intensivstation.**

## Definitionen

▶ **Anaphylaktischer Schock**

▶ **Klassische anaphylaktische Reaktionen**

**Mastzelle und Basophile sind die IgE-spezifischen Effektoren der Immunantwort.**

▶ **Anaphylaktoide Reaktionen**

▶ **Idiopathische Anaphylaxie**

▶ **Anaphylaxis factitia**

Der ▶ anaphylaktische Schock ist ein akut eintretender Schockzustand, der durch anaphylaktische und anaphylaktoide Reaktionen ausgelöst wird. Der Blutdruckabfall infolge Vasodilatation mit relativer Hypovolämie kann einhergehen mit Larynxödem, Bronchospasmus, Angioödem, Urtikaria, Erythemen und Myokarddepression.

▶ Klassische anaphylaktische Reaktionen sind IgE-vermittelte allergische Ereignisse als Reaktion auf ein Antigen, entsprechend einer Typ I Reaktion nach Gell und Coombs, die perakut und generalisiert ablaufen. Antibiotika, Insekten- und Schlangengifte, Impfstoffe, Seren und Nahrungsmittel gehören zu den typischen auslösenden Allergenen. IgE-spezifische Effektorzellen der Immunantwort sind im wesentlichen Mastzellen und Basophile, die nach Stimulation eine Vielzahl proinflammatorischer Mediatoren freisetzen und damit das klinische Erscheinungsbild der Anaphylaxie hervorrufen. Davon abzugrenzen sind IgE-unabhängige Unverträglichkeitsreaktionen ohne vorausgehende Sensibilisierung mit einem sehr ähnlichen oder identischen klinischen Erscheinungsbild:

Bei ▶ anaphylaktoiden Reaktionen (typischerweise ausgelöst z. B. durch Röntgenkontrastmittel, Salicylate und Opiate) kommt es durch chemische, physikalische oder osmotische Stimuli zur Mediatorfreisetzung aus Mastzellen und Basophilen. Eine ▶ idiopathische Anaphylaxie kann typischerweise bei jungen Erwachsenen auftreten, häufig nachts oder postprandial; Auslösefaktoren und Effektorzellen sind unbekannt. Die ▶ Anaphylaxis factitia wird dem Münchhausen-Syndrom zugerechnet.

Der Begriff „anaphylaktoide Reaktion" kann auch als Oberbegriff für akute Unverträglichkeitsreaktionen mit den Symptomen einer Anaphylaxie verwandt werden, ohne damit eine Aussage zum Pathomechanismus zu implizieren.

Dr. Ursula Müller-Werdan · Lehrstuhl für Kardiologische Intensivmedizin an der Klinik und Poliklinik für Innere Medizin III, Klinikum Kröllwitz der Martin-Luther-Universität Halle-Wittenberg, D-06097 Halle

### Klassische Anaphylaxie

Die klassische Anaphylaxie ist eine immunologische Sofortreaktion, die nach erneutem Allergenkontakt eines sensibilisierten Individuums nach einem Zeitraum von mindestens einigen Wochen zum Erstkontakt auftritt. Das ▶ **Antigen** kann dabei durch die Haut, den Respirationstrakt, den Gastrointestinaltrakt oder intravenös in den Körper gelangen. Die meisten Antigene, die klassische anaphylaktische Reaktionen auslösen, sind bivalente Proteine mit einem Molekulargewicht zwischen 10000 und 70000 Dalton. Haptene können nach Anlagerung an körpereigene Proteine als Allergen wirksam werden (etwa die ß-Lactam-Gruppe der Penicilline oder reaktive Anhydride und Quinone als industrielle Chemikalien). Manche Medikamente (Acetaminophen, Isoniazid, Hydralazin) werden erst nach enzymatischer Konversion in der Leber zu Haptenen. Selten können auch Polysaccharide eine klassische Anaphylaxie verursachen.

▶**Antigen**

**Tabelle 1a**

Primäre Mediatoren der anaphylaktischen/anaphylaktoiden Reaktion, freigesetzt von Mastzellen und Basophilen

| Substanz | | Wirkungen |
| --- | --- | --- |
| Histamin | $H_1$-Rezeptor-Stimulation | Bronchospasmus |
| | | Erhöhte Gefäßpermeabilität |
| | | Kardiale Arrhythmien |
| | | Vermehrte Schleimsekretion |
| | | Vasoaktive Wirkungen |
| | $H_2$-Rezeptor-Stimulation | Erhöhte Gefäßpermeabilität |
| | | Erhöhte Schleim- und Magensäuresekretion |
| | | Aktivierung inhibitorisch wirkender Lymphozyten |
| | $H_3$-Rezeptor-Stimulation | Hemmung der Histaminsynthese und -freisetzung |
| Plättchen-aktivierender Faktor (PAF) | | Erhöhte Gefäßpermeabilität |
| | | Bronchokonstriktion |
| | | Plättchenaggregation und -aktivierung |
| | | Chemotaktische Wirkung auf Neutrophile und Eosinophile |
| Eosinophil chemotaktische Faktoren | | |
| Neutrophil chemotaktische Faktoren | | |
| Arachidonsäuremetabolite | Prostaglandin $D_2$ | Erhöhte Gefäßpermeabilität |
| | | Erhöhte Schleim- und Magensäuresekretion |
| | Prostaglandin $E_2$ | Bronchodilatation |
| | Prostaglandin $F_{2\alpha}$ | Bronchokonstriktion |
| | Leukotriene $C_4, D_4, E_4$ | Bronchokonstriktion |
| | | Erhöhte Gefäßpermeabilität |
| | Leukotrien $B_4$ | Chemotaktische Wirkung auf Neutro-/Eosinophile |
| Enzyme | Hydrolasen | |
| | Proteasen | |
| | Superoxiddismutase | Umsetzung von $O_2^-$ |
| | Peroxidase | Inaktivierung von $H_2O_2$ |
| Heparin | | Gerinnungshemmende Wirkung |
| Adenosin | | Bronchospasmus |
| | | Regulation der Mastzelldegranulation |
| Serotonin | | Vasoaktive Wirkungen |

*Modifiziert nach [4]*

Tabelle 1b
**Sekundäre Mediatoren der anaphylaktischen/anaphylaktoiden Reaktion**

| Substanz | | Wirkungen |
|---|---|---|
| Freisetzungsprodukte von Neutrophilen, Plättchen und Eosinophilen | | Beeinflussung der Gefäßpermeabilität und Blutgerinnung, Proteolyse |
| Aktiviertes Komplementsystem | $C_{3a}$ und $C_{5a}$ | Bronchokonstriktion<br>Erhöhte Gefäßpermeabilität<br>Chemotaxis von Neutrophilen, Macrophagen, Monozyten |
| | $C_6$-$C_9$ | Zellmembranschädigung |
| Aktivierte Gerinnungskaskade | | Intravasale Koagulation<br>Erhöhte Gefäßpermeabilität<br>Gewebsschaden |
| Aktiviertes Kininsystem | | Erhöhte Gefäßpermeabilität |

*Modifiziert nach [4]*

▶**Sensibilisierung**

▶**Allergen-spezifische IgE-Antikörper**

▶**Mastzellen und Basophile**
Mastzellen und Basophile setzen ein ähnliches Spektrum an Mediatoren frei.

▶**Primäre Mediatoren**

▶**Sekundäre Mediatoren**

▶**Spätreaktionen**

▶**Hereditärer IgA-Mangel**

Die ▶ **Sensibilisierung** wird eingeleitet durch Bindung des Antigens an membranständige IgM-Moleküle von B-Lymphozyten. Parallel dazu wird das Antigen von monozytären Zellen phagozytiert, proteolytisch abgebaut, und die Fragmente werden dann T-Lymphozyten präsentiert. Die so aktivierten T-Lymphozyten vermitteln durch direkten Kontakt und Freisetzung von Mediatoren die Proliferation und Differenzierung der B-Lymphozyten zu antigenspezifischen IgE-produzierenden Plasmazellen.

▶ **Allergen-spezifische IgE-Antikörper**, die nach dem Erstkontakt des Organismus mit dem Allergen von diesen Plasmazellen synthetisiert und sezerniert worden sind, binden reversibel an hochaffine Rezeptoren von Mastzellen und Basophile. Die Antigenbindungsstelle der IgE-Moleküle weist dabei in den Extrazellulärraum. Bivalente spezifische Antigene vermögen so 2 zellständige IgE-Moleküle überbrückend zu binden; hierdurch wird die Freisetzung von präformierten Mediatoren aus intrazellulären Granula (vor allem Histamin) sowie die rasche Synthese von Botenstoffen aus membranständigen Phospholipiden getriggert (Arachidonsäuremetabolite,„slow reacting substance of anaphylaxis": Leukotriene C4, D4, E4). ▶ **Mastzellen und Basophile** setzen ein ähnliches Spektrum an Mediatoren frei; funktionelle Unterschiede zwischen beiden Zellspecies wurden bisher nicht gefunden, wenn auch Mastzellen überwiegend gewebsständig und in größerer Zahl vorhanden sind als die Basophilen, die typischerweise im Blut zirkulieren. Die ▶ **primären Mediatoren** aus Mastzellen und Basophilen – teils präformiert, teils neu synthetisiert (siehe Tabelle 1a) - lösen Reaktionskaskaden aus, die das klinische Bild der Anaphylaxie hervorrufen. Beide Zellarten setzen chemotaktische Faktoren frei, die weitere Zellen des Abwehrsystems anlocken, deren Sekretionsprodukte ▶ **sekundäre Mediatoren** (s. Tabelle 1b) im Entzündungsgeschehen sind: Den Eosinophilen wird eine modulierende Wirkung in der Abfolge der anaphylaktischen/anaphylaktoiden Kaskaden zugeschrieben, hervorgerufen durch Freisetzung von Substanzen, die Leukotriene und Histamine inaktivieren. Neutrophile und Thrombozyten und deren zahlreiche Freisetzungsprodukte spielen vermutlich vor allem bei ▶ **Spätreaktionen** eine wesentliche Rolle, die, wie bei allen Typ I Allergien, auch bei der Anaphylaxie komplizierend 6 bis 12 Stunden nach dem initialen Ereignis auftreten können.

Neben diesem klassischen Reaktionsmuster der Anaphylaxie wurden auch Immunreaktionen vom Typ III nach Gell und Coombs bei anaphylaktischen Reaktionen beschrieben, bei denen Komplexe aus IgG und spezifischem Antigen Komplement aktivieren und über die Anaphylatoxine C3a und C5a die Mediatorfreisetzung aus Mastzellen und Basophilen stimulieren. Charakteristischerweise tritt diese Reaktion im Rahmen von Bluttransfusionen bei Patienten mit ▶ **hereditärem IgA-Mangel** auf, dem häufigsten angeborenen Defekt des Immunsystems (1:500-700): präformierte Antikörper gegen IgA im Serum dieser Patienten können hier zur Bildung von Immunkomplexen führen.

### Anaphylaktoide Reaktionen

Anaphylaktoide Reaktionen werden nicht durch das Immunsystem angestoßen; vielmehr wird die Mediatorfreisetzung aus Mastzellen und Basophilen über verschiedene physikalische oder biochemische Stimuli in Gang gesetzt und führt dadurch zum gleichen Erscheinungsbild wie die klassische Anaphylaxie. Die anaphylaktoide Reaktion setzt keine Sensibilisierung voraus! Verschiedene ▶ **Triggermechanismen** können wirksam sein:

Manche Antigene, wie z.B. Jod-haltige Kontrastmittel, Opiate und polyionische Antibiotika, können direkt, also ohne Zwischenschaltung von IgE, mit den Oberflächenrezeptoren auf den Mastzellen und Basophilen interagieren und diese aktivieren. Dosisabhängig kann es so zur Freisetzung von Histamin kommen - mit Vasodilatation und Urtikaria entlang des venösen Zugangs.

Eine Mediatorfreisetzung kann auch durch Einwirken hyperosmolarer Lösungen (z.B. jodhaltige Röntgenkontrastmittel, Dextrane, Mannitol), Hitze oder Kälte erfolgen. Die belastungsinduzierte anaphylaktoide Reaktion könnte durch eine Kälte-Aktivierung von Mastzellen des Respirationstraktes bedingt sein.

Noch offen ist die Frage, über welche Mechanismen ▶ **Acetylsalicylsäure** und andere nicht-steroidale Antiphlogistika pseudoallergische Reaktionen auslösen.

## Pathophysiologie und Pathologie

Der kumulative Effekt der freigesetzten Mediatoren besteht im wesentlichen in einer erhöhten Gefäßpermeabilität, einer ausgeprägten Vasodilatation und einem Bronchospasmus. Autoptisch wurde bei tödlich verlaufenden Anaphylaxien ein Lungenödem mit oftmals flüssigkeitsgefüllten Alveolen, ein Ödem der oberen Atemwege einschließlich des Larynx und der Epiglottis, der Haut und der viszeralen Organe gefunden. Auch eine pulmonale Überblähung wird oftmals im Zusammenhang mit Ödemen der oberen Atemwege beobachtet. In anderen Fällen kommt es zu einer ausgeprägten Bronchokonstriktion.

Nicht alle Symptome der Anaphylaxie lassen sich mit einer Histaminfreisetzung erklären; dies unterstreicht die Bedeutung der weiteren primären und sekundären Mediatoren: Die Infusion von Histamin führt bei gesunden Probanden in Abhängigkeit vom erreichten Serumspiegel zu Flush, Kopfschmerzen, Hypotension und erniedrigtem systemischen Gefäßwiderstand, nicht jedoch zum Bronchospasmus.

## Inzidenz und Ursachen

Genaue Zahlen zur Inzidenz anaphylaktischer und anaphylaktoider Reaktionen sind aufgrund deren Unvorhersehbarkeit und Unberechenbarkeit nicht bekannt. Etwa bei 1 von 2700 hospitalisierten Patienten kommt es nach einer älteren Studie zur ▶ **Medikamenten-induzierten** Anaphylaxie [7]. Nach Schätzungen ist bei Verabreichung von ▶ **Penicillin** in einem von 10000 Patienten mit einer Anaphylaxie zu rechnen, die in 9% der Fälle tödlich verläuft, so daß jährlich in den USA mit mehreren Hundert Todesfällen zu rechnen ist [4]. Auch die Einnahme von ▶ **Cephalosporinen** und neueren ▶ **ß-Lactam-Antibiotika** kann zur Anaphylaxie führen. Es wird geschätzt, daß bei etwa 3%-7% der Patienten mit Penicillinallergie Kreuzreaktionen gegen ein Cephalosporin auftreten. Die Häufigkeit anaphylaktischer Reaktionen bei Einsatz von ▶ **Fluoroquinolonen** wird auf 1,8 bis 23 pro 10 Millionen Behandlungstagen geschätzt [1]. Etwa 200 bis 800 Todesfälle gehen in den USA jährlich zu Lasten ▶ **Jod-haltiger Kontrastmittel** [4].

Folgende Inzidenzen anaphylaktoider Reaktionen wurden für den Einsatz von ▶ **kolloidalen Volumenersatzlösungen** berichtet [8]:
- 6% Dextran 70000: 0,069 %;
- 6% Hydroxyethylstärke 450000 und 10% Hydroxyethylstärke 200000: 0,085 %;
- 3% Gelatine: 0,066 - 0,146%;
- 5% Albumin: 0,011%.

Eine weitere Studie [8a] berichtete über eine Inzidenz anaphylaktoider Reaktionen für Gelatinepräparate von 0,345%, für Dextrane von 0,273%, für Albumin von 0,099% und für Stärkepräparate von 0,058%. Die insgesamt niedrige Inzidenz anaphylaktoider Reaktionen auf kolloidale Plasmaersatzprodukte – in dieser Studie [8a] bei einem von 456 Patienten – erklärt die Schwankungsbreite der Zahlenangaben.

**▶ Insektengifte**

**▶ Schlangengift**

**Etwa 0,5% bis 5% der Bevölkerung haben schon eine schwere allergische Reaktion auf einen Insektenstich durchgemacht.**

Typische Verursacher der Anaphylaxie sind ▶ **Insektengifte**, übertragen durch Stiche der Tiere der Ordnung Hymenoptera (u.a. Bienen, Wespen, Hornissen), und ▶ **Schlangengifte** (z.B. Klapperschlangen, Mokkassinschlangen), die neben toxischen auch schwere allergische Reaktionen hervorrufen können. Etwa 0,5 % bis 5 % der Bevölkerung haben schon eine schwere allergische Reaktion auf einen Insektenstich durchgemacht, und 1 % dieser Reaktionen kann in eine lebensbedrohliche Anaphylaxie münden [4].

**▶ Nahrungsmittelallergie**

In der Praxis schwierig ist bei akuten Reaktionen nach Mahlzeiten die Abgrenzung allergischer Reaktionen zu Nahrungsmittelintoleranzen und Bakterientoxinerkrankungen. ▶ **Nahrungsmittelallergien** bestehen bei etwa 1-6% der Kinder und sind im Erwachsenenalter seltener anzutreffen. Schwere anaphylaktische Reaktionen auf Nahrungsmittel sind eher selten, jedoch gehäuft für Erdnüsse, Sojabohnen, Eiweiß und Schalentiere beschrieben worden.

**▶ Latex-Allergie**

Die Inzidenz ▶ **Latex-allergischer** Anaphylaxien nimmt zu. Diese können durch die Benutzung von Latexhandschuhen ausgelöst werden; es sind aber auch bei Einführen von Kathetern aus Latex und beim Gebrauch von Kondomen Anaphylaxien beschrieben worden. Im Gefolge der AIDS-Epidemie hat sich die weltweite Latexproduktion mehr als verdoppelt. Auch wenn keine exakten epidemiologischen Daten vorliegen, ist davon auszugehen, daß etwa 7%-18% [6] der Ärzte und des Pflegepersonals auf Latex allergisch reagieren. Gefährdet sind neben dem medizinischen Personal und den Arbeitern aus der Latex-verarbeitenden Industrie vor allem Patienten,

**Spina-bifida-Patienten sind zu über 50% gegen Latex sensibilisiert.**

die sich mehreren operativen Eingriffen unterzogen haben. Ganz besonders hoch ist der Anteil sensibilisierter Spina-bifida-Patienten (mehr als 50%). Ein hohes Allergisierungspotential haben auch Schleimhautkontakte, z.B. bei urogenitalen Katheterisierungen oder Bariumkontrasteinläufen. Inzwischen stehen kommerzielle Tests zur

**Latex-Schleimhautkontakte haben ein hohes Allergisierungspotential.**

Verfügung, die präoperativ innerhalb weniger Stunden eine Aussage darüber zulassen, ob bei einem Patienten Latex-spezifische IgE-Antikörper im Serum vorhanden sind. Überzufällig häufig ist die Latexallergie vergesellschaftet mit Nahrungsmittelallergien, häufig gegen exotische Früchte wie Avocado, Banane, Kiwi, Passionsfrucht, aber

**Latex-Allergie ist überzufällig häufig vergesellschaftet mit Nahrungsmittelallergien.**

auch Kastanien. Der Rohkautschuk, aus dem Latex hergestellt wird, entspricht dem Zytosol der laticiferösen Zellen des tropischen Gummibaums. Als ein wesentliches Allergen wurde der „rubber elongation factor" identifiziert, der die Polymerisation der Isoprenmoleküle in den laticiferösen Zellen katalysiert. Aber auch andere Antigene des Naturlatex können eine Typ I-Allergie auslösen; eine Typ IV-Allergie kann von herstellungsbedingten Inhaltsstoffen in Gummiartikeln herrühren.

**▶ Genetische Prädisposition**

Anaphylaktische Reaktionen treten nicht regelhaft auf, kommen aber, wie alle anderen Formen der Typ I-Allergie, bei ▶ **genetisch prädisponierten** Individuen gehäuft vor. Es wird spekuliert, daß lokalisierte Typ-I-Reaktionen an der Abwehr eindringender Parasiten beteiligt sein könnten und deshalb Individuen, die bei parasitärer Invasion eine Typ-I-Reaktion entwickeln, einen Selektionsvorteil in den Regionen haben, wo Parasiten vorherrschen. Eine systemische Mediatorfreisetzung jedoch führt zu einer „Mediatorkrankheit" im Sinne einer Dekompensation der IgE-vermittelten Immunantwort.

**Bei Patienten, die an einer Virusinfektion erkrankt sind (AIDS, infektiöse Mononukleose, Cytomegalievirus), ist das Risiko unerwünschter und multipler Arzneimittelwirkungen erhöht.**

Bei Atopikern sollen anaphylaktische/anaphylaktoide Reaktionen stärker verlaufen, ebenso bei Patienten unter Therapie mit ACE-Hemmern oder ß-Rezeptorenblockern. Hat der Patient bereits eine oder mehrere Überempfindlichkeitsreaktionen erlitten, so ist das Risiko einer weiteren Reaktion erhöht. Bei Patienten, die an einer Virusinfektion erkrankt sind (AIDS, infektiöse Mononukleose, Cytomegalievirus), ist das Risiko unerwünschter und multipler Arzneimittelwirkungen erhöht [13].

Anaphylaktische Reaktionen treten häufig bei Allergikern auf und häufiger nach intravenöser als nach oraler Allergenzufuhr, daher ist der anaphylaktische Schock nicht selten iatrogen verursacht.

**▶ Narkosezwischenfälle**

▶ **Anaphylaktoide Narkosezwischenfälle** bis hin zum Herzstillstand treten nach einer umfangreichen französischen Studie mit einer Inzidenz von 1:4500 bis

Tabelle 2


**Mögliche Auslöser einer anaphylaktischen/anaphylaktoiden Reaktion in der Anaesthesiologie (Auswahl)**

## Anaesthetika

**Hypnotika**
Barbiturate (Thiopental, Methohexital)
Etomidat
Propofol

**Muskelrelaxantien**
• Succinylcholin (Suxamethoniumchlorid)
• Pancuronium, Rocuronium
• Atracurium, Mivacurium

**Lokalanästhetika**
• Lidocain
• Procain
• andere Paraaminobenzoesäureester

**Opioide**
• Morphin
• Fentanyl
• Codein

**Droperidol**

## Weitere Substanzen

**Antibiotika**
• Penicillin und Analoga
• Cephalosporine
• andere ß-Laktam-Antibiotika
• Tetracycline
• Erythromycin
• Vancomycin
• Chinolone
• Sulfonamide
• Trimethoprim
• Fluoroquinolone

**Blutprodukte, biologische Produkte**
• Vollblut
• Erythrozyten-, Leukozyten-, Plättchentransfusionen
• Kryopräzipitate und Proteinfraktionen
• Immunglobuline
• Fibrinkleber
• FFP
• Tollwut-, Tetanus-, Diphterieantitoxin
• Heterologe Schlangen-/Spinnenantiseren
• monoklonale Antikörper

**Volumenersatzmittel**
• Dextrane
• Albumin
• Hydroxyethylstärke
• Gelatine

**Enzyme**
• Chymopapain
• Streptokinase
• L-Asparaginase
• Pankreasenzymsubstitution

**Jodhaltige Röntgenkontrastmittel**

**Nichtsteroidale Antiphlogistika**

**Graftmaterial für Gefäßprothesen**

**Heparin**

**Cyclosporin**

**Protamin**

**Knochenzement**

**Methylmetacrylat**

**Vitamin K**

**Medikamentenzusätze**

**Naturlatex-haltige medizinische Artikel**
• Beatmungszubehör einschließlich Tuben
• Katheter und Beutel, Drainagen
• Handschuhe, Unterlagen
• Spritzen und Injektionszubehör, Stopfen
• Verbände, Pflaster und vieles mehr

**Weitere Medikamente**
• Parenterale Eisenverabreichung
• Thiaziddiuretika
• Acetylcystein
• Insulinpräparate
• Mannitol

**Cortison**

**Passiver Transfer von IgE**

**Stabilisatoren/Desinfektionsmittel**
• Formaldehyd
• Ethylenoxid

**Chemotherapeutika**
• Cisplatin
• Cyclophosphamid
• Daunorubicin
• Methotrexat



aus: Der Anaesthesist 6/97, S. 554

1:6000 Allgemeinanästhesien auf. In ca. 6% der Fälle kam es trotz adäquater Therapie zum Tod des Patienten. Auslösende Agentien waren in 60-70% der Fälle Muskelrelaxantien, in ca. 18% Latexprodukte und in ca. 5% kolloidale Volumenersatzmittel [6]. Aufgrund struktureller Besonderheiten (quartäre Ammoniumgruppe) können alle Muskelrelaxantien Unverträglichkeitsreaktionen hervorrufen. Aber auch Opiate, Lokalanaesthetika und Narkotika wurden als potentiell anaphylaktoid wirkende Agentien herausgestellt. Substanzen, die anaphylaktische/anaphylaktoide Reaktionen auslösen können und häufig in der Anaesthesiologie eingesetzt werden, sind in Tabelle 2 aufgeführt [4, 7, 11, 12, 13]. Anaphylaktische Reaktionen auf Protamin zur Neutralisation der Heparinwirkung wurden gehäuft bei Diabetikern beobachtet, die Protamin-haltige Insulinpräparate bekommen hatten [9].

## Klinik

Eine klinische Unterscheidung zwischen anaphylaktischer und anaphylaktoider Reaktion gelingt nicht. Im folgenden ist daher von anaphylaktoiden Reaktionen oder Anaphylaxie als Oberbegriffen die Rede.

Das klinische Bild anaphylaktoider Reaktionen variiert interindividuell stark, auch in Abhängigkeit vom Antigeneintrittsort, der Absorptionsrate und dem Ausmaß der Sensibilisierung. Initial können daher abdominelle Symptome (Übelkeit, Erbrechen, Durchfälle, kolikartige Beschwerden, Uteruskrämpfe, Harn-/Stuhldrang bis zum unwillkürlicher Abgang von Stuhl und Harn, selten Darmblutungen), Hauterscheinungen oder Beschwerden von Seiten des Respirationstraktes im Vordergrund stehen. Das zeitliche Intervall bis zum Auftreten von Beschwerden kann Minuten bis mehrere Stunden betragen, ganz überwiegend treten die Symptome jedoch innerhalb der ersten Stunde nach Antigenexposition auf. Der Verlauf ist unberechenbar: Anaphylaktoide Reaktionen können spontan zum Stillstand kommen oder unter adäquater Therapie progredient sein. In schweren Fällen, etwa bei intravenöser Antigenexposition, kann es ohne Hauterscheinungen und Atembeschwerden unmittelbar zum Schock kommen.

Die sich meist rapide entwickelnde systemische Reaktion geht sehr oft (mehr als 90%) einher mit ▶ **Hauterscheinungen**, wie Pruritus, Flush, Erythem, in schweren Fällen mit Urtikaria und Angioödem. Am Anfang allergischer Sofortreaktionen stehen oft Juckreiz und/oder Brennen an Handinnenflächen und Fußsohlen, perioral oder/und perianal, sowie ein Kribbeln im Rachen, während Unverträglichkeitsreaktionen, z.B. auf Aspirin, meist im Kopfbereich beginnen und sich dann kontinuierlich kaudalwärts ausbreiten. Häufig treten Juckreiz und Schwellungen der Nasen-, Augen- und Mundschleimhaut und Ödeme der Lippen, der Augenlider und der Zunge auf.

Häufig und bedrohlich sind ▶ **Atemwegsobstruktionen**, extrathorakal durch ödeme im Larynx- und Pharynxbereich, intrathorakal durch Bronchialobstruktion. Hauptaugenmerk ist auf die mögliche Entwicklung eines Larynxödems zu richten, das sich durch Heiserkeit und Stridor ankündigen kann. Das laryngeale Ödem ist die häufigste Todesursache bei anaphylaktoiden Reaktionen. Es kann, ebenso wie die akute Schocksymptomatik, das einzige Symptom der Anaphylaxie sein! Ein Ödem der Uvula ist häufig Frühsymptom der laryngealen Manifestation. Ein Globusgefühl ist ein alarmierendes Zeichen, auch dann, wenn bei der oropharyngealen Untersuchung noch kein pathologischer Befund zu erheben ist [5]. Häufig entwickelt sich ein Lungenödem. In unterschiedlichem Ausmaß kann es auch zur pulmonalen Vasokonstriktion kommen, mit z.T. extremer Erhöhung des pulmonalen Gefäßwiderstands bis hin zur akuten respiratorischen Insuffizienz.

▶ **Gastrointestinale Symptome** sind die Folge einerseits der Permeabilitätsstörung des Magen-Darm-Traktes, andererseits einer gesteigerten Darmmotorik durch Histaminrezeptorstimulation. Abdominelle Koliken, Erbrechen und Diarrhoe sind die Folge.

Die ▶ **hämodynamischen Veränderungen** des anaphylaktischen Schocks sind aus kasuistischen Beschreibungen bekannt. Im Vordergrund stehen Hypovolämie aufgrund von Flüssigkeitsverschiebungen ins Interstitium und peripherer Vasodilatation, Tachykardie (bei fulminantem Verlauf initial reflektorische Bradykardie) und erniedrigte kardiale Füllungsdrücke. Inwieweit es in der Anaphylaxie zu einer

---

**Häufige Auslöser intraoperativer Anaphylaxien sind Muskelrelaxantien, Latexprodukte und kolloidale Volumenersatzmittel.**

**Bei intravenöser Antigenexposition kann es ohne Hauterscheinungen und Atembeschwerden unmittelbar zum Schock kommen!**

▶ **Hauterscheinungen**

▶ **Atemwegsobstruktionen**

**Das laryngeale Ödem ist die häufigste Todesursache bei anaphylaktoiden Reaktionen!**

▶ **Gastrointestinale Symptome**

▶ **Hämodynamische Veränderungen**

Myokarddepression kommen kann, ist Gegenstand der Forschung. Inwieweit ► **zerebrale Symptome** wie Schwindel, Verwirrtheit, Synkopen, Krampfanfälle und Bewußtseinseinschränkungen bei anaphylaktoiden Reaktionen die Folge einer zerebralen Minderdurchblutung oder einer direkten Einwirkung der freigesetzten Mediatoren sein könnten, ist nicht geklärt.

## Diagnose und Therapie

Die Diagnose der Anaphylaxie ergibt sich aus der Beobachtung der typischen klinischen Befunde im Zusammenhang mit der Exposition mit einem möglichen Antigen oder einem anderen Trigger einer anaphylaktoiden Reaktion (z.B. körperliche Anstrengung, Sport bei der anstrengungsbedingten Anaphylaxie). Jedoch läßt sich bei etwa 25% der anaphylaktoiden Reaktionen kein Trigger zuordnen.



Für die Notfalltherapie spielt die Unterscheidung zwischen anaphylaktischer und anaphylaktoider Reaktion keine Rolle. Pragmatisch sinnvoll erscheint aber eine Stadieneinteilung der Symptomatik unter Berücksichtigung der Organmanifestation. Der anaphylaktische Schock entspricht dem Stadium III (s. Tabelle 3).

Der erste wesentliche Schritt bei der Behandlung des anaphylaktischen Schocks ist, als Arzt immer darauf gefaßt zu sein! Bei Verdacht auf oder gesicherter Anaphylaxie ist sofortiges Handeln erforderlich, so daß eine rasche Evaluation der Situation unter Berücksichtigung möglicher Differentialdiagnosen (Tabelle 4) erfolgen muß. Die Notfalltherapie richtet sich nach dem klinischen Erscheinungsbild oder dem mutmaßlichen Auslöser! Grundpfeiler der Sofortbehandlung bei Hypotension und Hypoxie sind: Ausschalten des mutmaßlichen Auslösers, Offenhalten der Atemwege, 100%ige Sauerstoffzufuhr, intravaskuläre Volumenexpansion und Katecholamine.



Empfehlungen zur Akuttherapie anaphylaktoider Reaktionen wurden in einer interdisziplinären Konsensuskonferenz erarbeitet und 1994 in der Zeitschrift „Der Anaesthesist" publiziert [10].

### Allgemeine Maßnahmen [4, 5, 10]

- Entfernung des auslösenden Agens von der Eintrittspforte (z.B. Entfernen des Insektenstachels) oder Verminderung der weiteren systemischen Absorption (z.B. Anlegen eines Tourniquets bei Eintrittspforte an einer Extremität) bzw. Unterbrechung der Antigenzufuhr. In bestimmten Situationen (z.B. Insektenstich) kann die subkutane Injektion von Adrenalin (0,1-0,2 mg) – möglichst in Nähe der Einstichstelle - sinnvoll sein.
- Sicherstellung freier Atemwege; schon ab Stadium I Sauerstoffzufuhr über eine Maske, bei bedrohlicher Hypotension und/oder Hypoxie (Dyspnoe/Zyanose) endotracheale Intubation und 100%ige Sauerstoff-Beatmung. Ein Larynxödem kann die Intubation erschweren oder sogar unmöglich machen: In solchen Fällen kann die Koniotomie rettend sein. Entwickelt sich eine Obstruktion der oberen Atemwege, so ist eine sofortige Intubation des Patienten erforderlich, die dann meist schwierig ist. Bei Hypoxie und Lungenödem ist häufig eine kontrollierte Beatmung mit positivem endexspiratorischem Druck erforderlich.
- Flachlagerung des Patienten, wenn möglich Trendelenburg-Lagerung (Ausnahme: Lungenödem).
- Schon ab Stadium I: zuverlässiger, möglichst großlumiger venöser Zugang, rasche Volumensubstitution (Elektrolyt- und kolloidale Lösungen).
- Alle Patienten mit einer anaphylaktischen Reaktion müssen stationär aufgenommen und kontinuierlich überwacht werden, auch dann, wenn die Symptome rasch auf eine adäquate Therapie ansprechen, da Symptome wiederkehren und sich Spätreaktionen bis 12 Stunden nach dem initialen Ereignis manifestieren können. Die Vitalfunktionen müssen – mit Unterstützung des EKGs und des Pulsoximeters - kontinuierlich überwacht werden, da Arrhythmien, myokardiale Ischämien, respiratorische Insuffizienz und Gewebshypoperfusion auftreten können. Bei Kreislaufschock und Störungen des pulmonalen Gasaustausches, sowie zur Steuerung der Flüssigkeits- und Katecholamintherapie ist ein hämodynamisches Monitoring (intraarterielle Blutdruckmessung, Kontrolle der zentralvenösen/kardialen Füllungsdrücke und des Herzindex) angezeigt [4]. Die aktuelle Diskussion um

Tabelle 3



| Stadium | Symptomatik |
| --- | --- |
| 0 | Lokal begrenzte kutane Reaktion |
| I | Leichte Allgemeinreaktion:<br>• Disseminierte kutane Reaktionen (z.B. Flush, generalisierte Urtikaria, Pruritus)<br>• Schleimhautreaktionen (z.B. Nase, Konjunktiven)<br>• Allgemeinreaktionen (z.B. Unruhe, Kopfschmerz) |
| II | Ausgeprägte Allgemeinreaktion<br>• Kreislaufdysregulation (Blutdruck-, Pulsveränderung)<br>• Luftnot (leichte Dyspnoe, beginnender Bronchospasmus)<br>• Stuhl- bzw. Urindrang |
| III | Bedrohliche Allgemeinreaktion<br>• Schock<br>• Bronchospasmus mit bedrohlicher Dyspnoe<br>• Bewußtseinstrübung, -verlust, ggf. mit Stuhl-/Urinabgang |
| IV | Vitales Organversagen<br>• Atem-, Kreislaufstillstand |

*Nach [10]*

Tabelle 4



- Vasovagale Episoden
- Akute pulmonale Ereignisse
  Akuter Asthmaanfall
  Akutes Lungenödem
  Lungenembolie
  Spontanpneumothorax
  Fremdkörperaspiration
  Epiglottitis
- Akute kardiale Ereignisse
  Supraventrikuläre Tachykardien
  Akuter Myokardinfarkt/Akute Myokardischämie
- Medikamentenüberdosierung
- Arzneimittelunverträglichkeitsreaktionen
- Insulinschock
- Carcinoid
- Mastozytose
- Hereditäres Angioödem

*Modifiziert nach [4]*

den Stellenwert des Rechtsherzkathetermonitorings [2, 3] gibt derzeit noch keinen überzeugenden Anlaß zur Änderung dieser Monitoring-Empfehlungen.

- Die Therapie des Stadiums IV richtet sich nach der jeweiligen Organinsuffizienz und dem gegebenenfalls eingetretenen Herz-/Kreislaufstillstand.

### Medikamentöse Therapie

Die Differentialindikationen zum Einsatz von Medikamenten zur Akuttherapie anaphylaktischer Reaktionen mit Dosierungsbeispielen sind in Tabelle 5 (nach den Empfehlungen der Interdisziplinäre Konsensuskonferenz [10]) zusammengestellt.

### Volumengabe

Die kausale Therapie der relativen Hypovolämie ist die ausreichende Volumensubstitution. Diese kann grundsätzlich mit kristalloiden oder kolloidalen Lösungen erfolgen; kolloidale Lösungen haben sich jedoch klinisch als vorteilhaft erwiesen. Schwere anaphylaktoide Reaktionen erfordern nicht selten die Zufuhr größerer Flüssigkeitsmengen innerhalb kurzer Zeit (2-3 l in 20-30 min). Dies ist nur über einen großlumigen venösen Zugang möglich. Auch nach primärer Kreislaufstabilisierung können im Verlauf der nächsten Stunden Infusionen von mehreren Litern erforderlich sein. Gelingt die Zufuhr ausreichender Volumina in kürzester Zeit, sind häufig keine weiteren therapeutischen Maßnahmen erforderlich. Dies gilt offenbar im besonderen für anaphylaktoide Reaktionen in der perioperativen Phase, die sich primär oder ausschließlich am kardiovaskulären System manifestieren. Bei kardial grenzwertig kompensierten Patienten sollte die Zufuhr großer Volumina unter erhöhter Vorsicht erfolgen, um eine akute kardiale Dekompensation zu vermeiden.

Im Stadium III (anaphylaktischer Schock) ist die alleinige Gabe von Elektrolytlösungen unzureichend. Höhermolekulare Lösungen sind zu bevorzugen. Albumin bietet dabei gegenüber den künstlichen Plasmaersatzmitteln keine Vorteile. ▶ **Hydroxyethylstärke** (HES) mit einem mittleren Molekulargewicht von 200000 Dalton (HES 200000) kann als Volumenmittel der Wahl zur Soforttherapie anaphylaktoider Reaktionen angesehen werden [10]. Begrenzt wird der Einsatz durch die maximal zu verabreichende Menge von etwa 20-30 ml/kg/Tag (ca. 1,5 l beim Erwachsenen). Eine

**Im Stadium III (anaphylaktischer Schock) ist die alleinige Gabe von Elektrolytlösungen als Volumentherapie unzureichend.**

▶ **Hydroxyethylstärke**

Differentialtherapie anaphylaktischer/anaphylaktoider Reaktionen

| Stad. | Kutane Reaktionen | | Pulmonale Reaktionen | Kardiovaskuläre Reaktionen | Progredienz/ unzureichender Therapieerfolg | Progredienz erwartet |
|---|---|---|---|---|---|---|
| | Perioperativ | Sonstige Situationen | | | | |
| 0 | Keine Therapie | Keine Therapie | | | | |
| I | Keine Therapie | $H_1$- (+$H_2$)-Antagonist[a] (50-125 mg Prednisolonäquivalente i.v.)[b] | Möglichst: i.v.-Zugang, Sauerstoff | Möglichst: i.v.-Zugang, Sauerstoff | | Kortikosteroide i.v. ($H_1$- + $H_2$-Antagonist) |
| II | Evtl. $H_1$- (+$H_2$)-Antagonist[a] (250-500 mg Prednisolonäquivalente i.v.)[b] | $H_1$- (+$H_2$)-Antagonist[a] (250-500 mg Prednisolonäquivalente i.v.)[b] | Obligat: i.v.-Zugang, Sauerstoff 1. ß$_2$-Mimetika-/ Adrenalininhalation[c] 2. 250-500 mg Prednisolonäquivalente i.v. | Obligat: i.v.-Zugang, Sauerstoff 1. Ringer-Lactat ($\geq$ 500 ml) 2. Kolloide | Bei zunehmender Kreislaufsymptomatik trotz Volumengabe: $H_1$- + $H_2$-Antagonist[a]<br><br>Bei zunehmender Kreislaufsymptomatik trotz Volumengabe und $H_1$- + $H_2$-Antagonisten Adrenalin i.v. 1 mg/10ml: 0,1 mg/min (oder Adrenalin i.m., s. Text) | Kortikosteroide i.v.<br><br>($H_1$- + $H_2$-Antagonist) |
| III | | | Obligat: i.v.-Zugang, Sauerstoff 1. ß$_2$-Mimetika-/ Adrenalininhalation[c] 2. 1000 mg Prednisolonäquivalente i.v. 3. 5 mg/kg KG Theophyllin i.v. (weiter: 10 mg/kg/24h, cave: Tachykardie) | Obligat: i.v.-Zugang, Sauerstoff 1. Kolloide (z.B. HES 200000: 1-2 l) 2. Ringer-Lactat (unter Umst. > 2 l) Katecholamine: Adrenalin i.v. (1mg/10ml: 0,1 mg/min) oder intratracheal (s. Text) Dopamin i.v. (2,5-5mg/70kg/min, ggfs. ↑ nach 10 min) | Bei unzureichendem Therapieerfolg nach Volumengabe und Adrenalin: Nach etwa 1 mg Adrenalin: 1. Noradrenalin (1 mg/10 ml: 0,05-0,1 mg/min) 2. $H_1$- + $H_2$-Antagonisten: Dimetindenmaleat $\geq$ 8 mg oder Clemastin $\geq$ 4 mg ($H_1$-Blocker); 1. Cimetidin $\geq$ 400 mg oder 2. Ranitidin $\geq$ 100 mg ($H_2$-Blocker) | |
| IV | | | | Reanimation: allgemeine Maßnahmen Adrenalin (+ Dopamin, Noradrenalin), Volumen | | |

[a]  $H_1$-Antagonisten: Dimetindenmaleat 8 mg oder Clemastin 4 mg; $H_2$-Antagonisten: 1. Cimetidin 400 mg, 2. Ranitin 100 mg
[b]  Bei Patienten mit bekannter Allergiedisposition (z.B. Hyposensibilisierung, Allergietestung)
[c]  Bis zum Auftreten von Tremor oder/und Tachykardie

▶ **Elektrolytlösungen**

darüberhinaus erforderliche Volumenzufuhr sollte bevorzugt mit ▶ **Elektrolytlösungen** erfolgen.

### Differentialtherapie mit Katecholaminen

▶ **Adrenalin**

Die pharmakologische Behandlung der Anaphylaxie besteht in erster Linie im Einsatz von ▶ **Adrenalin**; hierfür liegen die größten Erfahrungen vor, und es besteht weitgehende Übereinstimmung, daß Adrenalin wirksam ist. Hiermit können sowohl die Hypotension als auch die Bronchokonstriktion wirksam bekämpft werden. Die Wirkungen des Adrenalins erklären sich zum einen über eine ß-Adrenozeptorstimulation, die über eine Erhöhung des intrazellulären second messengers cAMP sowohl bronchodilatorisch als auch positiv inotrop und chronotrop wirkt. Eine Erhöhung des cAMP-Spiegel (oder eine Erniedrigung des cGMP-Spiegels) wirkt darüberhinaus hemmend auf die Mediatorfreisetzung aus den Effektorzellen der Anaphylaxie. Zum anderen wirkt Adrenalin als $\alpha$-Adrenozeptoragonist auch vasokonstringierend. Hierdurch wird der systemische Gefäßwiderstand erhöht und eine antiödematöse Wirkung vermittelt.

▶ Dopamin

▶ Noradrenalin

Adrenalin kann intravenös, intramuskulär (sofortige Selbsttherapie von Patienten mit bekannter Allergie nach Allergenexposition im Stadium II mit kommerziell
erhältlichen Fertigspritzen, Fastject®), sublingual, endotracheal oder als Dosieraero-
rosol (Adrenalin-Medihaler®) verabreicht werden. Eine eindeutige Indikation zur
parenteralen Verabreichung von Adrenalin besteht im Stadium III, jedoch kann der
Einsatz bei zunehmender Hypotension trotz adäquater Volumengabe schon im spä-
ten Stadium II erwogen werden. Die antihypotensive Wirkung des Adrenalins beruht auf der $\alpha$-adrenergen Stimulation, wohingegen die zusätzliche ß-Adrenozeptorstimulation gerade bei Hypovolämie- und/oder Histamin-bedingter Tachykardie
das Risiko unerwünschter kardialer Wirkungen (erhöhter myokardialer Sauerstoff-
bedarf, Arrhythmien bis hin zum Kammerflimmern) steigert. Die intravenöse Verabreichung darf nur fraktioniert in kleinen Dosen (ca. 0,1 mg/min) sehr langsam
unter Puls- und Blutdruckkontrolle erfolgen (cave kardiale Nebenwirkungen:
Tachykardie bis hin zu Blutdruckabfall und Koronarinsuffizienz, Herzrhythmusstörungen bis hin zum Kammerflimmern). Um eine ausreichend genaue Dosierung
zu erreichen, wird hierbei 1 mg (1 ml) Adrenalin in einer 10 ml Spritze mit 9 ml NaCl
0,9% aufgezogen. Eine maximale Einzeldosis von 1 mg Adrenalin sollte in der Regel
nicht überschritten werden. Steht kein intravenöser Zugang zur Verfügung, kann
Adrenalin endobronchial appliziert werden. In diesem Fall sollte Adrenalin etwa 2- bis
3-mal höher als bei intravenöser Gabe dosiert (ca. 0,3 mg) und dabei mit NaCl 0,9%
oder Aqua bidest. auf ein Volumen von etwa 5 ml verdünnt werden; evtl. erforderliche Wiederholungsgaben sollten möglichst intravenös erfolgen.

Die Wirkung von Adrenalin hält bei endobronchialer Gabe länger an als bei in-
travenöser Verabreichung. Ein Bronchospasmus kann durch inhalative Zufuhr von
Adrenalin oder – bei Nicht-Verfügbarkeit von Adrenalin-Medihaler – mit den zur
Asthmatherapie verwandten ß2-Sympathomimetika wirksam behandelt werden;
bei dieser Anwendung sind nur der ß2-mimetische und anitödematöse Effekt des
Adrenalin erwünscht. Die Dosierung richtet sich nach den Nebenwirkungen. Die
Maximaldosis ist erreicht, wenn Tachykardie und etwas später Tremor auftreten. Die
Therapie kardiovaskulärer Reaktionen im Rahmen der Anaphylaxie (siehe oben)
mittels Adrenalininhalationen ist allerdings nicht gesichert. Man sollte jedoch an
diese Möglichkeit denken, wenn keine parenteral applizierbaren Katecholamine zur
Verfügung stehen.

Besondere Aufmerksamkeit und Vorsicht erfordert der Einsatz von Adrenalin
bei Patienten mit koronarer Herzkrankheit oder Arrhythmien. In diesen Fällen
kann Adrenalin zu einer akuten Koronarinsuffizienz bis hin zum Myokardinfarkt
bzw. Kammerflimmern führen. Andererseits muß gerade bei Patienten mit KHK der
Perfusionsdruck ausreichend hoch gehalten werden. Dies gelingt im Stadium III
häufig nur durch gleichzeitige Gabe von Volumen und einem Vasokonstriktor in
ausreichender Dosierung.

▶ Dopamin bietet ein günstigeres Wirkprofil für die Therapie Anaphylaxie-be-
dingter kardiovaskulärer Reaktionen (nicht pulmonaler Reaktionen!) als Adrenalin:
bei vergleichbarem $\alpha$-mimetischen Effekt zeichnet sich Dopamin durch eine geringere ß1- und ß2-mimetische Wirkung aus. Obwohl der therapeutische Vorteil von
Dopamin gegenüber dem Adrenalin tierexperimentell bei potentiell letalen allergischen Reaktionen gezeigt werden konnte, sind in der Klinik die Erfahrungen mit
Dopamin unter dieser Indikation noch begrenzt. Steht Dopamin zur Verfügung,
kann die Therapie auch primär hiermit begonnen werden. Als Anfangsdosierung
empfiehlt sich die Gabe von 35-70 µg/kg/min (2,5-5 mg/70 kg/min) Dopamin. Dies
entspricht 0,5-1,0 ml der 10 ml Ampulle (50 mg) beim Erwachsenen. Um die Gefahr
unerwünschter ß-adrenerg vermittelter kardiovaskulärer Wirkungen zu minimieren, sollte, wenn möglich, auch bei primärer Wirksamkeit von Adrenalin frühzeitig auf
Dopamin übergegangen werden.

Läßt sich weder durch Adrenalin noch durch Dopamin der Kreislauf stabilisie-
ren, empfiehlt sich nach spätestens 10 min der Einsatz eines Katecholamins mit vorwiegend $\alpha$-mimetischer Wirkung. In einer Reihe von Fallberichten konnte erst nach
Zufuhr von Noradrenalin eine ausreichende Kreislaufstabilisierung erzielt werden.
Die Anfangsdosis von ▶ Noradrenalin sollte etwa 0,05-0,1 mg (0,5-1,0 ml der auf
10ml verdünnten Ampulle Arterenol®) betragen; sie kann fraktioniert in Minuten-
abständen wiederholt werden (Maximum etwa 1 mg/10 min).

Da Dopamin und Noradrenalin den Bronchospasmus nicht lösen können, bleibt Adrenalin aufgrund der ß-mimetischen Wirkung bei pulmonaler Manifestation Mittel der Wahl. Bei zunehmender Kreislaufsymptomatik kann eine kombinierte Anwendung mit anderen Katecholaminen wie Noradrenalin sinnvoll sein.

Bei Patienten unter ß-Blockertherapie sowie unter Medikation mit trizyklischen Antidepressiva besteht eine verminderte Ansprechbarkeit auf Katecholamine. Dies dürfte auch für Patienten unter ACE-Hemmertherapie zutreffen. Durch Dosiserhöhung der Katecholamine läßt sich jedoch die erwünschte Wirkung auch bei so vorbehandelten Patienten erzielen.

### Histaminantagonisten

Die Wirksamkeit der Kombination von H1- und H2-Antagonisten ist vor allem in der Prävention anaphylaktoider Reaktionen gesichert. Die meisten positiven Berichte bzw. Kasuistiken liegen für die Kombination von Dimetindenmaleat mit Cimetidin (z.B. 0,1 mg/kg Fenistil® und 5 mg/kg Tagamet®) vor. Einen festen Platz in der Therapie kutaner Reaktionen haben H1-Antagonisten. Wegen des raschen Wirkungseintritts kommen für die Therapie anaphylaktoider Reaktionen nur die älteren, sedierend wirkenden H1-Antagonisten in Frage (z.B. Clemastin, Dimetinden).

Histaminantagonisten können derzeit nicht als Mittel der ersten Wahl bei schweren kardiovaskulären Reaktionen empfohlen werden. Ihr Einsatz gilt als gerechtfertigt, wenn die primär eingeschlagene Therapie nicht innerhalb kürzerer Zeit zu einer Stabilisierung des Kreislaufs führt. Eine kombinierte Gabe von H1- und H2-Antagonisten erscheint sinnvoll. Nach Gabe von H1-Antagonisten kommt es häufig zu Müdigkeit. Bolusinjektionen von H2-Antagonisten können selten zum Blutdruckabfall oder zur Bradykardie führen. Es ist jedoch unklar, ob diese Nebenwirkungen der H2-Blocker auch unter den Bedingungen der anaphylaktoiden Reaktion auftreten können. Da höhere Dosen von Histaminantagonisten bei Bolusinjektionen Histamin freisetzen können, empfiehlt es sich, diese Substanzen grundsätzlich als Kurzinfusion über mindestens 5 min zu verabreichen.

### Glukokortikosteroide

Kortikosteroide haben einen festen Platz in der Prophylaxe von Rezidivreaktionen und Therapie von allergischen Spätreaktionen: nicht selten kommt es bei Kontrastmittelreaktionen, Hyposensibilisierungsbehandlungen, Nahrungsmittelallergien sowie nach Insektenstichen zu einem ▶ biphasischen Verlauf der anaphylaktoiden Reaktion. Zur Verhinderung derartiger Reaktionen empfiehlt sich deshalb eine Rezidivprophylaxe über 24 h mit Kortikosteroiden (3 x 40-125 mg Prednisolonäquivalente). Ernsthafte Nebenwirkungen sind hierbei nicht zu erwarten (eventuell kurzzeitige Anpassung der Insulindosis bei Diabetikern).

Spezifische antiinflammatorische Effekte von Kortikoiden kommen durch eine geänderte Genexpression zustande und können nach 1-2 h wirksam werden. Nicht geklärt sind sogenannte „membranstabilisierende" Wirkungen, die 10-30 min nach Gabe hoher Steroidmengen (500-1000 mg i.v.) in Erscheinung treten. Kortikoide kommen dann sinnvoll zum Einsatz, wenn sich eine Symptomatik verzögert progredient entwickelt, also etwa bei typischen IgE-vermittelten allergischen Reaktionen. Die Akutwirkung von Kortikosteroiden ist vorwiegend bei kutaner und pulmonaler Symptomatik (s. Tabelle 3 und „Klinik") von Bedeutung, während rein kardiovaskuläre Reaktionen (s. Tabelle 3 und „Klinik") zunächst keine Indikation für Kortikosteroide darstellen.

Passagere kutane Reaktionen im Rahmen der Anästhesie bedürfen selten einer Kortikoidtherapie, dagegen kann es bei Kontrastmittelreaktionen, Nahrungsmittelüberempfindlichkeiten, Hyposensibilisierungsbehandlungen und Insektenstichen zu einer progredienten Symptomatik kommen. Dies kann durch rechtzeitige Gabe (i.v.) von 50-125 mg Prednisolon oder Äquivalenten i.v. im Stadium I verhindert werden. Bei pulmonalen Reaktionen im Stadium II reichen 50-150 mg Prednisolonäquivalente meist aus, im Stadium III sind die unspezifischen Kortikoidwirkungen bei höherer Dosierung oft nützlich. Zur i.v.-Verabreichung von Kortikoiden stehen Phosphatester und Hemisuccinate zur Verfügung; Phosphatester können bei

**Einen festen Platz in der Therapie kutaner Reaktionen haben H₁-Antagonisten.**

**Histaminantagonisten sollten grundsätzlich als Kurzinfusion verabreicht werden.**

**▶ Biphasischer Verlauf**

**Zur Verhinderungen allergischer Spätreaktionen empfiehlt sich eine Rezidivprophylaxe über 24 h mit Kortikosteroiden.**

**Spezifische Steroidwirkungen werden erst nach 1-2 Stunden wirksam, unspezifische „membranstabilisierende" Wirkungen hoher Dosen nach 10-30 Minuten.**

höheren Dosierungen einen unangenehmen perianalen Juckreiz induzieren. Die Gabe von Kortikoiden mit schneller Elimination (z.B. Triamcinolonacetonid) muß in kürzeren Intervallen wiederholt werden.

### Kalzium

Kalzium wurde vor allem im Rahmen der Anästhesie zur Therapie anaphylaktoider Reaktionen eingesetzt. Ein positiver Effekt ist nicht bewiesen. Kalzium kann im Schock, insbesondere nach Adrenalingabe, zytotoxisch wirken. Daher wird von einer Kalziumgabe bei anaphylaktoiden Reaktionen dringend abgeraten.

### Theophyllin

Der Einsatz von Theophyllin erscheint bei anaphylaktoiden Reaktionen nur sinnvoll bei schweren bronchospastischen Reaktionen, die auf eine Gabe von ß-Sympathomimetika und Kortikoiden nicht ansprechen (Initialdosis ca. 5 mg/kg). Im Rahmen anaphylaktoider Reaktionen in der Anästhesie dürfte das Einsatzgebiet von Theophyllin begrenzt sein. Untersuchungen belegen, daß Theophyllin nach einer histamininduzierten Bronchokonstriktion unter Halothannarkose (1,5 MAC) im Gegensatz zu den ß-Sympathomimetika keine zusätzlichen bronchodilatatorischen Wirkungen entfaltet.

## Prophylaxe unter spezieller Berücksichtigung des anästhesiologischen Fachbereichs

### Allgemeine Empfehlungen

Substanzen, die anaphylaktisch/anaphylaktoid wirken, sollten möglichst vermieden werden. Ist dies nicht möglich, wird eine Prämedikation mit H1- und H2-Blockern sowie Kortikosteroiden (siehe oben) empfohlen.

Langfristige Desensibilisierungsbehandlungen können bei Patienten sinnvoll sein, die anaphylaktisch auf Antigene, die nicht durchgehend vermeidbar sind (z.B. Insektengifte und Nahrungsmittel), reagiert haben. Alle Patienten, die eine anaphylaktische oder anaphylaktoide Reaktion durchgemacht haben, müssen weiter ▶ **allergologisch abgeklärt** werden. ▶ **Aufklärung und Schulung** zur initialen Selbstbehandlung im Falle eines Antigenkontaktes (z.B. ein Insektenstich) sollten unbedingt erfolgen. Der Patient erhält einen ▶ **Allergiepaß**. Für anaphylaxiegefährdete Patienten kann ein ▶ **Notfallset** zusammengestellt werden, das die Patienten immer bei sich tragen sollten.

### Präoperatives Vorgehen bei Allergiepatienten

Anhand anamnestischer Angaben ist oft nicht klar zu entscheiden, ob eine vom Patienten angegebene Arzneimittelunverträglichkeit einer typischen, dosisabhängigen Nebenwirkung oder einer anaphylaktoiden/anaphylaktischen Reaktion entsprach. Alte Patientenakten oder Narkoseprotokolle sollten, falls möglich, eingesehen werden. Die fragliche Substanz sollte nicht eingesetzt werden.

Zuordnungsprobleme entstehen, wenn mehrere Substanzen simultan verabreicht worden waren. Wenn der Patient eine Unverträglichkeit von Muskelrelaxantien angibt, ist wegen der Gefahr von Kreuzreaktionen (quartäre Ammoniumionen im Molekülgerüst) eine allergologische Untersuchung notwendig, einschließlich Hauttestung und Messung Allergen-spezifischer Antikörper [7].

### Vorgehen bei bekannter Kontrastmittelallergie

Bei einer positiven Allergieanamnese und besonders bei früherer Kontrastmittelreaktion erhöht sich das Risiko einer Kontrastmittelnebenwirkung um ein Mehrfaches. Bei derartigen Patienten sollte möglichst auf Untersuchungen ohne Kontrastmittelanwendung ausgewichen werden. Sollte dies aus zwingenden Gründen nicht möglich sein, sind Vorsichtsmaßnahmen wie unten genannt zu ergreifen. Die Vorte-

**Vom Einsatz von Kalzium bei anaphylaktischen/anaphylaktoiden Reaktionen muß dringendst abgeraten werden.**

▶ **Allergologische Abklärung**
▶ **Aufklärung und Schulung**

▶ **Allergiepaß**
▶ **Notfallset**

**Bei Unverträglichkeit von Muskelrelaxantien gibt es häufig Kreuzreaktionen mit anderen Muskelrelaxantien!**

stung einer geringen Dosis des Kontrastmittels hat bei einem anaphylaktoiden Reaktionsmechanismus wenig Sinn. Verschiedene Prämedikationsregimes werden empfohlen, die meisten schließen die Gabe von H1- und H2-Antagonisten und Kortikosteroiden ein. Kontrovers ist dagegen die zusätzliche Prämedikation mit Adrenalin. Es gibt Empfehlungen, bei Hochrisikopatienten eine Betablockertherapie abzusetzen (12). Die potentiell verstärkte anaphylaktische/anaphylaktoide Reaktion unter Betablockern und die abgeschwächte Wirkung der therapeutisch zugeführten Katecholamine sind im Einzelfall abzuwägen gegen die nachgewiesene perioperative Letalitätssenkung durch Betablocker bei Patienten mit koronarer Herzkrankheit bei nicht-kardialen operativen Eingriffen.

Ein wirklich validierte Prophylaxe gibt es nicht [12]. Bei bekannter Kontrastmittelüberempfindlichkeit kann folgendes Vorgehen praktiziert werden:

◆ 20-30 min vor der Kontrastmittelgabe sollte Dimetinden (Fenistil) 0,1-0,5 mg/kg = 2 Ampullen (8 mg) i.v. verabreicht werden; gleichzeitige i.v. Gabe von Cimetidin (Tagamet) 5 mg/kg. Die Verabreichung sollte in 250 ml einer herkömmlichen Infusionslösung erfolgen.

◆ Die Gabe von 100 mg Decortin H am Abend vor der Kontrastmittelgabe ist fakultativ, alternativ können 40-120 mg Methylprednisolon oder 4-12 mg Betamethason mindestens 30 min vor der Kontrastmittelgabe zugeführt werden.

◆ Empfohlen wird ferner die Verwendung von nicht ionischen, niederosmolaren Kontrastmitteln wegen der geringeren Inzidenz anaphylaktoider Reaktionen und besseren kardiovaskulären Verträglichkeit, insbesondere bei Patienten mit eingeschränkter Herzleistung.

◆ Bereitstellung des Notfallinstrumentariums (einschließlich Intubationsbesteck, Sauerstoffquelle).

### Promitprophylaxe vor Dextraninfusionen

Die Einführung der i.v. Hapten-Prophylaxe (Dextran 1 = Promit®) hat die schweren anaphylaktischen Reaktionen nach Dextraninfusion praktisch zum Verschwinden gebracht. Vor einer Infusion von Dextran 40 oder 60 werden beim Erwachsenen 20 ml Promit langsam i.v. injiziert. Liegt zwischen 2 Infusionen ein Intervall von 48h oder mehr, dann ist Promit erneut vor jeder dieser Infusionen zu injizieren. Als prophylaktische Maßnahmen sind außerdem angezeigt: klare Indikationsstellung, strenge Überwachung des Infusionsbeginns, d. h. der ersten 20-30 ml des kolloidalen Volumenersatzmittels, ausreichende Information über die Art der möglichen anaphylaktoiden Symptome.

### Anmerkung

Wie die Mainz-Marburg Studie [14] an 240 Patienten der Allgemeinchirurgie zeigen konnte, ist eine Histaminfreisetzung in der perioperativen Phase ein äußerst häufiges Ereignis und wird durch fehlende Hautreaktion oft fehlinterpretiert. Histaminfreisetzung wurde nach jedem Medikament der Narkoseeinleitung und Narkoseerhaltung gemessen. Bei den meisten Patienten ist sie klinisch unbedeutend, bei einigen Hyperrespondern aber exzessiv; sie kann zum Auftreten kardiorespiratorischer Störungen führen. Patienten mit Tumoren sind eine spezielle Risikogruppe für das Auftreten von histaminbedingten kardiorespiratorischen Störungen. Eine Prophylaxe mit Fenistil (0,1 mg/kg) und Cimetidin (5 mg/kg) 15 Minuten vor Narkoseeinleitung reduziert die histaminbedingten kardiorespiratorischen Störungen vor dem Hautschnitt.

### Fragen und Antworten zur Selbstkontrolle

**1. Welches sind häufige Auslöser einer anaphylaktischen/anaphylaktoiden Reaktion in der Allgemeinnarkose?**

Die häufigsten Auslöser einer anaphylaktischen/anaphylaktoiden Reaktion in der Allgemeinnarkose sind
- Muskelrelaxantien
- Naturlatex-haltige Produkte
- Kolloidale Volumenersatzmittel

**2. Was sind die Grundpfeiler der Behandlung des anaphylaktischen Schocks?**

Grundpfeiler der Behandlung des anaphylaktischen/anaphylaktoiden Schocks
- Ausschalten des mutmaßlichen Auslösers
- Offenhalten der Atemwege
- 100%ige Sauerstoffzufuhr
- Intravaskuläre Volumenexpansion
- Katecholamine

**3. Wie kann eine IgE-abhängige anaphylaktische Reaktion von einer IgE-unabhängigen anaphylaktoiden Reaktion klinisch unterschieden werden?**

Die IgE-abhängige anaphylaktische Reaktion kann klinisch nicht von der IgE-unabhängigen anaphylaktoiden Reaktion unterschieden werden.

**4. Welche Substanzen entsprechen der „slow reacting substance of anaphylaxis"?**

Leukotriene $C_4$, $D_4$, $E_4$

**5. Welche Zellspezies setzen die primären Mediatoren der anaphylaktischen/anaphylaktoiden Reaktion frei?**

Mastzellen und Basophile Granulozyten setzen die primären Mediatoren der anaphylaktischenanaphylaktoiden Reaktion frei.

**6. Was kann der Auslöser einer Unverträglichkeitsreaktion bei hereditärem IgA-Mangel sein?**

Präformierte Antikörper gegen IgA im Serum von Patienten mit IgA-Mangel können bei Gabe von Blutprodukten eine Typ III-Reaktion nach Gell und Coombs auslösen.

## Literatur


1. Blayac JP, Hillaire-Buys D, Pinzani V (1996) **Fluoroquinolones and anaphylaxis.** Thérapie 51:417-418
2. Connors AF, Speroff T, Dawson NV, Thomas C, Harrell FE, Wagner D, Desbiens N, Goldman L, Wu AW, Califf RM, Fulkerson WJ, Vidaillet H, Broste S, Bellamy P, Lynn Knaus WJ for the SUPPORT Investigators (1996) **The effectiveness of right heart catheterization in the initial care of critically ill patients.** JAMA 276:889-897
3. Dalen JE, Bone RC (1996) **Is it time to pull the pulmonary artery catheter?** JAMA 276:916-918
4. Haupt MT (1995) **Anaphylaxis and anaphylactic shock.** In: Parrillo JE, Bone RC (eds) Critical Care Medicine. Mosby-Year Book, Inc., St. Louis, Mo, pp 433-447
5. Hügler P, Laubenthal H (1995) **Anaphylaxie.** In: Madler C, Jauch KW, Werdan K (Hrsg) Das NAW-Buch. Urban & Schwarzenberg, München Wien Baltimore, S 435-444
6. Kirsch H, Jacobs P, Thiel M (1996) **Anästhesiologische Besonderheiten bei Patienten mit Latexallergie.** Anaesthesist 45:587-596.
7. Levy JH (1992) **Anaphylactic reactions in anesthesia and intensive care.** 2. Auflage, Stoneham, Butterworth-Heinemann
8. Sakka SG, Reinhart K (1996) **Volumentherapie im septischen Schock.** Intensiv- und Notfallbehandlung 21:73-79
8a. Laxenaire MC, Charpentier C, Feldman L et le Groupe Francais d'Etude de la Tolérance des Substituts Plasmatiques (1994) **Réactions anaphylactoides aux substituts colloidaux du plasma: incidence, facteurs de risque, mécanismes.** Ann Fr Anesth Réanim 13:301-310
9. Sharath MD, Metzger WJ, Richerson HB, Scupham RK, Meng RL, Ginsberg BH, Weiler JM (1985) **Protamin-induced fatal anaphylaxis.** J Thorac Cardiovasc Surg 90:86-90
10. Ahnefeld FW, Barth J, Dick W, Doenicke A, Fuchs T, Gervais H, Laubenthal H, Löllgen H, Lorenz W, Mehrkens HH, Meuret GH, Möllmann H, Piepenbrock S, Przybilla B, Ring J, Schmutzler W, Schultze-Werninghaus G, Schüttler J, Schuster HP, Sefrin P, Tryba M (Koordination und Redaktion), Zander J, Zenz M (1994) **Akuttherapie anaphylaktoider Reaktionen.** Anaesthesist 43:211-222
11. Werdan K, Müller-Werdan U (1996) **Schock, Kollaps, akute Kreislaufinsuffizienz.** In: Erdmann E, Riecker G (Hrsg) Klinische Kardiologie, 4. Auflage, Springer Verlag Heidelberg New York, S 647-736
12. Wittbrodt ET, Spinler SA (1994) **Prevention of anaphylactoid reactions in high-risk patients receiving radiographic contrast media.** Ann Pharmacother 28:236-241
13. Zabern von I (1995) **Anaphylaktoide Nebenwirkungen von Pharmaka.** Dtsch med Wochenschr 120:331-335
14. Lorenz W, Duda D, Dick W, Sitter H, Doenicke A, Black A, Weber D, Menke H, Stinner B, Junginger T, Rothmund M, Ohmann C, Healy MJR, Trial Group Mainz-Marburg (1994) **Incidence and clinical importance of perioperative histamine release: randomised study of volume loading and antihistamines after induction of anaesthesia.** Lancet 343:933-940